图解
《本草纲目》
一看就懂

（典藏版）

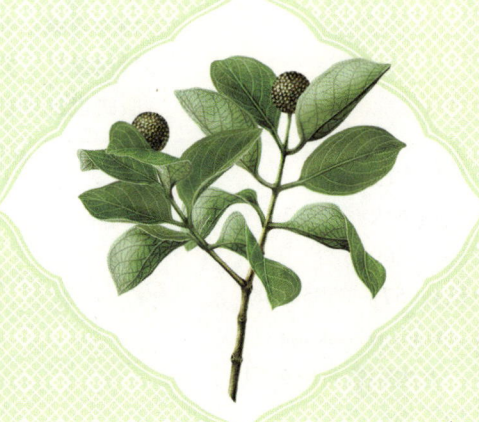

【李兴广 ◎ 主编】

浙江科学技术出版社

图书在版编目（CIP）数据

图解《本草纲目》一看就懂：典藏版／李兴广主编. —杭州：浙江科学技术出版社，2017.11（2020.1重印）
ISBN 978-7-5341-7925-9

Ⅰ.①图… Ⅱ.①李… Ⅲ.①《本草纲目》－图解 Ⅳ.①R281.3-64

中国版本图书馆CIP数据核字（2017）第244613号

图解《本草纲目》一看就懂（典藏版）
李兴广 主编

责任编辑：王巧玲	特约编辑：鹿　瑶
责任校对：陈淑阳	特约美编：苟雪梅
责任美编：金　晖	封面设计：罗　雷
责任印务：田　文	版式设计：罗　雷

出版发行　浙江科学技术出版社
　　　　　地址：杭州市体育场路347号
　　　　　邮政编码：310006
　　　　　联系电话：0571-85058048
制　　作　（www.rzbook.com）
印　　刷　北京天宇万达印刷有限公司
经　　销　全国各地新华书店
开　　本　710×1000　1/16
字　　数　300千字
印　　张　16
版　　次　2017年11月第1版
印　　次　2020年1月第3次印刷
书　　号　ISBN 978-7-5341-7925-9
定　　价　39.00元

◎如发现印装质量问题，影响阅读，请与出版社联系调换。

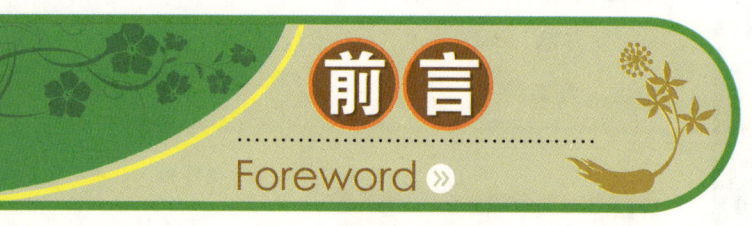
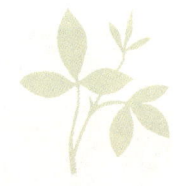

药学源远 古为今用

  中国药学源远流长，华夏祖先在劳动中发现了中药在祛病保健中的重要作用。随着人们自身保健意识的不断加强，中医药以其独特的疗效被越来越多的世人所认识，越来越多的人投身到中医药事业里来。防未病，治已病，中医药在治疗疾病的过程中越来越显示出其优势，引起了全世界的重视。

  著名的《本草纲目》是中国明代伟大的医药学家李时珍以毕生精力和智慧，参考800余部医药著作，在对古代本草进行系统全面整理的基础上完成的一部200多万字的中医药科学巨著。它集中国16世纪以前药学之大成，17世纪即流传到海外，先后被译成英语、法语、德语、日语等多种版本，对中国和世界药学的发展作出了不可磨灭的贡献。

  本书精选了《本草纲目》中金、石、草、果、木、虫等诸类的精华，配以古代著名本草著作的相关论述，并按功效进行了分类，内容上注重古代文献有关药物功用的记载，对基原、植物形态进行描述，配以精美的药物图谱，以期达到图文并茂的效果，便于读者从药物形态学的角度学习和加深对药物的理解。本书还参照"新世纪全国高等中医药院校规划教材"《中药学》的相关内容，列举药物的性味归经、传统功用、用量用法、使用注意事项等，使读者更加全面地了解药物，并配以单方、验方，便于临床选择使用。因此，本书是一本简明实用的本草图书，适合具有一定的中医学理论知识并对中药感兴趣的读者学习和使用，也是每一位关注健康的现代人居家必备的国药常识工具书。

  诚挚希望本书能为您的健康之路尽一份微薄之力。

李兴广

北京中医药大学中药教研室教授、主任医师

⚠ 本书推荐的祛病偏方、验方、名方仅供辅助治疗，不能代替医师诊治。

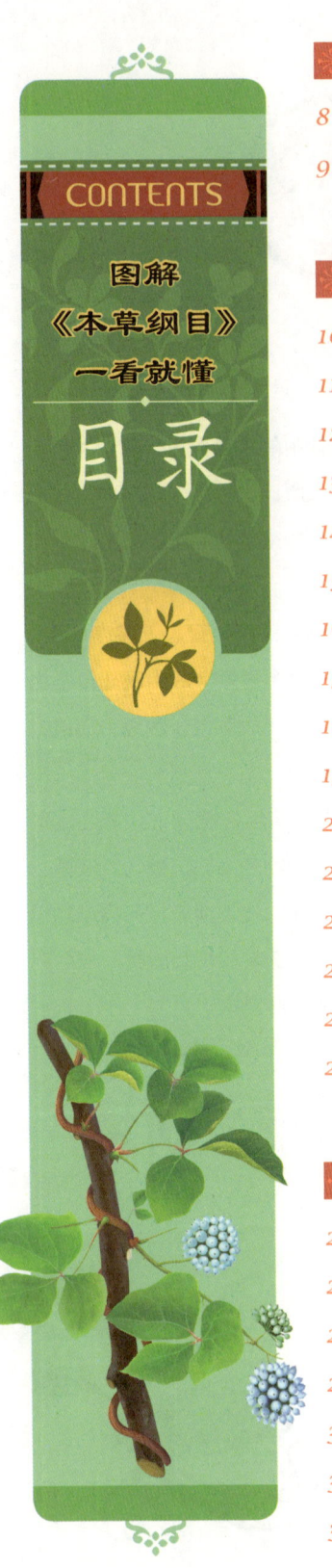

CONTENTS

图解《本草纲目》一看就懂

目录

二画

- 8 · 丁香
- 9 · 人参

三画

- 10 · 三七
- 11 · 三棱
- 12 · 大枣
- 13 · 大黄
- 14 · 大青叶
- 15 · 大蓟
- 16 · 小蓟
- 17 · 山药
- 18 · 山楂
- 19 · 女贞子
- 20 · 土鳖虫
- 21 · 马钱子
- 22 · 马兜铃
- 23 · 川芎
- 24 · 川乌
- 25 · 川贝母

四画

- 26 · 巴豆
- 27 · 巴戟天
- 28 · 太子参
- 29 · 瓦楞子
- 30 · 天竺黄
- 31 · 天南星
- 32 · 天冬
- 33 · 天花粉
- 34 · 天麻
- 35 · 牛黄
- 36 · 牛蒡子
- 37 · 丹参
- 38 · 王不留行
- 39 · 五灵脂
- 40 · 五加皮
- 41 · 乌梢蛇
- 42 · 木瓜
- 43 · 木香
- 44 · 木通
- 45 · 车前子
- 46 · 水蛭
- 47 · 水牛角
- 48 · 火麻仁
- 49 · 升麻

五画

- 50 · 白扁豆
- 51 · 白附子
- 52 · 白果
- 53 · 白及
- 54 · 白芥子
- 55 · 白茅根
- 56 · 白芍
- 57 · 白术
- 58 · 白薇
- 59 · 白鲜皮
- 60 · 白芷
- 61 · 半夏

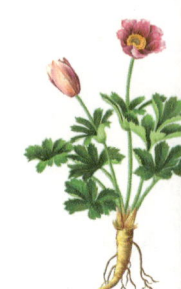

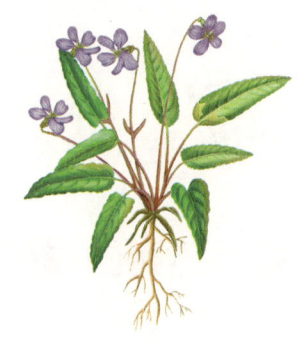

62 · 仙鹤草	83 · 地榆	106 · 芦根
63 · 仙茅	84 · 地骨皮	107 · 苏木
64 · 冬虫夏草	85 · 地肤子	108 · 没药
65 · 冬瓜皮	86 · 灯芯草	109 · 芫花
66 · 冬葵果	87 · 延胡索	110 · 陈皮
67 · 甘草	88 · 自然铜	111 · 连翘
68 · 甘遂	89 · 血竭	112 · 牡蛎
69 · 龙胆	90 · 当归	
70 · 龙眼肉	91 · 百合	
71 · 生地黄	92 · 百部	
72 · 石膏	93 · 竹叶	
73 · 石斛	94 · 红花	
74 · 石决明	95 · 肉苁蓉	
75 · 北沙参	96 · 芒硝	
76 · 玄参	97 · 西洋参	
77 · 玉米须	98 · 防己	
78 · 玉竹	99 · 防风	113 · 牡丹皮
		114 · 赤芍
	七画	115 · 伸筋草
	100 · 何首乌	116 · 怀牛膝
	101 · 阿胶	117 · 鸡血藤
	102 · 杜仲	118 · 鸡内金
	103 · 沙苑子	119 · 鸡矢藤
	104 · 补骨脂	120 · 谷芽
六画	105 · 芦荟	121 · 麦芽
79 · 决明子		122 · 麦冬
80 · 合欢皮		123 · 龟甲
81 · 全蝎		124 · 羌活
82 · 地龙		125 · 远志

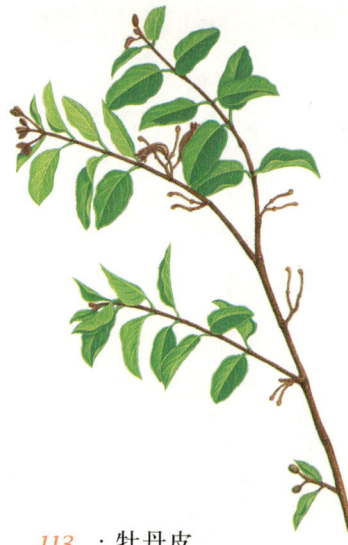

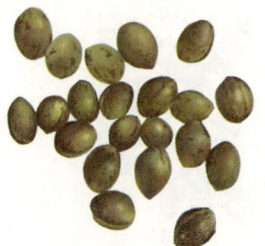

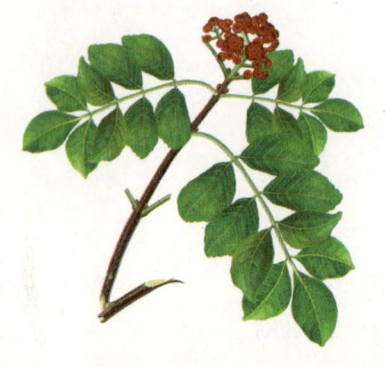

八画

- 126 · 板蓝根
- 127 · 鱼腥草
- 128 · 金荞麦
- 129 · 金银花
- 130 · 金钱草
- 131 · 虎杖
- 132 · 知母
- 133 · 苦参
- 134 · 苦杏仁
- 135 · 枇杷叶
- 136 · 侧柏叶
- 137 · 刺蒺藜
- 138 · 狗脊
- 139 · 松节
- 140 · 昆布
- 141 · 罗布麻
- 142 · 青蒿
- 143 · 青葙子
- 144 · 细辛
- 145 · 饴糖
- 146 · 郁金
- 147 · 郁李仁
- 148 · 乳香

- 149 · 泽兰
- 150 · 泽漆
- 151 · 泽泻

九画

- 152 · 南沙参
- 153 · 枸杞子
- 154 · 胖大海
- 155 · 枳实
- 156 · 姜黄
- 157 · 威灵仙
- 158 · 独活
- 159 · 栀子
- 160 · 柏子仁
- 161 · 牵牛子
- 162 · 珍珠母
- 163 · 穿心莲
- 164 · 胡黄连
- 165 · 茜草
- 166 · 茵陈
- 167 · 茯苓
- 168 · 荠菜
- 169 · 香加皮

- 170 · 香薷
- 171 · 虻虫
- 172 · 钩藤
- 173 · 骨碎补

十画

- 174 · 党参
- 175 · 夏枯草
- 176 · 柴胡
- 177 · 桂枝
- 178 · 桑叶
- 179 · 桑白皮
- 180 · 桑枝
- 181 · 桑寄生
- 182 · 桑葚
- 183 · 桃仁
- 184 · 桔梗
- 185 · 浮萍
- 186 · 海风藤
- 187 · 海金沙
- 188 · 海藻
- 189 · 海狗肾
- 190 · 海马
- 191 · 核桃仁
- 192 · 益智仁
- 193 · 益母草
- 194 · 秦皮
- 195 · 秦艽
- 196 · 臭梧桐
- 197 · 蚕沙
- 198 · 莪术

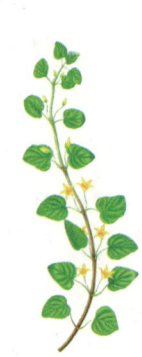

199 · 通草
200 · 鸭跖草

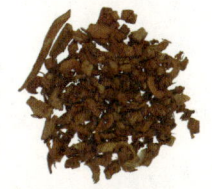

十一画

201 · 商陆
202 · 淡竹叶
203 · 淡豆豉
204 · 麻黄
205 · 猪苓
206 · 羚羊角
207 · 野菊花
208 · 银柴胡
209 · 黄芩
210 · 黄连
211 · 黄柏
212 · 黄芪
213 · 黄精

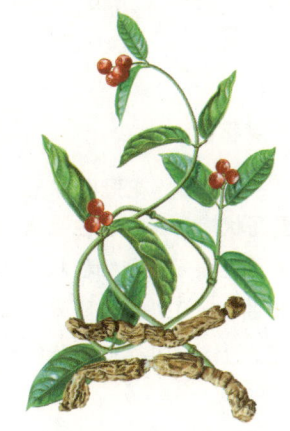

214 · 淫羊藿
215 · 续断
216 · 鹿茸
217 · 菟丝子

十二画

218 · 棕榈炭
219 · 滑石
220 · 萹蓄
221 · 番泻叶
222 · 款冬花
223 · 葶苈子
224 · 紫菀
225 · 紫苏子
226 · 紫苏叶
227 · 紫花地丁
228 · 紫贝齿
229 · 紫草
230 · 紫珠
231 · 紫河车
232 · 蛤蚧
233 · 锁阳
234 · 葛根
235 · 葫芦
236 · 黑芝麻

十三画

237 · 槐花
238 · 蒲黄
239 · 蒲公英
240 · 蜂蜜

241 · 蜈蚣
242 · 雷公藤

十四画及以上

243 · 蝉蜕
244 · 酸枣仁
245 · 豨莶草
246 · 僵蚕
247 · 墨旱莲
248 · 熟地黄
249 · 蕲蛇
250 · 赭石
251 · 薄荷
252 · 薏苡仁
253 · 瞿麦
254 · 礞石
255 · 鳖甲

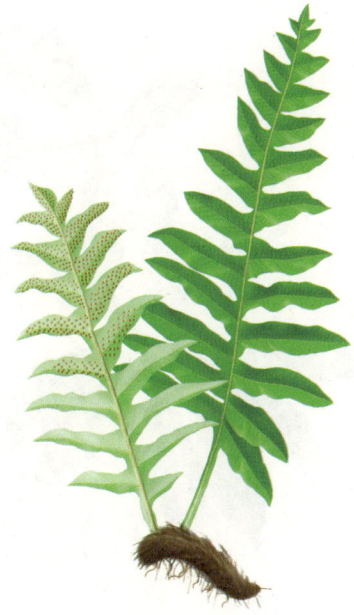

● 温里药

丁香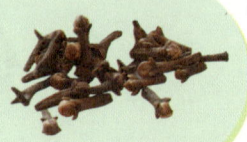

《本草纲目》记载，丁香，治虚哕，小儿吐泻，痘疮胃虚灰白不发。

别名 丁子香、支解香、瘦香娇、宁极、雄丁香、公丁香、如宇香、索瞿香、百里馨。

性味归经
辛，温。归脾、胃、肾经。

传统功用
1. 温中降逆：用于胃寒呕吐、呃逆等，或中焦虚寒、吐泻食少等。
2. 温肾助阳：用于肾阳不足，下元虚冷，男子阳痿尿频，女子寒湿带下。

用量用法
煎服，每次1～3克。

注意事项
畏郁金。

♥ 应用指南

01 预防食管炎
丁香与姜半夏、陈皮、白术、枸杞子、橘皮等配伍应用，水煎服。

02 治疗脾肾阳虚性腹泻
丁香与木香、桂枝、党参、白术、补骨脂等配伍应用，水煎服。

03 治疗呃逆
丁香与赭石、柿蒂、石膏、玄明粉、知母、竹茹等配伍应用，水煎服。

来源 桃金娘科植物丁香的干燥花蕾。

药材性状 略呈研棒状，长1～2厘米。花冠圆球形，直径0.3～0.5厘米，花瓣4片，复瓦状抱合，棕褐色至褐黄色，花瓣内为雄蕊和花柱，搓碎后可见很多黄色细粒状的花药。萼筒圆柱状，略扁，有的稍弯曲，长0.7～1.4厘米，直径0.3～0.6厘米，红棕色或棕褐色，上部有4枚三角状的萼片，十字状分开。质坚实，富油性。气芳香浓烈，味辛辣，有麻舌感。

药理作用 促进胃液分泌，抗胃溃疡，止泻，促进胆汁分泌，镇痛，抗缺氧，抗凝血，抗病原微生物。

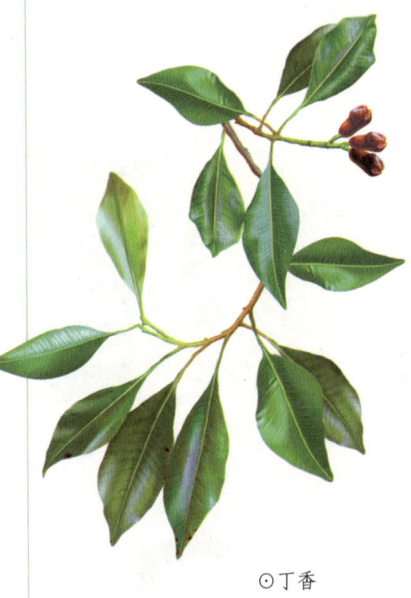
⊙丁香

附药
母丁香 母丁香为桃金娘科植物丁香的干燥果实。性能功效与丁香相似，但气味较淡，药力较逊。用法用量与丁香同。

● 补气药

人参

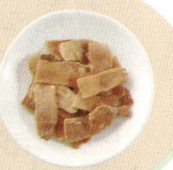

《本草纲目》记载，人参，治男妇一切虚证，发热自汗，眩晕头痛，反胃吐食，疟疾，滑泄久痢，小便频数，淋沥，劳倦内伤，中风中暑，痿痹，吐血，嗽血，下血，血淋，血崩，胎前产后诸病。

别名
人衔、鬼盖、黄参、血参、神草、地精、棒槌。

性味归经
甘、微苦，平。归脾、肺、心经。

传统功用
1. 大补元气：用于气虚欲脱，症见面色苍白、心悸不安、虚汗不止、脉微欲绝者；气脱亡阳，兼有冷汗淋漓、四肢不温。常与附子同用。
2. 补脾益肺：用于脾胃虚弱、食少便溏、呕吐泄泻、舌淡脉缓、肺气不足、咳喘乏力等。

用量用法
每次3～19克，宜小火另煎兑服；野山参研粉吞服，每次2克，每日2次。

♥ 应用指南

01 治疗肺虚久咳

人参末60克，鹿角胶（炙，研末）30克，用薄荷、淡豆豉汤一盏，葱少许，入铫子煎一二沸，倒入盏内，遇咳时，温服3～5口。

02 治疗消渴引饮无度

人参、栝楼根各等份，共为细末，炼蜜为丸，如梧桐子大，每次30丸，麦冬汤送服。

来源
五加科植物人参的干燥根。栽培者称园参，野生者称山参。

药材性状
1 生晒园参 主根圆锥形或纺锤形，长3～15厘米。上端连接较细的根茎，交互排列，顶端茎痕旁常可见冬芽，下部分出2～3根支根及少数细侧根，支根下部又生出多根细长的须根，其表面有时有不明显的细小疣状突起。表面淡黄棕色，有不规则纵纹及细横纹。香气特异，味微苦、甘。

2 红参 侧根大多已除去，红棕色或土黄色，半透明或不透明，角质。气微香而特异，味甘、微苦。

3 生晒山参 主根粗短，多具2根支根并呈八字形或圆柱形，长2～10厘米。表面灰黄色，有纵纹，上部有细密螺旋纹。主根顶端根茎细长，碗状茎痕密集，靠主根的一段根茎较光滑而无茎痕，根茎旁生有下垂的不定根，形似枣核。支根上有稀疏细长的须根，有明显的疣状突起。

药理作用
增强机体免疫力，抗休克，小剂量增强心肌收缩力、大剂量减弱心肌收缩力，抗肿瘤，延缓衰老，耐缺氧。

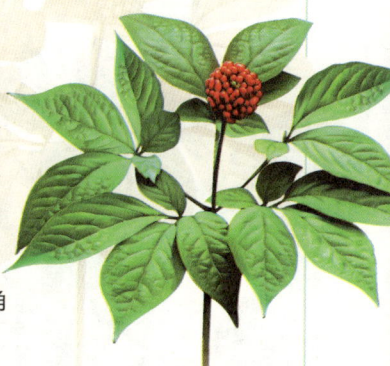

⊙人参

三七

止血化瘀药

《本草纲目》记载，三七，止血，散血，定痛。金刃箭伤，跌扑杖疮，血出不止者，嚼烂涂，或为末掺之，其血即止。亦主吐血、衄血、下血、血痢、崩中、经水不止、产后恶血不下、血晕、血痛、赤目、痈肿、虎咬、蛇伤诸病。

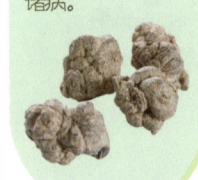

别名
山漆、金不换、血参、参三七、田三七、田漆、田七。

性味归经
甘、微苦，温。归肝、胃经。

传统功用
1. 化瘀止血：用于多种出血，兼有瘀滞者疗效更佳。单用即有效，或配伍其他止血药。
2. 活血止痛：用于外伤瘀痛及胸痹心绞痛等。常配伍活血药。

用量用法
煎服，每次3～10克；研粉吞服，每次1～1.5克。外用适量。

注意事项
孕妇慎用。

来源
五加科植物三七的干燥根。

药材性状
主根呈类圆锥形或圆柱形，长1～6厘米，直径1～4厘米。表面灰褐色或灰黄色，有断续的纵纹及支根痕。顶端有茎痕，周围有瘤状突起。体重，质坚实，击碎后皮部与木部常分离。断面灰绿、黄绿或灰白色，皮部有细小棕色树脂道。气微，味苦回甜。支根呈圆柱形，长2～6厘米。茎基（剪口）呈不规则的皱缩块及条状，表面有数条茎痕及环纹，断面中心灰白色，边缘灰色。

⊙三七

药理作用
止血，抑制血小板聚集，溶栓，促进造血干细胞增殖，降压，抗心律失常，抗动脉粥样硬化，抗脑缺血，中枢抑制，抗肝损伤，抗肿瘤，延缓衰老，降血糖，降血脂，促进蛋白质合成。

应用指南

01 治疗肝癌
三七、白英、山豆根、牡丹皮各30克，儿茶、蜈蚣各5克，蟾蜍1克，共研细末，每次12克，每日3次，温开水送服。能解毒消肿，化瘀止血，缓解临床症状，延长生存期。

02 治疗血瘀吐衄
三七3克，嚼烂，米汤或藕汁送服。

03 治疗便血、尿血
三七6克，花蕊石9克，血余炭3克，共研细末，分2次，开水送服。

04 治疗跌打瘀肿
三七3～6克，与甜酒共磨内服。

05 治疗疮疡瘀肿
三七、大黄各等份，研末，醋调外敷患处。

● 破血消瘀药

三棱

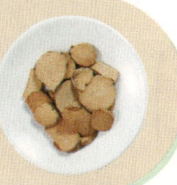

《本草纲目》记载，三棱，下乳汁；能破气散结，故能治诸病。其功可近于香附而力峻，故难久服。

别名
京三棱、荆三棱、光三棱。

性味归经
辛、苦，平。归肝、脾经。

传统功用
1. 破血祛瘀：用于症瘕积聚、气滞血瘀引起的闭经等。
2. 行气止痛：用于食积气滞、脘腹胀痛等，常配伍消食行气药。常与莪术相须为用，三棱偏于破血，莪术偏于破气。

用量用法
煎服，每次4.5～9克。

注意事项
孕妇及月经过多者忌用。

应用指南

01 治疗食管癌

三棱、莪术、槟榔、青皮、半夏、苏子、生姜各9克，乌药6克，吴茱萸、甘草各4克，当归、牡蛎各15克，干蟾2个，水煎服。

02 治疗卵巢癌

三棱、莪术、海藻、昆布、麦芽、制半夏、夏枯草各9克，青皮6克，牡蛎30克，水煎服。能使瘀滞等症状缓解。

03 治疗症瘕积聚

三棱、红花各9克，赤芍、莪术、香附各6克，水煎服。

来源
黑三棱科植物三棱的干燥块茎。

药材性状
块茎圆锥形或倒卵形，略扁，上圆下尖，下端稍弯曲，长2～10厘米，直径2～4厘米。表面黄白色或灰黄色，有刀削痕，顶端有茎痕，须根痕点状，密集呈环状排列，两侧的须根痕较粗。体重，质坚实，难碎断，入水下沉。碎断面灰黄色或浅棕色，稍平坦，有很多散在的小点及条状横纹。气微，味淡，嚼之微有麻辣感。

药理作用
抗凝血，抗血栓形成，抗心肌缺血缺氧，兴奋子宫及胃肠平滑肌，抗肿瘤。

⊙三棱

● 补气药

大枣

《本草汇言》记载，大枣，补中益气，壮心神，助脾胃，养肝血，保肺气，调营卫，生津之药也。

别名
干枣、美枣、良枣、红枣、干赤枣、胶枣、南枣、白蒲枣、半官枣、刺枣。

性味归经
甘，温。归脾、胃经。

传统功用
1. 养血安神：用于血虚面色萎黄及心失所养、血虚脏燥者。
2. 补中益气：用于中气不足、脾胃虚弱所致诸症。
3. 缓和药性：常与药性峻烈或有毒的药物配伍，可缓解其毒烈之性，并有保护胃气的作用。

用量用法
煎服，每次6~15克。

来源
鼠李科植物枣的干燥成熟果实。

药材性状
果实椭圆形或球形，长2~3.5厘米，直径1.5~2.5厘米。表面暗红色，略带光泽，有不规则皱纹。基部凹陷，有短果柄。外果皮薄，中果皮棕黄色或淡褐色，肉质柔软，富糖性而油润。果核纺锤形，两端锐尖，质坚硬。气微香，味甜。

药理作用
催眠，增强肌力，抗肝损伤，抗变态反应，抗肿瘤。

应用指南

01 治疗皮肤癌

大枣（去核）1枚，白砒1克。将白砒研粉，装入去核大枣内，置烤箱中，烤至略呈黑褐色，取出研细，外敷于癌瘤表面，10天换药一次，2~3次后组织可结痂、坏死、脱落。再用铅丹、乳香按3：1比例混合，研细，外敷，使创面逐渐清洁、收缩。

02 治疗脾胃气虚

大枣（去核）10枚，人参3克，蒸烂，捣匀，制为丸，如弹子大，每日1剂。

03 治疗再生障碍性贫血和缺铁性贫血

大枣（去核）、龙眼肉、猪骨髓各60克，熬制成膏，每次2汤匙，每日3次。

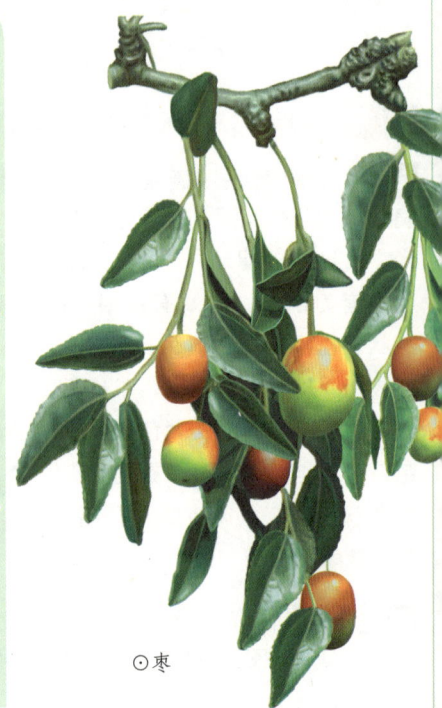

⊙枣

● 攻下药

大黄

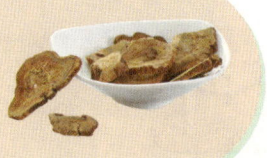

《本草纲目》记载，大黄，主治下痢赤白，里急腹痛，小便淋沥，实热燥结，潮热谵语，黄疸，诸火疮。

别名 将军、锦纹、锦纹大黄、川军、黄良、火参、肤如。

性味归经
苦，寒。归脾、胃、大肠、肝、心经。

传统功用
1. 泻热通便：用于胃肠实热积滞之高热谵语、腹痛便秘，寒积内停之腹满刺痛、便秘，湿热痢疾之里急后重等。
2. 凉血解毒：用于血分实热、迫血妄行所致吐衄，实火热毒所致咽肿、目赤、牙痛、疮疡、肠痈腹痛等。
3. 破血逐瘀：用于瘀血闭经、癥瘕积聚、外伤瘀肿等。外用可治水火烫伤。

用量用法
煎服，每次5～15克，用于泻下不宜久煎。外用适量，研末调敷患处。

注意事项
妇女孕期、月经期、哺乳期忌用。

来源 蓼科植物掌叶大黄、唐古特大黄或药用大黄的干燥根及根茎。

药材性状 呈类圆柱形、圆锥形、纺锤形、卵圆形或一面平坦一面隆起的块片，长3～17厘米，直径3～9厘米。表面黄棕色至红棕色，可见类白色网状纹理，习称锦纹，系由微细的类白色薄壁组织与棕红色射线交错而成，有时根茎可见散在的星点（异型维管束）。未除尽外皮者表面棕褐色，有横纹及纵沟，顶端有茎叶残基，切面多凹凸不平。

药理作用 促进胆汁、胰液分泌，抗肝损伤，抗胃、十二指肠溃疡，抗真菌，抗病毒，抗炎，止血，降血脂，抗肿瘤，利尿。

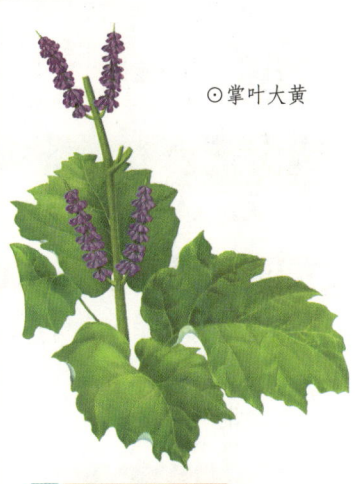

⊙掌叶大黄

应用指南

01 治疗白血病
大黄、玄参、生地黄、大青叶各9克，天花粉6克，蝉蜕、人中黄各4.5克，牡丹皮3克，水煎服。能使瘀热、出血、肿痛等症状消失，用于急性粒细胞性白血病。

02 治疗热积便秘
大黄、枳实各9克，厚朴6克，芒硝15克，水煎，分2次服。

03 治疗乳痈肿痛
大黄、甘草各30克，研末，以酒熬成膏，摊纸上，贴于患处，每日1次，连用3日。

● 清热解毒药

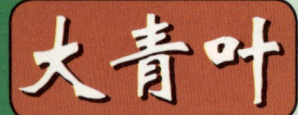

《本草纲目》记载，大青叶，主热毒痢、黄疸、喉痹、丹毒；除时行热毒，甚良。

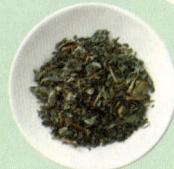

别名
蓝叶、蓝菜。

性味归经
苦、咸，大寒。归心、肺、胃经。

传统功用
1. 清热解毒：用于心胃热毒上攻、咽喉肿烂、口舌生疮、热毒疮疡等。
2. 凉血消斑：用于热入营血、温毒发斑等症。

用量用法
煎服，每次9～15克，鲜品30～60克。外用适量。

注意事项
本品苦寒败胃，脾胃虚寒者忌服。

应用指南

01 预防流脑
大青叶15克，黄豆20克，水煎服，每日1剂，连服7日。

02 治疗肝炎
大青叶60克，丹参30克，大枣10克，水煎服。

03 治疗小儿上呼吸道感染
大青叶口服液，3岁以上每次6毫升（每2毫升相当于生药3克），每日3～6次。

来源 为十字花科植物菘蓝的干燥叶。

药材性状 叶多皱缩，破碎，完整的叶片长椭圆形至长圆状倒披针形，长4～16厘米，宽1～4厘米。先端钝尖或钝圆，基部渐狭下延成翼状叶柄，全缘或微波状，上下表面均灰绿色或棕绿色，无毛，羽状网脉，主脉在下表面突出。质脆。气微，味微酸、苦、涩。

药理作用 抗病原微生物，抗内毒。

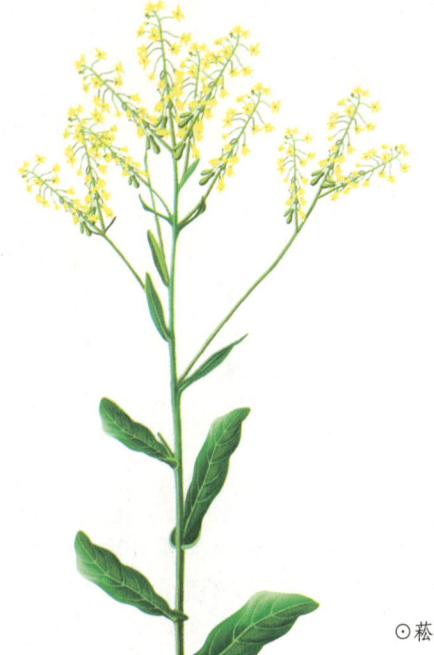

⊙菘蓝

凉血止血药

大蓟

《全国中草药汇编》记载，大蓟，凉血止血，散瘀消肿。主治衄血，咯血，吐血，尿血，功能性子宫出血，产后出血，肝炎，肾炎，乳腺炎，跌打损伤，外伤出血，痈疖肿毒。

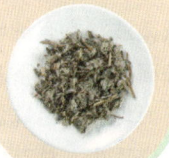

别名
刺蓟、虎蓟、野刺菜。

性味归经
甘、苦，凉。归心、肝经。

传统功用
1. 凉血止血：用于血热妄行所致的吐血、衄血、崩漏、尿血等。可单味应用或配伍其他止血药。
2. 散瘀解毒消痈：用于热毒痈肿等。内服或鲜品捣烂外敷。

用量用法
煎服，每次9～15克。外用鲜品适量，捣烂敷患处。

来源
为菊科植物大蓟的干燥地上部分或根。

药材性状
① **大蓟草** 茎圆柱形，直径0.5～1.5厘米，表面绿褐色或棕褐色，有纵棱，被灰白色毛，质松脆，断面黄白色，髓部白色，常中空。叶皱缩，多破碎，完整叶片展平后呈倒披针形或倒卵状椭圆形，羽状深裂，边缘具不等长的针刺，上表面灰绿色或黄棕色，下表面色较浅，两面有白色毛。头状花序顶生，圆球形或椭圆形，总苞枯黄色，苞片披针形，4～6层，冠毛羽状，黄白色。

② **大蓟根** 根长纺锤形，常簇生而扭曲，长5～15厘米，直径约1厘米，表面暗褐色，有纵皱纹。质硬而脆，易折断，断面较粗糙，皮部薄，棕褐色，有细小裂隙，木部类白色。气微，味淡。

药理作用
止血、降压、抗菌等。

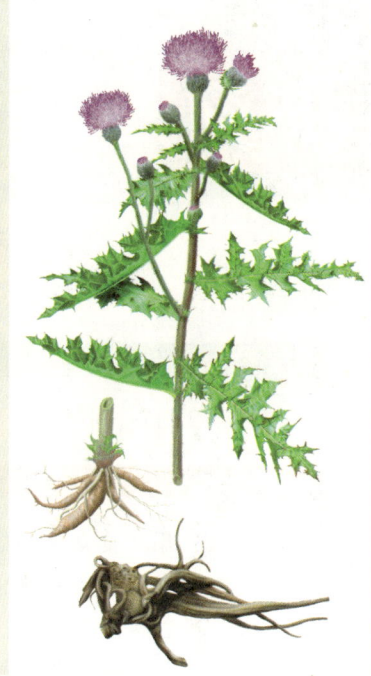

⊙大蓟

应用指南

01　治疗肝癌

大蓟、白草根各90克（均用鲜品），分别煎水，去渣后加白糖适量，上午服白草根，下午服大蓟。

02　治疗子宫癌

大蓟、龙葵、蜀羊泉、铁扫把各30克，蛇莓、黄毛耳草各15克，水煎服。能使阴部出血及白带减少。

03　治疗吐衄咯血

大蓟、小蓟、茜草根、白茅根、大黄、山柏、荷叶、侧柏叶、牡丹皮、棕榈皮各等份，炒炭存性，置于阴凉处，去火毒，每次9克，每日2～3次，饭后用藕汁或萝卜汁送服。

04　治疗鼻窦炎

鲜大蓟90克，鸡蛋2个，同煮服。

● 凉血止血药

小蓟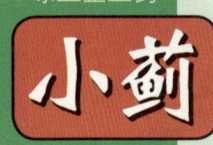

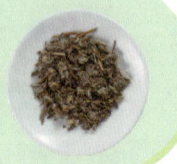

《本草汇言》记载，小蓟，凉血止血，保新血，去陈血之药也。《分类草药性》记载，小蓟，治血淋胀痛，跌打损伤，红崩，白带。

别名
青刺蓟、刺蓟菜、刺儿菜、刺角菜、刺萝卜、小蓟姆。

性味归经
甘、苦，凉。归心、肝经。

传统功用
1. 凉血止血：用于血热妄行之吐血、咯血、衄血、尿血、崩漏等，尤长于治疗尿血、血淋。常配伍蒲黄、木通、滑石、生地黄等。
2. 散瘀解毒消痈：用于热毒痈肿等。

用量用法
煎服，每次10～15克。外用鲜品适量，捣烂敷患处。

来源
为菊科植物刺儿菜的干燥地上部分。

药材性状
茎圆柱形，长30～45厘米，直径2～4毫米，表面绿色或微带紫棕色，有纵棱和柔毛，断面中空。叶多皱缩或破碎，完整者展平后呈长椭圆形或长圆状披针形，长3～12厘米，宽0.5～3厘米，全缘或微波状，有细密的针刺，上表面绿褐色，下表面灰绿色，两面均有白色蛛丝状毛。头状花序顶生，总苞钟状，苞片黄绿色，5～6层，线形或披针形。

药理作用
止血、增强心肌收缩力、抗菌等。

♥ 应用指南

01 治疗宫颈癌

小蓟、白花蛇舌草、土茯苓各30克，七叶一枝花、半边莲各15克，薏苡仁12克，苍术、萹蓄、赤芍各9克，黄柏6克，水煎服。

02 治疗血热妄行之呕血、咯血、吐血与鼻衄

小蓟、大蓟、荷叶、侧柏叶、白茅根、茜草根、大黄、栀子、棕榈皮、牡丹皮各等份，炒炭存性，每次9克，每日2～3次，温开水送服。

03 治疗黄疸

小蓟30克，水煎1小时，去渣加糖，睡前服。

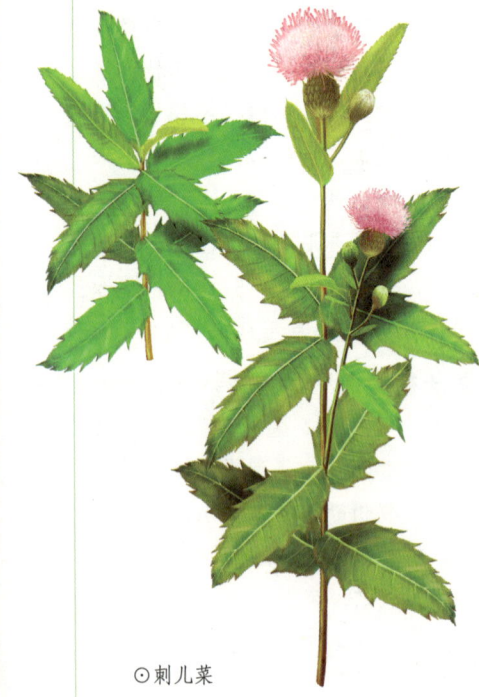

⊙刺儿菜

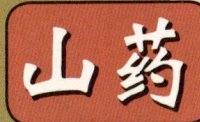 ● 补气药

山药

《本草纲目》记载，山药，益肾气，健脾胃，止泄痢，化痰涎，润皮毛。

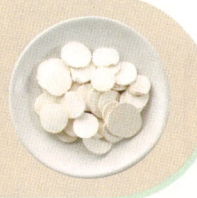

别名 薯预、薯蓣、山芋、诸薯、薯豫、九黄姜、野白薯。

性味归经
甘，平。归脾、肺、肾经。

传统功用
1. 补肺止咳：用于肺气不足、久咳虚喘，或肺肾两虚、纳气无力的虚喘。
2. 补脾止泻：用于脾气不足、食少便溏，或妇女白带过多属脾虚湿注者。
3. 补肾涩精：用于肾虚腰膝酸软、滑精早泄等。

用量用法
煎服，每次15～30克。

注意事项
湿盛中满或有积滞者忌服。

❤ **应用指南**

01 治疗乳腺癌
山药、白芍、薏苡仁、茵陈各9克，党参、杏仁、百部、乳香各5克，茯苓、柴胡、连翘各3克，水煎，分2次服。

02 治疗脾虚久泻
山药、党参各12克，茯苓、白术各9克，神曲6克，水煎服。

03 治疗肺肾虚喘
山药、山茱萸各9克，五味子3克，水煎服。

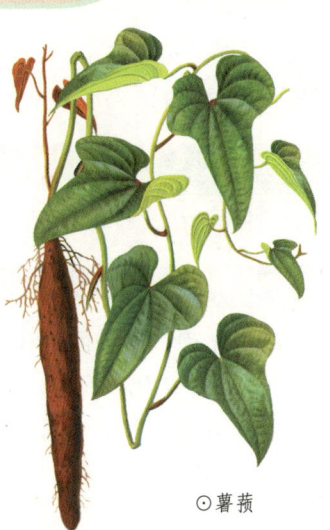
⊙ 薯蓣

来源 薯蓣科植物薯蓣的干燥根茎。

药材性状 ① **毛山药** 略呈圆柱形，稍扁而弯曲，长15～30厘米，直径1.5～6厘米。表面黄白色或浅棕黄色，有明显纵纹及栓皮未除尽的痕迹，并可见少数须根痕，两头不整齐。质坚实，不易折断，断面白色，颗粒状，粉性，散有浅棕黄色点状物。气微，味淡，微酸，嚼之发黏。

② **光山药** 呈圆柱形，两端齐平，长7～16厘米，直径1.5～3厘米，粗细均匀，挺直。表面光滑，洁白，粉性足。

药理作用 增强机体免疫功能、降血糖、耐缺氧等。

● 消食药

山楂

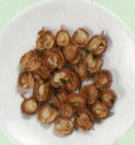

《本草纲目》记载，山楂，化饮食，消肉积，症瘕，痰饮，痞满吞酸，滞血痛胀。

别名
鼠查、赤枣子、山里红果、映山红果、酸梅子、山梨。

性味归经
酸、甘，微温。归脾、胃、肝经。

传统功用
1. 消食化积：用于肉食积滞、脘腹胀满、呕恶腹泻、小儿乳积、消化不良等。
2. 行气散瘀：用于妇女产后瘀阻腹痛、血瘀痛经、闭经、疝气偏坠胀痛、冠心病、心绞痛、高血压、高脂血症等。

用量用法
煎服，每次9～12克。

注意事项
胃酸过多者慎用。

应用指南

01 防治肝癌
山楂、干蟾皮、炮山甲、皂角刺各12克，丹参15克，三棱、莪术各9克，白花蛇舌草、半边莲各30克，水煎服。能去瘀积，消肿块，延长生存期。

02 治疗伤食积滞
炒山楂90克，制半夏、茯苓、炒麦芽各30克，陈皮、连翘、莱菔子各15克，神曲9克，共研细末，用米糊制为丸，如梧桐子大，每次9克，每日2～3次，温开水送服。

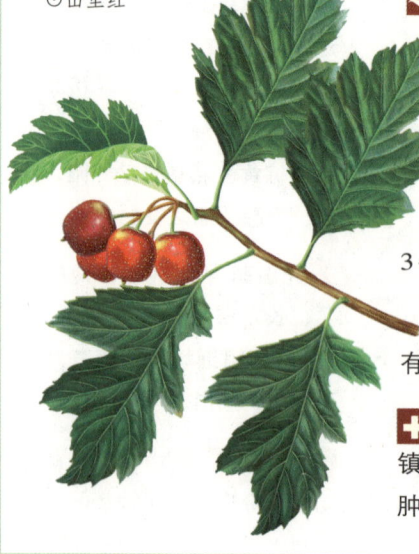

○山里红

来源 蔷薇科植物山里红或山楂的干燥成熟果实。

药材性状 ❶ **山里红** 果实近球形，直径1～2.5厘米。表面鲜红色至紫红色，有光泽，满布灰白色的斑点，顶端有宿存花萼，基部有果柄残痕，商品常加工成纵切或横切片，厚2～8毫米，多卷曲或皱缩不平。果肉厚，深黄色至浅棕色，切面可见淡黄色种子3～5粒，有的已脱落。质坚硬。气微清香，味酸、微甜。

❷ **山楂** 果实类球形，直径1～1.5厘米。表面深红色，有小斑点，顶端有宿存花萼，基部有细长果柄。

药理作用 促进消化，增强心肌收缩力，降压，降脂，镇静，镇痛，利尿，抗氧化，提高机体免疫力，抗菌，抗肿瘤。

● 补阴药

女贞子

《本草纲目》记载，女贞子，强阴，健腰膝，变白发，明目。《本草经疏》记载，女贞子，凉血，益血。

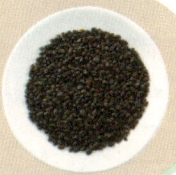

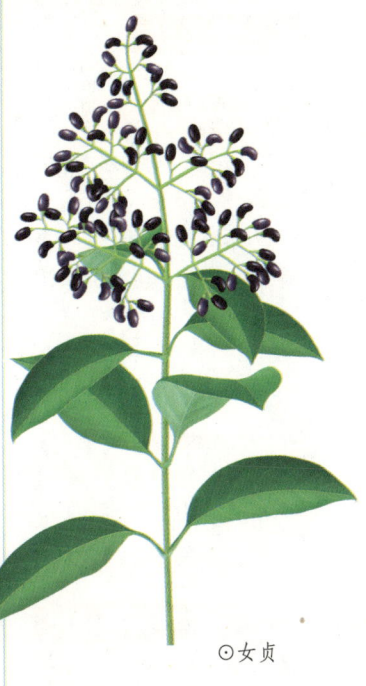

○女贞

别名
女贞实、冬青子、白蜡树子。

性味归经
甘、苦，凉。归肝、肾经。

传统功用
1. 滋补肝肾乌须：用于肝肾阴虚、腰酸腿软、头晕目眩、须发早白以及阴虚阳亢之耳鸣、头痛、烦躁不眠等。
2. 清退虚热：用于肝肾阴虚发热等。
3. 明目：用于肝肾阴虚之视力减退、目暗不明等。

用量用法
煎服，每次6～12克。

应用指南

01 治疗头晕目眩
女贞子、白芍、珍珠母各30克，水煎服。

02 治疗肾阴不足之腰膝酸软、须发早白
女贞子末、墨旱莲各等份，先将墨旱莲捣汁熬膏，再和女贞子末制为丸，丸重9克，临睡前用酒调服。

03 治疗中心性视网膜炎
女贞子、覆盆子、菟丝子、枸杞子各9克，水煎服。

04 治疗神经衰弱
女贞子、桑葚各15～30克，水煎服，或女贞子、米酒各960克，浸泡数日后每日酌量服食。

来源 木犀科植物女贞的干燥成熟果实。

药材性状 果实呈卵形、椭圆形或肾形，长6～8.5毫米，直径3.5～5.5毫米。表面黑紫色或棕黑色，皱缩不平，基部有果梗痕或具宿萼及短梗，外果皮薄，中果皮稍厚而松软，内果皮木质，黄棕色，有数条纵棱，破开后种子通常一粒，种子椭圆形，一侧扁平或微弯曲，紫黑色，油性。气微，味甘、微苦涩。

药理作用 增强免疫功能，升高白细胞，降低眼内压，抗肝损伤，降血糖，抗炎，抑制变态反应。

● 活血疗伤药

土鳖虫

《本草纲目》记载，土鳖虫，行产后血积，折伤瘀血。治重舌，木舌、口疮，小儿腹痛夜啼。

别名
地鳖、地鳖虫、土元。

性味归经
咸，寒；有小毒。归肝经。

传统功用
1. 破血逐瘀：用于瘀血闭经、产后瘀滞腹痛、症瘕痞块等。
2. 续筋接骨：用于筋伤骨折、瘀肿疼痛等。

用量用法
煎服，每次3～10克；研末服，每次1～1.5克。外用适量。

注意事项
孕妇及月经过多者忌服。

应用指南

01 治疗鼻咽癌
土鳖虫、炮山甲、地龙、三七各3克，蜈蚣3条，焙干，研末，合米酒适量内服。能使鼻咽腔血性分泌物及肿瘤消失。

02 治疗闭经
土鳖虫、桃仁各6克，大黄15克，酒、水各半煎服。

03 治疗早期肝硬化
土鳖虫、丹参、鳖甲、赤芍各15克，水煎服。

04 治疗白血病
土鳖虫、炮山甲、三棱、莪术、赤芍、红花、当归各9克，丹参15克，水煎服。

来源
鳖蠊科昆虫地鳖或冀地鳖的雌虫干燥全体。

药材性状
① 果地鳖　虫体呈扁平卵形，长1.3～3厘米，宽1.2～2.4厘米。前端较窄，后端较宽，背部紫褐色，具光泽，无翅。前胸背板较发达，盖住头部；腹背板9节，呈覆瓦状排列。腹面红棕色，头部较小，有丝状触角1对，常脱落。胸部有足3对，具细毛和刺。腹部有横环节。质松脆，易碎。气腥臭，味微咸。

② 果冀地鳖　虫体呈长椭圆形，长2.2～3.7厘米，宽1.4～2.5厘米。背部黑棕色，通常在边缘带有淡黄褐色斑块及黑色小点。

⊙ 地鳖

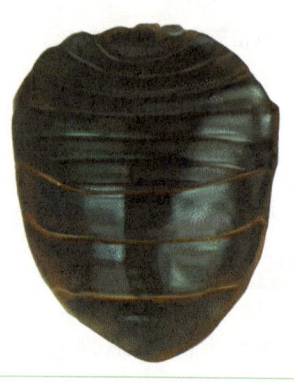

药理作用
扩张血管，提高心、脑对缺血的耐受力，抗凝血，降血脂，抗肝损伤。

● 活血疗伤药

马钱子

《本草纲目》记载，马钱子，治伤寒热病，咽喉痹痛，消痞块。

别名 番木鳖、苦实、马前子。

性味归经 苦，温；有大毒。归肝、脾经。

传统功用 解毒散结，通络止痛：用于各种肿瘤、瘰疬痰核、阴疽流注、喉痹肿痛、痈肿疮毒、风湿痹痛、肢体麻木、拘挛或瘫痪、小儿麻痹症后期或后遗症、四肢瘫痪或痿软无力、跌打损伤、瘀滞疼痛、功能不利等。

用量用法 每次0.3～0.6克，炮制后入丸、散剂。外用适量。

注意事项 不可多服，慎防中毒。孕妇忌服。

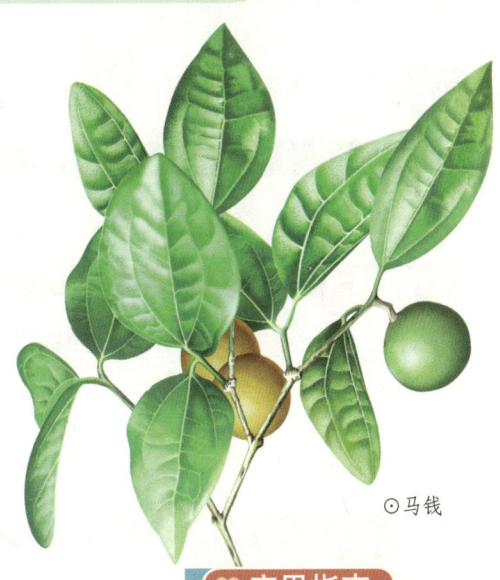

○马钱

来源 马钱科植物马钱的干燥成熟种子。

药材性状 种子扁圆形，纽扣状，直径1～3厘米，厚3～6毫米，边缘微隆起，常一面凹下，另一面稍凸出。表面灰棕色或灰绿色，密生匍匐的银灰色毛，有丝状光泽，由中央向四周射出。边缘有一条隆起脊线，并有一微突起的珠孔，底面中心有一稍突出的圆点状种脐，珠孔与种脐间隐约可见一条隆起线。质坚硬，难破碎。浸软后沿边缘纵向剖开，可见淡黄色角质肥厚的胚乳，胚乳中央部分有空隙，近珠孔处有心脏形的胚，子叶2枚，菲薄，长5～6毫米，有5～7条掌状脉，胚根长约4毫米。无臭，味极苦。

药理作用 镇痛，兴奋中枢神经，促进胃液分泌，促进消化，镇咳，祛痰，抑菌。

♥ 应用指南

01 治疗鼻咽癌

马钱子、川芎、全蝎、蜈蚣各6克，水牛角20克，炮山甲、当归各9克，雄黄、甘草各3克，研匀，炼蜜和为丸，每丸重3克，每次1丸，每日2次。

02 治疗痈疽肿结

马钱子、雄黄各0.3克，乳香、穿山甲各3克，水煎，分2次服。

03 治疗神经性皮炎

马钱子、蜈蚣、斑蝥、蛇床子各1克，研末，醋浸汁，涂于患处。

● 止咳平喘药

马兜铃

《开宝本草》记载，马兜铃，主肺热咳嗽，痰结喘促，血痔瘘疮。

别名 兜铃、水马香果、葫芦罐、臭铃铛、蛇参果。

性味归经 苦、微辛，微寒。归肺、大肠经。

传统功用
1. 清肺化痰，止咳平喘：用于肺热痰壅、咳嗽气喘、肺热阴虚、久咳、咯血等。
2. 清肠疗痔：用于肠热痔疮、出血等。此外，还可用于肝阳上亢型高血压。

用量用法 煎服，每次3~10克。

注意事项 剂量不宜过大，否则易致呕吐。

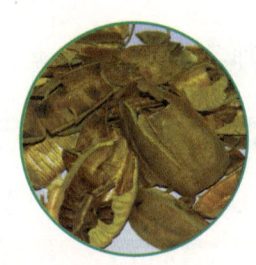

⊙ 马兜铃

来源 马兜铃科植物北马兜铃或马兜铃的干燥成熟果实。

药材性状 ❶ **北马兜铃** 果实呈卵圆形，长3~7厘米，直径2~4厘米，表面黄绿色、灰绿色或棕褐色，有纵棱线12条，由棱线分出多条横向平行的细脉纹，顶端平钝，基部有细长果梗。果皮轻而脆，易裂为6瓣，果梗也分裂为6条，果皮内表面平滑而带光泽，有较密的横向脉纹。果实分6室，每室种子多粒，平叠整齐排列。种子扁平而薄，钝三角形或扇形，长6~10毫米，宽8~12毫米，边缘有翅，淡棕色。气特异，味微苦。

❷ **马兜铃** 蒴果球形或长圆形，基部钝圆，背缝线纵棱较平直。种子宽略大于长，心形。

药理作用 祛痰、镇咳、抑菌等。

应用指南

01 治疗肺癌
马兜铃、翻白草各9克，山豆根15克，白菜、白花蛇舌草各30克，水煎服。

02 治疗肺热喘咳
马兜铃、浙贝母、桔梗、玉竹、天花粉、麦冬、玄参各6克，牛蒡子4.5克，甘草3克，荆芥1.5克，水煎，分3次温服。

03 治疗高血压头痛
马兜铃500克，捣碎，加20%乙醇溶液3升，置于密闭瓦罐中浸泡7天，并不时振摇，再连罐炖煮2小时，加压过滤，得溶液1升，加适量95%乙醇摇匀（每毫升约含生药0.5克），每次4~6毫升，每日3次，饭后服。

● 活血止痛药

川芎

《本草纲目》记载，川芎，燥湿，止泻痢，行气开郁。

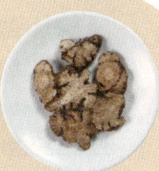

别名 胡䕛、台芎、西芎、杜芎。

性味归经
辛，温。归肝、胆、心包经。

传统功用
1. 活血行气：用于心脉瘀阻、胸痹绞痛，肝经气滞血瘀、胸胁胀痛或刺痛，妇女月经不调、痛经、闭经或产后瘀阻腹痛，疮痈肿痛等。
2. 祛风止痛：用于风寒痹证、关节疼痛、风寒头痛，常配伍白芷、细辛。此外，近年临床常用于治疗冠心病、心绞痛及缺血性脑血管病等。

用量用法
煎服，每次3～9克。

注意事项
本品辛温升散，故阴虚火旺及阳亢头痛者慎用。月经过多及患出血性疾病者也不宜使用。

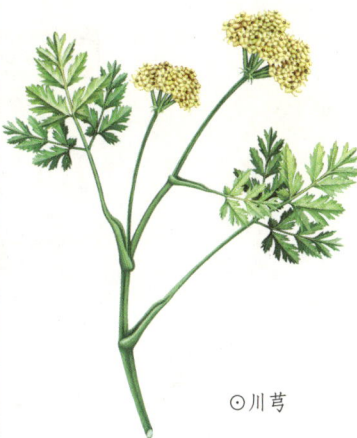

⊙川芎

应用指南

01 治疗颈椎病
川芎、桃仁、红花、赤芍各10克，当归、葛根、川牛膝各20克，鸡血藤30克，地龙、威灵仙各12克，全蝎、桂枝各8克，水煎服。

02 治疗痛经
川芎、桃仁、红花、熟地黄、当归、赤芍各10克，水煎服。

03 治疗黄褐斑
川芎、柴胡、茯苓、郁金各10克，当归、白芍、丹参、牡丹皮各15克，生地黄30克，水煎服。

来源 伞形科植物川芎的干燥根茎。

药材性状 根茎为不规则结节状拳形团块，直径1.5～7厘米。表面黄褐色至黄棕色，粗糙皱缩，有多个平行隆起的轮节，顶端有类圆形凹窝状茎痕，下侧及轮节上有多条细小的瘤状根痕。质坚实，不易折断，断面黄白色或灰黄色，有波状环纹形成层，全体散有黄棕色油点。具浓郁特异香气，味苦、辛，微回甜，稍有麻舌感。

药理作用 扩张血管，抗心肌缺血缺氧，抗脑缺血，抑制血栓形成，降血压，镇静，加速骨折局部血肿吸收，增强机体免疫力，抑制支气管平滑肌收缩，抗炎，抗肿瘤。

川乌

祛风寒湿药

《本草纲目》记载，川乌，助阳退阴，功同附子而稍缓。

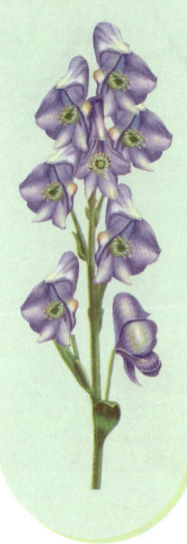

别名 草乌、乌喙、鸡毒、毒公、耿子。

性味归经 辛、苦，温；有大毒。归心、肝、肾、脾经。

传统功用 祛风除湿，温经止痛：用于风寒湿痹、关节疼痛麻木、心腹冷痛、寒疝作痛、麻醉止痛等。

用量用法 煎服，每次1.5~3克，宜先煎、久煎，一般炮制后用。

注意事项 孕妇忌用。不宜与贝母类、半夏、白及、白蔹、天花粉、栝楼类同用。所含乌头碱毒性甚强，致死量为2.5~4毫克，故须严格如法炮制，掌握用量。生品尤须慎用，不可轻率内服。

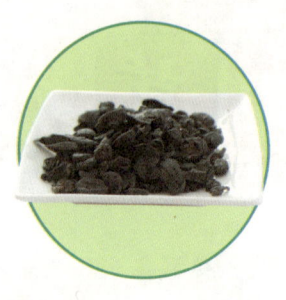

来源 为毛茛科植物乌头的干燥母根。

药材性状 母根为不规则圆锥形，稍弯曲，顶端常有残茎，中部多向一侧膨大，长2~7.5厘米，直径1.2~2.5厘米。表面棕褐色或灰褐色，皱缩，有小瘤状侧根及子根痕。质坚实，断面类白色或浅灰黄色，形成层环多角形。气微，味辛辣，麻舌。

药理作用 镇痛，抗炎，强心，降血糖，局部麻醉，抗肿瘤。

应用指南

01 治疗原发性肝癌

乌头碱0.1~0.3毫克，加入5%葡萄糖液500毫升中静脉滴注，每日1次，总量达3毫克为一疗程。应在医生的指导下使用。

02 治疗风湿痹痛

生川乌6克，糯米60克，加水，用慢火熬煮为川乌粥，下姜汁与蜂蜜各1匙，早、晚空腹温服。

03 治疗跌打伤肿

生川乌30克，草乌、红花、乌梅、甘草各10克，用白酒500毫升浸泡1周，用药棉蘸药水外涂肿处。

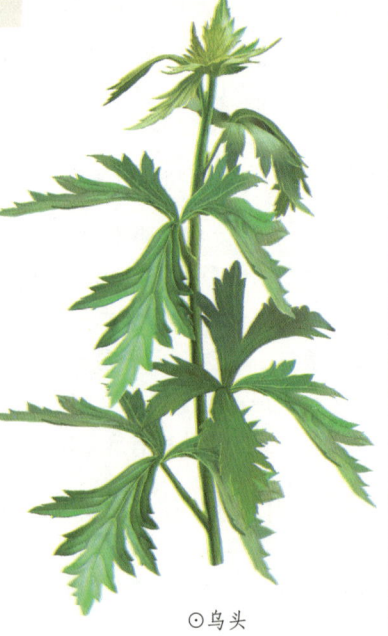

○乌头

●化痰药

川贝母

《日华子本草》记载，川贝母，消痰，润心肺。末和沙糖为丸含，止嗽；烧灰油调，敷人畜恶疮，敛疮口。

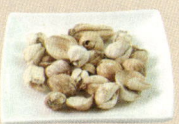

别名
贝母、贝父、药实。

性味归经
苦、甘，微寒。归肺、心经。

传统功用
1. 清热润肺，化痰止咳：用于风热、痰热咳嗽、肺热燥咳、干咳少痰、阴虚燥咳、咳痰带血等。
2. 散结消肿：用于瘰疬、乳痈、肺痈等。

用量用法
煎服，每次3～10克；研粉冲服，每次1～2克。

注意事项
反乌头。

应用指南

01 预防咳嗽

川贝母、枇杷叶、苦杏仁、麦冬、生地黄、甘草、桔梗、薄荷各适量，水煎服。

02 治疗痰湿阻络型颈椎病

川贝母、木瓜、陈皮、丝瓜络各10克，粳米50克，冰糖适量。木瓜、陈皮、丝瓜络先煎，去渣取汁，加入粳米、川贝母（切碎）煮粥，粥熟时加冰糖，空腹服。

来源
百合科植物川贝母、暗紫贝母、甘肃贝母或梭砂贝母的干燥鳞茎。前三者按药材性状的不同分别习称松贝和青贝，后者习称炉贝。

药材性状
① 松贝 鳞茎呈圆锥形或近心脏形，高3～8毫米，直径3～9毫米。表面类白色，外层鳞叶2瓣，大小悬殊，大瓣紧抱小瓣，未抱部分呈新月形，顶部闭合，内有类圆柱形、顶端稍尖的心芽和小鳞叶1～2枚，先端钝圆或稍尖，底部平，微凹入，中心有一灰褐色的鳞茎盘。质硬而脆，断面白色，富粉性。气微，味微苦。

② 青贝 鳞茎呈扁球形或圆锥形，高0.4～1.4厘米，直径0.4～1.6厘米。外表白色或黄白色，外层2瓣鳞叶形态大小相近，相对抱合，顶端多开口，内有心芽和小鳞叶2～3枚及细圆柱形的残茎。

药理作用
镇咳，祛痰，平喘，降血压，兴奋子宫平滑肌，抑制胃肠平滑肌，提高耐缺氧能力。

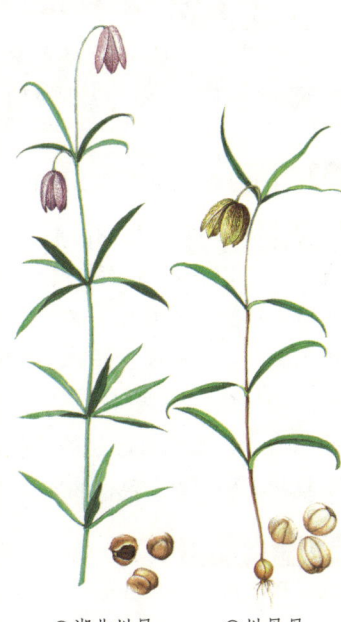

⊙湖北川贝　　⊙川贝母

● 峻下逐水药

巴豆

《本草纲目》记载，巴豆，治泻痢、惊痫、心腹痛、疝气、风喎、耳聋、喉痹、牙痛、通利关窍。

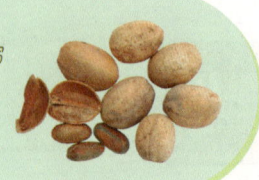

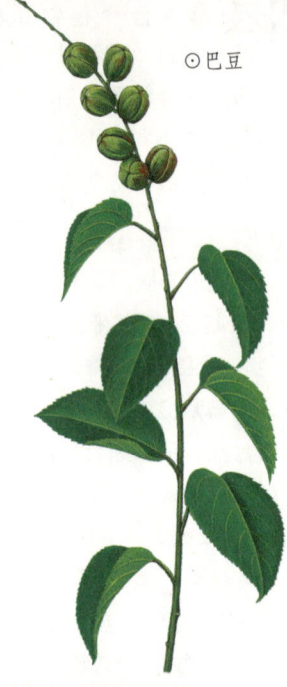

○巴豆

别名
刚子、江子、老阳子、双眼龙、猛子仁、巴果。

性味归经
辛，热；有大毒。归胃、大肠、肺经。

传统功用
1. 峻下冷结：用于冷结便秘、腹满胀痛、小儿乳食积滞、痰多惊悸等。
2. 祛痰逐水：用于水肿胀满、二便不通、寒实结胸、痰涎壅盛、胸膈室闷、肢冷汗出等。
3. 蚀疮排脓：用于痈肿脓成不溃。

用量用法
入丸、散剂，每次0.1~0.3克。大多制成巴豆霜用，以减低毒性。外用适量。

注意事项
畏牵牛。体虚者及孕妇忌用。服巴豆时，不宜食热粥、饮开水，以免加剧泻下。

应用指南

01 治疗皮肤癌

巴豆30粒，雄黄12克，轻粉6克。先将巴豆入麻油中煎黑，去豆，以油调雄黄、轻粉研匀的粉末，每日涂搽患处3次，直至癌灶坏死脱落。

02 治疗肝硬化腹水

巴豆霜3克，轻粉1.5克，用三层纱布包好，贴敷脐上，再用敷料固定，经1~2小时感觉刺激瘙痒时取下。能致腹泻，如不泻可再敷。

来源 大戟科植物巴豆的干燥成熟果实。

药材性状 果实卵圆形，一般具三棱，长1.8~2.2厘米，直径1.4~2厘米，表面灰黄色或稍深，粗糙，有纵线6条，顶端平截，基部有果梗痕。破开果壳，可见3室，每室含种子1粒。种子椭圆形，略扁，长1.2~1.5厘米，直径7~9毫米，表面棕色或灰棕色，一端有小点状的种脐及种阜的瘢痕，另端有微凹的合点，其间有隆起的种脊，外种皮薄而脆，内种皮白色薄膜状，种仁黄白色，油质。气微，味辛辣。

药理作用 促进肠蠕动，促进胆汁和胰液的分泌，抗病原微生物，抗炎，抗肿瘤。

● 补阳药

巴戟天

《本草纲目》记载，巴戟天，治脚气，去风疾，补血海。

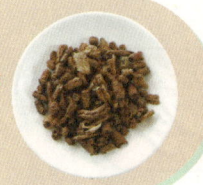

别名 巴戟、兔子肠、鸡肠风。

性味归经
辛、甘，微温。归肾、肝经。

传统功用
1. 补肾助阳益精：用于肾虚阳痿、女子宫冷不孕、下焦虚冷、小便频数、小腹冷痛、月经不调等。
2. 祛风除湿：用于肾虚兼风湿痹证、腰膝疼痛、筋骨痿软无力等。

用量用法
煎服，每次5～15克。

注意事项
阴虚火旺或有湿热者不宜使用。

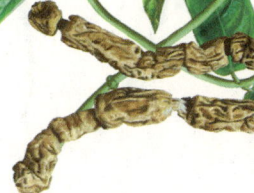
⊙巴戟天

来源 茜草科植物巴戟天的干燥根。

药材性状 根扁圆柱形或圆柱形，略弯曲，长度不等，直径1～2厘米。表面灰黄色或灰黄棕色，有的微带紫色，具纵纹及深陷的横纹，有的呈缢缩状或皮部横向断离而露出木部，形如鸡肠。质坚韧，折断面不平，皮部厚5～7毫米，淡紫色，木部直径2～4毫米。气微，味甘而微涩。

药理作用 抗疲劳，有促肾上腺皮质激素样作用。

❤ **应用指南**

01 治疗不育症

巴戟天、覆盆子各25克，熟地黄、菟丝子、枸杞子各30克，茯苓20克，车前子、肉桂、沉香各10克，五味子15克，鹿茸、核桃仁各5克。将上药研末，炼蜜为丸，每丸重9克，每次1丸，每日3次。

02 治疗阳痿

巴戟天、人参各30克，肉桂、当归各9克，炒枣仁、黄芪各15克，远志、柏子仁、菟丝子各6克，茯神、高良姜、附子各3克，水煎，分2次服。

● 补气药

太子参

《饮片新参》记载,太子参,补脾肺元气,止汗生津,定虚悸。

别名 孩儿参、童参、四叶参、米参。

性味归经

甘、微苦,平。归脾、肺经。

传统功用

补气生津:用于脾虚食少、倦怠乏力、心悸自汗、肺虚咳嗽、津亏口渴等。尤以气阴不足、火不盛者及小儿用之为宜。

用量用法

煎服,每次9~30克。

♥ **应用指南**

治疗肺虚咳嗽、脾虚食少、老年人气虚体弱

太子参75克,熟羊肋条肉350克,水发香菇、玉兰片各25克,鸡蛋1个,调料适量。将太子参水煎取浓缩汁5毫升备用;羊肉切成薄片;鸡蛋、淀粉加糖少许搅成糊,放入羊肉调匀;香菇、玉兰片皆切成坡刀片,同葱、姜丝放在一起;待锅中油烧至五成热时将羊肉下锅,炸红黄色,出锅沥油。锅内留底油,入花椒10余个,炸成黄色后捞出,将葱、姜、香菇、玉兰下锅煸炒,加入清汤400毫升及酱油、精盐、味精、黄酒各适量,再将羊肉及太子参浓缩汁放入,烧熟盛盘即可食用。

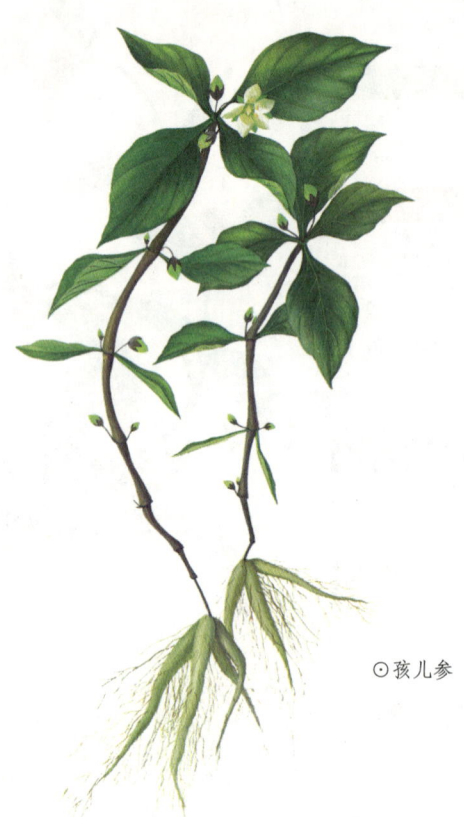

⊙孩儿参

来源 石竹科植物孩儿参的干燥块根。

药材性状 块根细长纺锤形或细长条形,稍弯曲,长2~8厘米,少数可达12厘米,直径2~6毫米,顶端残留极短的茎基或芽痕,下部渐细呈尾状。表面黄白色至土黄色,较光滑,略具不规则的细纵纹及横向凹陷,其间有须根痕。质硬脆,易折断,断面平坦,类白色或黄白色,角质样;晒干者类白色,有粉性。气微,味微甘。

药理作用 增强机体免疫力、延缓衰老、抗疲劳、抗应激、抗病毒、抗肿瘤、镇静、镇咳。

● 化痰药

瓦楞子

《本草纲目》记载，瓦楞子，连肉烧存性。研敷小儿走马牙疳。

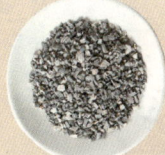

别名 蚶壳、瓦屋子、瓦垄子、蚶子壳、花蚬壳、血蛤皮、毛蚶皮。

性味归经 咸，平。归肺、胃、肝经。

传统功用 软坚散结，消痰化瘀，抑酸；用于痰核瘿瘤、症瘕积聚、胃痛反酸等。

用量用法 煎服，每次10～15克，宜先煎。

注意事项 无瘀血痰积者勿用。

应用指南

01 治疗肺结核

瓦楞子（先煎）15克，鸡肝2具，生牡蛎24克。将鸡肝洗净切开，生牡蛎、瓦楞子打碎，先煎牡蛎、瓦楞子，60分钟后下鸡肝，待鸡肝熟后取汤饮用，每19日1剂。

02 治疗胃溃疡反酸

瓦楞子（先煎）、乌贼骨、苏梗、香附、徐长卿、槐花、陈皮、麦冬、白芍、丹参、炙甘草各10克，水煎服。

03 治疗胃食管反流病

煅瓦楞子（先煎）30克，木香、川楝子、延胡索、半夏、竹茹、丁香、沉香、太子参、大黄（后下）各9克，鸡内金、五灵脂、蒲黄、大蓟、小蓟各6克，黄连、砂仁、白豆蔻各3克，水煎，早、晚饭前服。能使各种症状减轻，食欲增加，适用于溃疡型。

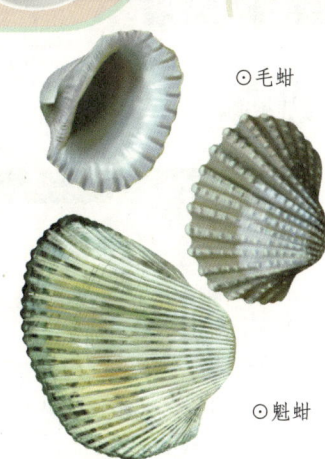

⊙毛蚶
⊙魁蚶

来源 为蚶科动物毛蚶、泥蚶或魁蚶的贝壳。

药材性状
1. **毛蚶** 贝壳略呈三角形或扇形，长4～5厘米，高3～4厘米。壳外面隆起，有棕褐色茸毛或已脱落，壳顶突出，向内卷曲，自壳顶至腹面有延伸的放射肋30～34条，似瓦楞状，壳内面平滑，白色，壳缘有与壳外面直楞相对应的凹陷，铰合部具小齿1列。气微，味淡。

2. **泥蚶** 贝壳长2.5～4厘米，高2～3厘米。壳外面无棕褐色茸毛，放射肋18～21条，肋上有颗粒状突起。

3. **魁蚶** 贝壳长7～9厘米，高6～8厘米。壳外面放射肋42～48条。

药理作用 中和胃酸，抗胃溃疡。

● 化痰药

天竺黄

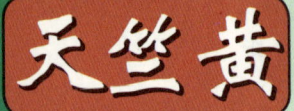

《本草纲目》记载,天竺黄,出于大竹之津气结成,其气味功用与竹沥同,而无寒滑之害。

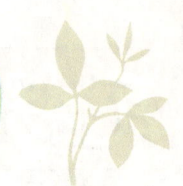

别名
竹黄、天竹黄、竹膏、竹糖。

性味归经
甘,寒。归心、肝经。

传统功用
1. 清热化痰:用于痰热内盛、咳痰黄稠、胸闷气喘等。
2. 清心定惊:用于小儿痰热、惊风抽搐、痰热中风、失语偏瘫等。

用量用法
煎服,每次3~6克;研末冲服,每次0.6~1克。

来源
禾本科植物青皮竹或华思劳竹等秆内的分泌液干燥后的块状物。

药材性状
呈不规则的片块或颗粒,大小不一。表面灰蓝色、灰黄色或灰白色,偶有洁白半透明或象牙色而略带光泽。质坚脆,易折断,断面灰白色。无臭,味淡,舐之粘舌,置于水中产生气泡,原为象牙色的逐渐变为淡绿色或天蓝色。

药理作用
镇痛,降血压。

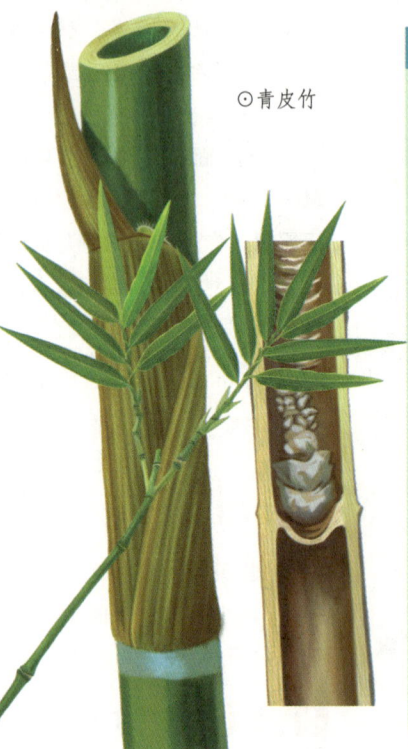

○青皮竹

应用指南

01 治疗癫痫大发作

天竺黄、天麻、姜半夏、茯苓、川贝母、胆南星、橘红各30克,石菖蒲、全蝎、僵蚕、白矾、皂荚、朱砂(另研)各15克,蜈蚣5条,共研为极细末,以姜汁、竹沥各30克,加水稀释后,泛丸为绿豆大,装瓶备用。每次6克,每日3次,小儿酌减。

02 治疗中风

天竺黄、琥珀各24克,何首乌90克,枸杞子、远志、当归、延胡索、柏子仁、浙贝母、鸡血藤、天麻各60克,全蝎、合欢皮、白豆蔻、生石决明、陈皮、百合各75克,冬虫夏草45克,白术95克,三七30克,共研细粉,用生杜仲250克,桑寄生150克,夏枯草210克,水煎两次,取汁打小丸。早、晚各12克,中午6克,温开水送服;服药1周,停药1日。

天南星

化痰药

《本草纲目》记载，天南星，治惊痫，口眼㖞斜，喉痹，口舌疮糜，结核，解颅；生能伏雄黄、丹砂、焰硝。

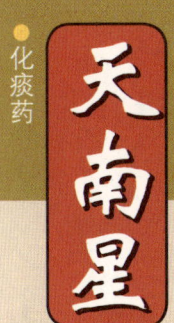

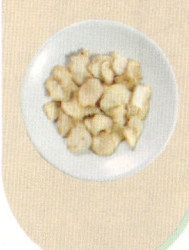

别名
半夏精、南星、蛇芋、蛇木芋、山苞米、蛇包谷、三棒子。

性味归经
苦、辛，温；有毒。归肺、肝、脾经。

传统功用
1. 祛风止痉：用于风痰眩晕、中风痰壅、口眼㖞斜、癫痫及破伤风等风痰证。
2. 燥湿化痰：用于痰湿壅滞、咳嗽喘满、胸膈胀闷等。此外，生品外用还可治疗痈疽痰核等。

用量用法
煎服，每次3～10克，一般炮制后用。外用生品适量，研末，以醋或酒调敷患处。

注意事项
阴虚燥痰者及孕妇慎用。

应用指南

01 治疗新生儿破伤风
天南星、僵蚕、蝉蜕、葛根、金银花、防风、钩藤各6克，全蝎1.5克，蓖麻根15克，水煎服。

02 治疗老年性肺炎
天南星、白芥子各30克，姜汁适量。将天南星、白芥子共研细末，加姜汁调匀成糊状，分别涂布于涌泉穴和中脘穴，待药糊干后即换上新的药糊，每日3～5次，连续3～5日。

03 治疗增生性关节炎偏寒湿者
炮天南星、炮川乌、炮草乌、地龙各180克，乳香、没药各66克，水煎取汁，外涂患处。

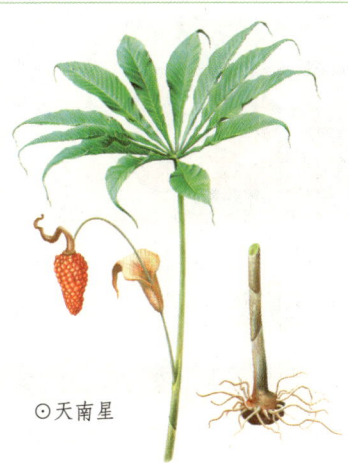

⊙天南星

来源
天南星科植物天南星、异叶天南星或东北天南星的干燥块茎。

药材性状
①天南星 块茎呈稍扁的圆球形，直径2～5.5厘米。表面淡黄色至淡棕色，顶端较平，中心茎痕浅凹，四周有叶痕形成的环纹，周围有大的麻点状根痕，但不明显，周边无小侧芽。质坚硬，不易破碎，断面白色，粉性。气微辛，味麻辣。

②异叶天南星 块茎呈稍扁的圆球形，直径1.5～4厘米。表面类白色或淡棕色，较光滑，顶端有凹陷的茎痕，周围有一圈1～3列显著的根痕，周边偶有少数微突起的小侧芽，有时已磨平。

③东北天南星 块茎呈扁球形，直径1.5～4厘米。中心茎痕大而稍平坦，呈浅皿状，环纹少，麻点状根痕细，排列不整齐，周围有微突出的小侧芽。

药理作用
祛痰，抗惊厥，镇静，镇痛，抗肿瘤。

● 补阴药

天冬

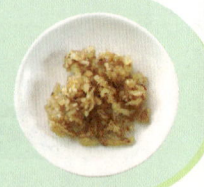

《本草纲目》记载，天冬，润燥滋阴，清金降火。

别名 天门冬、白罗杉、三百棒。

性味归经
甘、苦，寒。归肺、肾经。

传统功用
1. 清肺降火：用于肺肾阴虚火旺、燥咳痰黏、劳嗽咯血等。
2. 滋阴润燥：用于热病伤津、舌干口渴、心烦体倦等；还可治疗津伤肠燥，大便秘结等。

用量用法
煎服，每次6～12克。

用量用法
脾虚泄泻、痰湿内盛者慎用。

⊙天冬

应用指南

01 治疗咳嗽
天冬（去心）、人参、熟地黄、干地黄各等份，共为细末，炼蜜为丸，如樱桃大，含化服之。

02 治疗吐血、咯血
天冬（水泡，去心）50克，甘草（炙）、杏仁（去皮、尖，炒熟）、贝母（去心，炒）、白茯苓（去皮）、阿胶（烊化）、蛤粉（炒成珠子）各25克，共为细末，炼蜜为丸，如弹子大，每次含化1丸，每日10丸。

03 治疗扁桃体炎、咽喉肿痛
天冬、麦冬、板蓝根、桔梗、山豆根各15克，甘草10克，水煎服。

来源 本品为百合科植物天冬的干燥块根。

药材性状 块根呈长纺锤形或圆柱形，稍弯曲，长4～18厘米，直径0.5～2厘米。表面黄白色或黄棕色，半透明，光滑或具深浅不等的纵沟及细皱纹，偶有残存的灰棕色外皮。质坚韧或柔润，断面黄白色，角质样，有黏性，皮部宽，中柱明显。气微，味甜、微苦。

药理作用 抗菌，杀灭蚊、蝇幼虫，抗肿瘤。

● 清热泻火药

天花粉

《神农本草经》记载，天花粉，主消渴，身热，烦满，大热，补虚安中，续绝伤。

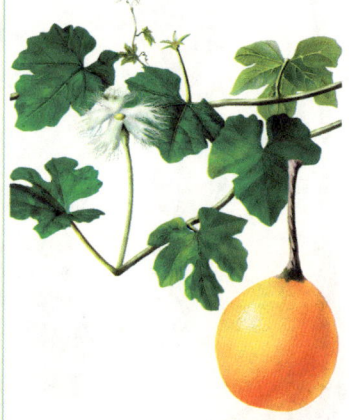

○ 栝楼

别名

栝楼根、白药、瑞雪、天瓜粉、花粉、屎瓜根、篓粉。

性味归经

甘、微苦，微寒。归肺、胃经。

传统功用

1. 清热生津：用于热病津伤、口燥烦渴或内热消渴。
2. 清肺润燥：用于燥热伤肺、干咳少痰或咳痰带血。
3. 消痈排脓：用于疮痈肿毒及肺痈咳吐脓血。

用量用法

煎服，每次10～15克。

用量用法

反乌头。脾胃虚寒、大便滑泄者及孕妇忌用。

来源 葫芦科植物栝楼或双边栝楼的干燥根。

药材性状 ❶ **栝楼** 根呈不规则圆柱形、纺锤形或瓣块状，长8～16厘米，直径1.5～5.5厘米。刮去外皮，表面白色或黄白色，有纵纹、黄色脉纹及略凹陷的横长皮孔痕，有的残存黄棕色外皮。质坚硬，断面白色或淡黄色，富粉性，横切面可见棕黄色导管小孔，略呈放射状排列，纵切面可见黄色条纹状木质部。气微，味微苦。

❷ **双边栝楼** 去皮者表面浅灰黄色至棕黄色，断面淡灰黄色，筋脉较多，粉性稍差。带皮者显灰棕色，有网状皱纹。气无，味苦涩。

药理作用 引产，抗早孕，抗肿瘤，调节免疫功能，抗艾滋病病毒。

♥ **应用指南**

01 治疗消渴

天花粉去皮，切细，加水泡5日，每日换水，取出捣碎、过滤、澄粉、晒干，每次1勺，每日3次，加水冲服。

02 治疗胃及十二指肠溃疡

天花粉30克，贝母15克，鸡蛋壳10个，研末，每次6克，白开水送服。

03 治疗乳头溃疡

天花粉60克，研末，用鸡蛋清调敷患处。

● 息风止痉药

天麻

《本草纲目》记载，天麻，主诸风湿痹，四肢拘挛，小儿风痫惊气，利腰膝，强筋力。

别名 明天麻、鬼督邮、冬彭。

性味归经
甘，平。归肝经。

传统功用
1. 息风止痉：用于肝风内动、惊痫抽搐及高热急惊风、脾虚慢惊风、破伤风等。
2. 平肝潜阳：主治肝阳眩晕、风痰眩晕、血虚眩晕等。
3. 祛风止痛：用于风湿痹痛及偏正头痛等。

用量用法
煎服，每次3～9克；研末冲服，每次1～1.5克。

来源 兰科植物天麻的干燥块茎。

药材性状 块茎呈长椭圆形，扁缩而稍弯曲，长5～12厘米，宽2～6厘米，厚0.5～3厘米。表面黄白色或淡黄色，微透明，有纵纹及沟纹，并具有点状斑痕组成的环纹。顶端有红棕色芽（冬麻，俗称鹦哥嘴），或残留茎基或茎痕（春麻）；底部有圆脐形瘢痕。质坚硬，不易折断，断面平坦，角质样，米白色或淡棕色，有光泽，内心有裂隙。气微，味甘。

药理作用 镇静、安神、抗惊厥，镇痛，降血压，抗血栓形成，耐缺氧，抗炎，增强机体免疫力，延缓衰老。

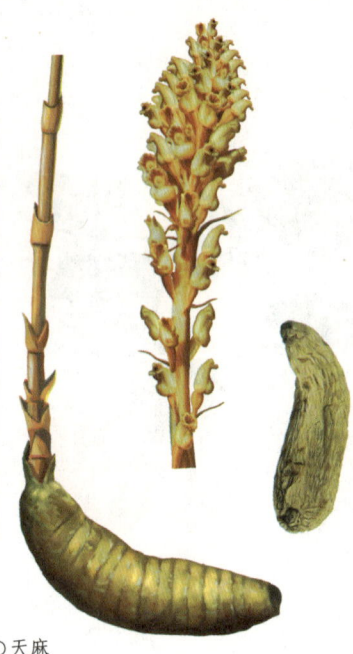
⊙天麻

♥ 应用指南

01 治疗偏正头痛
天麻75克，附子（炮制，去皮、脐）、半夏（汤洗7遍，去滑）各50克，荆芥穗、木香、川芎各25克，桂枝（去粗皮）0.5克，均捣碎为末，入乳香和匀，滴水为丸，如梧桐子大，每次5丸，渐加至10丸，清茶下，每日3次。

02 治疗小儿惊痫搐搦，急、慢惊风等
天麻（酒洗，炒）、僵蚕（俱炒）各100克，胆南星150克，竹黄50克，明雄黄25克，共研细末，和匀，半夏100克，为末，打糊为丸，如弹子大，用薄荷、生姜泡浓汤，调化，每次1～3丸。

● 息风止痉药

牛黄

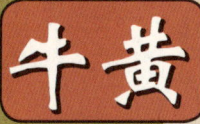

《本草纲目》记载，牛黄，痘疮紫色，发狂谵语者可用。

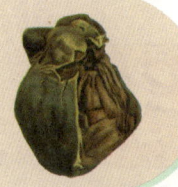

别名
犀黄、丑宝。

性味归经
甘，凉。归心、肝经。

传统功用
1. 豁痰开窍，息风定惊：用于热病高热、神昏谵语、惊厥抽搐、小儿惊痫、中风痰迷、癫痫发狂等。
2. 清热解毒：用于热毒疮痈、咽喉肿烂、口舌生疮等。

用量用法
每次0.15~0.35克，多入丸、散剂。外用适量，研末敷患处。

注意事项
孕妇慎服。本品为贵重药品，宜专箱存放。非实热证者忌用。

来源
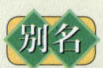
牛科动物牛干燥的胆结石。

药材性状
块状结石多呈卵形、类球形、三角形，直径1~3厘米。表面金黄色至棕黄色，深浅不一，较细腻而稍有光泽，有的外部挂有一层黑色光亮的薄膜，习称"乌金衣"，有的粗糙，有裂纹。体轻，质松脆，易分层剥离，断面可见紧密的同心环层纹。气清香，味苦而后甘，有明显的清香凉感，嚼之易碎，不粘牙。胆管结石呈管状，表面不平或有横曲纹，或为破碎的小片，长约3厘米，直径1~1.5厘米。表面红棕或黄棕色，有的呈棕褐色。断面有较少的层纹，有的中空。

药理作用
镇静，抗惊厥，解热，镇痛，增强心肌收缩力，降血压，促进胆汁分泌，抗炎，抗感染，兴奋呼吸，提高机体免疫力，调节内分泌，止血，降血脂，降血糖。

应用指南

01 治疗温病邪入心包、神昏谵语

牛黄、郁金、水牛角浓缩粉、黄连、朱砂各50克，梅片、麝香各12.5克，珍珠25克，栀子、雄黄、黄芩各50克，共为极细末，炼老蜜为丸，每丸5克，金箔为衣，蜡护。每次1丸，脉虚者，人参汤下；脉实者，金银花、薄荷汤下。

02 治疗乳腺癌

牛黄1.5克，水牛角浓缩粉30克，麝香7.5克，乳香、没药（去油）各50克，共研极细末，黄米饭50克，捣烂为丸，忌火烘，晒干，每次15克，临睡前陈酒送下。

● 辛凉解表药

牛蒡子

《本草纲目》记载，牛蒡子，消斑疹毒。《本经逢原》记载，牛蒡子，治风湿瘾疹，咽喉风热，散诸肿疮疡之毒，利凝滞腰膝之气。

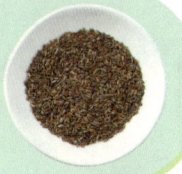

别名 恶实、鼠黏子、大力子。

性味归经
辛，苦，寒。归肺、胃经。

传统功用
1. 疏散风热，利咽：用于风热感冒、咽喉肿痛。
2. 透疹止痒：用于麻疹不透、风疹瘙痒。
3. 解毒散肿：用于风热外袭、火毒内结、痈肿疮毒、痄腮丹毒、兼有便秘等症。
4. 祛痰宣肺：用于风热咳嗽、痰多不畅者。

用量用法
煎服，每次6～12克。

用量用法
本品性寒，滑肠通便、气虚便溏者慎用。

应用指南

01 治疗小儿喉痛
牛蒡根捣汁，细咽。

02 治疗小儿麻疹
芦根12克，金银花、连翘、牛蒡子、杏仁各6克，紫草、薄荷（后下）、葛根、桑叶各4.5克，红花3克，蝉蜕、灯芯草各2.4克，水煎服。

03 治疗偏头痛
牛蒡子炒后研末，每次9克，每日1次，白酒为引，温开水冲服，服后盖被取汗。

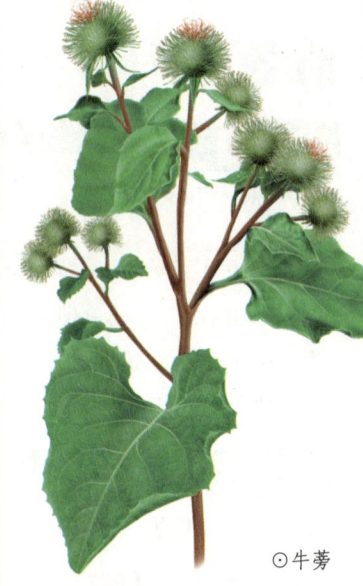

⊙牛蒡

来源 菊科植物牛蒡的干燥成熟果实。

药材性状 瘦果长倒卵形，两端平截，略扁，微弯，长5～7毫米，直径2～3毫米。表面灰褐色或淡灰褐色，具多个细小黑斑，并有明显的纵棱线，顶端较宽，有一圆环，中心有点状凸起的花柱残迹；基部狭窄，有圆形果柄痕。质硬，折断后可见子叶两片，淡黄白色，富油性。气微，味苦后微辛而稍麻舌。

药理作用 抗菌，抗病毒，降血糖，降血压，抗肿瘤，抗诱变，促进肌肉生长。

● 活血调经药

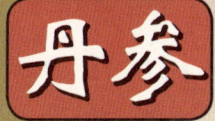

《本草纲目》记载，丹参，活血，通心包络，治疝痛。

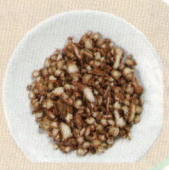

别名
赤参、奔马草、山参、紫丹参、红根、活血根、血参根、红丹参。

性味归经
苦，微寒。归心、心包、肝经。

传统功用
1. 活血祛瘀：用于血滞诸痛，如妇女月经不调、痛经；瘀血阻滞胸痹，肝郁血滞胁痛，外伤瘀肿疼痛；热痹，关节红肿疼痛等。
2. 凉血消痈：用于热入营血、高热谵语、烦躁不安、舌绛发斑等；热毒疮疖及乳痈肿痛。
3. 清心除烦：用于心悸怔忡、烦热失眠等。现代多用于治疗冠心病及肝脾肿大等。

用量用法
煎服，每次9～15克。

用量用法
反藜芦。孕妇慎用。

来源
唇形科植物丹参的干燥根及根茎。

药材性状
根茎粗大，根一至数条，砖红色或红棕色，长圆柱形，直或弯曲，有时有分枝和根须，长10～20厘米，直径0.2～1厘米。表面具纵纹及须根痕，老根栓皮灰褐色或棕褐色，常呈鳞片状脱落，露出红棕色新栓皮，有时皮部裂开，显出白色的木部。质坚硬，易折断，断面不平坦，角质样或纤维性。形成层环明显，木部黄白色，导管呈放射状排列。

药理作用
强心，扩张血管，降血压，抑制血栓形成，改善微循环，降血脂，抗动脉粥样硬化，促进组织修复与再生，抗肝损伤，抑菌，抗炎。

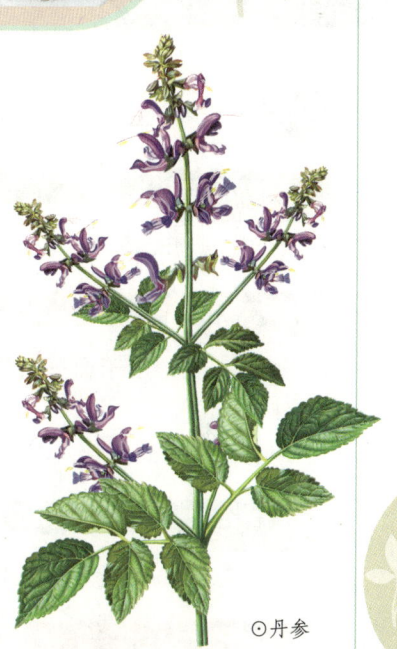

⊙丹参

应用指南

01 治疗高脂血症
丹参9克，山楂、延胡索各6克，水煎服。

02 治疗早期肝硬化
丹参、鳖甲各12克，生地黄、制大黄、党参、黄芪各9克，土鳖虫、桃仁各6克，水煎服。能缓解症状，改善肝功能。

03 治疗心律失常
丹参9克，檀香、砂仁各3克，水煎服。

● 活血调经药

王不留行

《本草纲目》记载，王不留行，利小便。

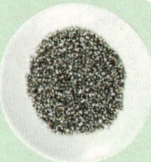

别名 奶米、王不留、麦蓝子、剪金子、留行子。

性味归经
苦，平。归肝、胃经。

传统功用
1. 通经下乳：用于血分瘀滞、闭经、痛经、产后乳汁不下等。
2. 利尿通淋：用于诸淋涩痛、小便不利等。

用量用法
煎服，每次5～10克。外用适量。

注意事项
孕妇及月经过多者慎用。

来源 石竹科植物麦蓝菜的干燥成熟种子。

药材性状 种子圆球形或近球形，直径1.5～2毫米。表面黑色，少数红棕色，略有光泽，密布细小颗粒状突起。种脐圆点状，下陷，色较浅，种脐的一侧有一带形凹沟，沟内颗粒状突起呈纵行排列。质硬，难破碎。除去种皮后可见白色的胚乳，胚弯曲成环状。子叶2枚。气无，味微涩、苦。

药理作用 抗着床，抗早孕，兴奋子宫平滑肌。

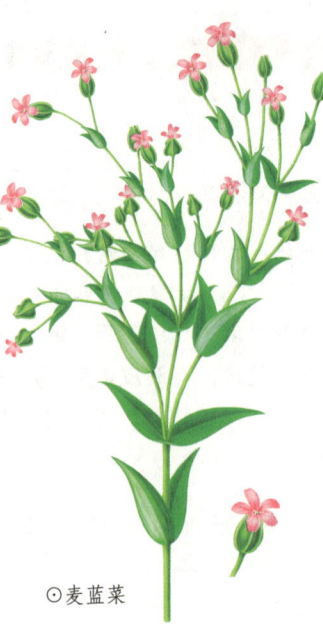
○麦蓝菜

应用指南

01 治疗乳腺癌
王不留行、金银花、猫眼草各30克，紫金锭12克，冰片0.5克。将前三味切碎，水煎3次，合并煎液，制成浸膏干粉，加后两味研匀，每次1.5～3克，每日4次，温开水送服。

02 治疗颅内肿瘤
王不留行、赤芍药、昆布各15克，桃仁、红花、白芷、生天南星、蜂房各9克，夏枯草、海藻、石见穿、野菊花、生牡蛎各30克，水煎，分3次服。

03 治疗乳汁不下
王不留行、炮山甲、瞿麦穗、麦冬、龙骨各等份，共研为末，每次3克，每日3次，温酒送服。

04 治疗睾丸肿痛
王不留行12克，穿心莲9克，共研细末，早、晚各1次，糖水送服。

● 活血止痛药

五灵脂

《本草纲目》记载，五灵脂，止妇人经水过多，赤带不绝，胎前产后，血气诸痛；男女一切心腹、胁肋、少腹诸痛，疝痛，血痢，肠风腹痛。

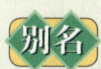

别名 寒号虫粪、寒雀粪、药本。

性味归经

苦、咸、甘，温。归肝经。

传统功用

1. 活血止痛：用于血分瘀滞引起的妇女痛经、胸痹心痛、脘腹刺痛等。
2. 化瘀止血：用于出血而内有瘀滞的病症，如少腹刺痛、妇女崩漏、月经过多等。

用量用法

煎服，每次3～10克，宜包煎。

注意事项

畏人参。孕妇慎用。

应用指南

01 治疗胃癌

五灵脂40克，蒲黄粉30克，生山楂15克，蜂蜜60克。先将五灵脂、生山楂（洗净后切片）同放入沙锅，加水适量，浓煎30分钟，用洁净纱布过滤，去渣，取汁回入沙锅，调入蒲黄粉，视滤汁量可再加清水适量，煎煮15分钟，离火，待煎汁温热时调入蜂蜜，拌匀，每次100毫升，每日3次，温服。

02 治疗寒性痛经

五灵脂、吴茱萸、肉桂、小茴香、艾叶、延胡索各适量，水煎服。

来源 鼯鼠科动物复齿鼯鼠的干燥粪便。

药材性状

① **灵脂块** 又名糖灵脂。呈不规则的块状。表面黑棕色、红棕色或灰棕色，凹凸不平，有油润性光泽，黏附的颗粒呈长椭圆形，表面常裂碎，呈纤维性。气腥臭。

② **灵脂米** 又名散灵脂。为长椭圆形颗粒，长5～15毫米，直径3～6毫米。表面黑棕色、红棕色或灰棕色，常可见淡黄色的纤维残痕，有的略具光泽。体轻，质松，易折断，断面黄绿色或黄褐色，不平坦，纤维性。气微。

药理作用 抑制血小板聚集，缓解平滑肌痉挛，改善微循环，提高机体免疫力，抗应激性损伤，抗炎，抗菌。

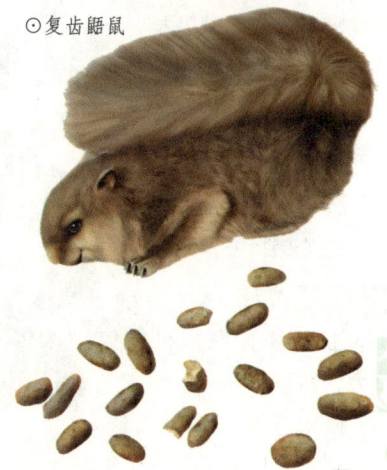

⊙复齿鼯鼠

● 祛风湿强筋骨药

五加皮

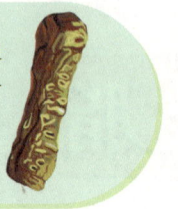

《本草纲目》记载，五加皮，治风湿痿痹，壮筋骨，其功良深。《日华子本草》记载，五加皮，明目，下气，治中风骨节挛急，补五劳七伤。

别名 南五加皮。

性味归经
辛、苦，温。归肝、肾经。

传统功用
1. 祛风湿，强筋骨：用于风湿痹痛、四肢拘挛、腰脚无力、肝肾亏虚、腰膝酸软、筋骨痿软、先天不足、小儿发育迟缓。
2. 利水消肿：用于水肿、小便不利之轻症。

用量用法
煎服，每次4.5～9克。

来源 五加科植物细柱五加的干燥根皮。

药材性状 根皮呈不规则双卷或单卷筒状，有的呈块片状，长4～15厘米，直径0.5～1.5厘米，厚1～4毫米。外表面灰棕色或灰褐色，有不规则裂纹或纵纹及横长皮孔，内表面黄白色或灰黄色，有细纵纹。体轻，质脆，断面不整齐，灰白色或灰黄色。气微香，味微辣而苦。

药理作用 镇痛，抗炎，抗应激，增强机体免疫力，抗肝损伤等。

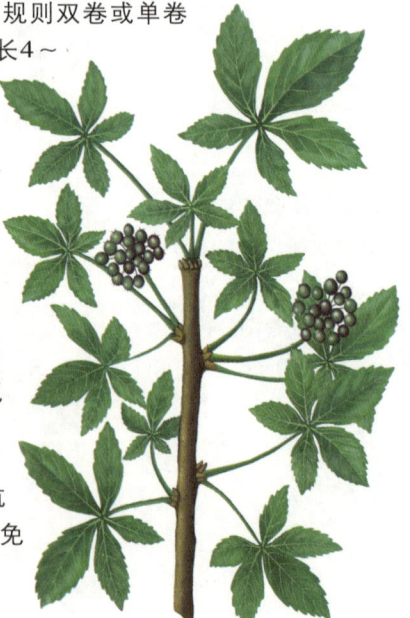

⊙细柱五加

♥ 应用指南

01 治疗风湿性关节炎

五加皮、穿山龙、白藤皮各20克，秦艽、木瓜各30克，白酒500毫升。将上药切碎，置于容器中，加入白酒密封，浸泡7～14天后过滤去渣，每次服10～20毫升，每日2次。

02 治疗动脉粥样硬化

五加皮、羌活、小茴香、独活、防己各8克，桂枝、白芷、青蒿、威灵仙各10克，麻黄20克，当归、栀子、川芎各6克，丁公藤120克，白酒、冰糖各适量。将上药用水润透，浸入白酒中，加入冰糖，密封浸泡2周，每次15毫升，每日2次，饭前饮服。

03 治疗水肿、小便不利

五加皮12克，茯苓15克，大腹皮9克，生姜皮、陈皮各6克，水煎服。

乌梢蛇

祛风寒湿药

《本草纲目》记载，乌梢蛇，肉功与白花蛇（蕲蛇）同，而性善无毒，皮主风毒气，眼生翳，唇紧唇疮。

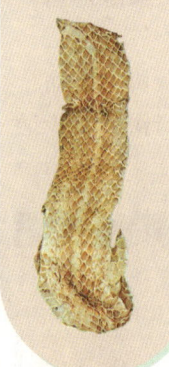

别名　乌蛇、黑梢蛇、剑脊乌梢、黑花蛇、乌峰蛇、青蛇、乌风蛇、剑脊蛇、黑乌梢。

性味归经　甘，平。归肝经。

传统功用　祛风，通络，止痉：用于风湿顽痹、麻木拘挛、中风口眼㖞斜、半身不遂、抽搐痉挛、破伤风、麻风疥癣、瘰疬恶疮等。

用量用法　煎服，每次9～12克；研末，每次2～3克。

来源　游蛇科动物乌梢蛇的干燥体。

药材性状　卷成圆盘状，盘径约至16厘米，表面黑褐色或绿褐色，被鳞片，无光泽。头扁圆形，盘于中央，口内有数颗刺状牙齿，眼大不陷而有光泽，头与颈部分界不明显，体鳞14～16行，背中央2～4行起棱，形成两条纵贯全体的黑线。脊部高耸呈屋脊状，俗称剑脊。脊肌肉厚，黄白色或淡棕色，可见排列整齐的肋骨，腹部剖开边缘向内卷曲，尾部渐细而长，尾下鳞双行，气腥，味淡。

附药

蛇蜕　为游蛇科动物王锦蛇、红点锦蛇和黑眉锦蛇等多种蛇脱下的皮膜。全国各地均产。全年均可收集，去净泥沙，晾干。味甘、咸，性平。归肝经。功能祛风，定惊，退翳，解毒止痒。适用于惊风癫痫、目生翳障、喉痹、口疮、痈疽疔毒、瘰疬、皮肤瘙痒、白癜风等。煎服，每次1.5～3克；研末，每次0.3～0.6克。

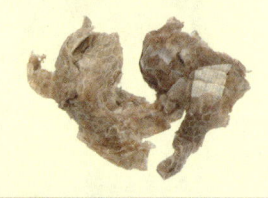

药理作用　抗炎，镇痛，抗惊厥，抗蛇毒。

应用指南

01 治疗惊风口痉

乌梢蛇、蛇蜕各15克，麝香0.3克，水煎服。

02 治疗类风湿关节炎

乌梢蛇、蕲蛇、防己、防风、生地黄、羌活、桑枝、甘草各30克，蜈蚣5条，全蝎、蟅虫各10克，蜂房15克，高粱酒2.5升。将上药捣碎，置于容器中，加入高粱酒密封，浸泡2周后开封取用。

03 治疗皮肤癌

乌梢蛇3克，蛇蜕、全蝎、地龙、蜂房、板蓝根、蒲公英各6克，共研细末，每次3克，每日3次，温开水送服。

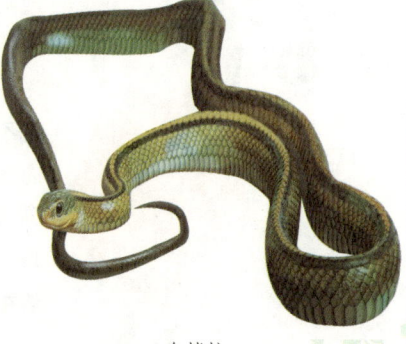

○乌梢蛇

● 祛风寒湿药

木瓜

《名医别录》记载，木瓜，主湿痹邪气，霍乱大吐下，转筋不止。《本草纲目》记载，木瓜，治脚气冲心，取嫩者一颗，去子煎服佳。强筋骨，下冷气，止呕逆，心膈痰唾，消食，止水利后渴不止，作饮服之。

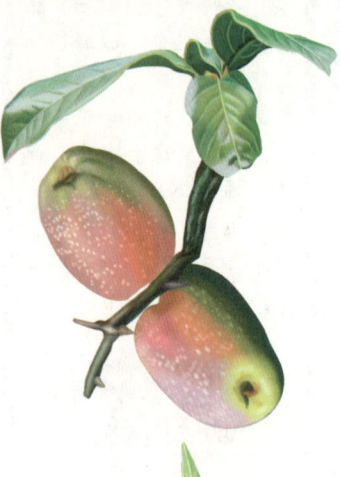

⊙贴梗海棠

别名
木瓜实、铁脚梨。

性味归经
酸，温。归肝、脾经。

传统功用
1. 舒筋活络：用于风湿痹证、手足麻木、腰膝疼痛、筋骨无力等。
2. 化湿和胃：用于湿浊伤中、吐泻转筋、脚气肿痛、冲心烦闷等；还可用于胃津不足、口干口渴、食少纳呆之症。

用量用法
煎服，每次6～9克。

注意事项
胃酸过多者慎用。

来源
蔷薇科植物贴梗海棠的干燥成熟果实。

药材性状
果实多呈纵剖成对半的长圆形，长4～9厘米，宽2～5厘米，厚1～2.5厘米。外表面紫红色或红棕色，有不规则的深纹，剖面边缘向内卷曲，果肉红棕色，中心部分凹陷，棕黄色。种子扁长三角形，多脱落。质坚硬。气微清香，味酸。

药理作用
抗肝损伤、抗菌等。

应用指南

01 预防乳腺癌

木瓜、生地黄、白术、当归、赤芍、茯苓各6克，黄芪、川芎、人参、柴胡、青皮各3克，水煎服。

02 治疗直肠癌

木瓜、瞿麦根各30克，制成浸膏，每次15克，每日2次，温开水送服。可使大便脓血消失，肿瘤逐渐缩小。

理气药

木香

《大明本草》记载，木香，治心腹一切气，膀胱冷痛，呕逆反胃，霍乱，泄泻，痢疾，健脾消食，安胎。

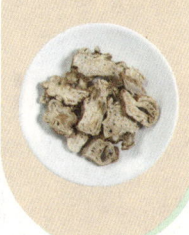

别名
蜜香、五木香、南木香、广木香。

性味归经
辛、苦，温。归脾、胃、大肠、三焦、胆经。

传统功用
1. 行气调中止痛：用于脾胃气滞，脘腹胀痛，纳呆呕逆；肝经气滞，胁肋胀痛，甚或湿热发黄；湿热泻痢，腹痛后重。
2. 健脾消食：用于饮食积滞不消、纳呆、胸闷、苔腻等。

用量用法
煎服，每次1.5～6克。

注意事项
本品辛温香燥，凡阴火旺者慎用。

应用指南

01 治疗食管癌
木香6克，当归、龙胆、栀子、黄芩、黄连、黄柏各3克，大黄、芦荟、青黛各1.5克，水煎两次，早、晚分服。能使临床症状减轻，疼痛缓解。

02 治疗脘腹胀痛
木香、荜茇、高良姜、鸡内金各22克，佛手15克，肉桂7克，海螵蛸90克，共研细末，每次3～6克，每日2～3次。

03 治疗痈肿疮疖
木香、黄连、槟榔各等份，共研细末，油调后频涂患处。

来源 菊科植物木香的干燥根。

药材性状 根圆柱形或半圆柱形，长5～15厘米，直径0.5～5.5厘米。表面黄棕色、灰褐色或棕褐色，栓皮大多已除去，有明显纵沟及侧根痕，有时可见网状纹理。质坚硬，难折断，断面稍平坦，灰黄色、灰褐色或棕褐色，散有深褐色油室小点，形成层环棕色，有放射状纹理，老根中央多枯朽。气香特异，味微苦。

药理作用 促进消化液分泌，促进胃肠蠕动，利胆，松弛气管平滑肌，抑菌。

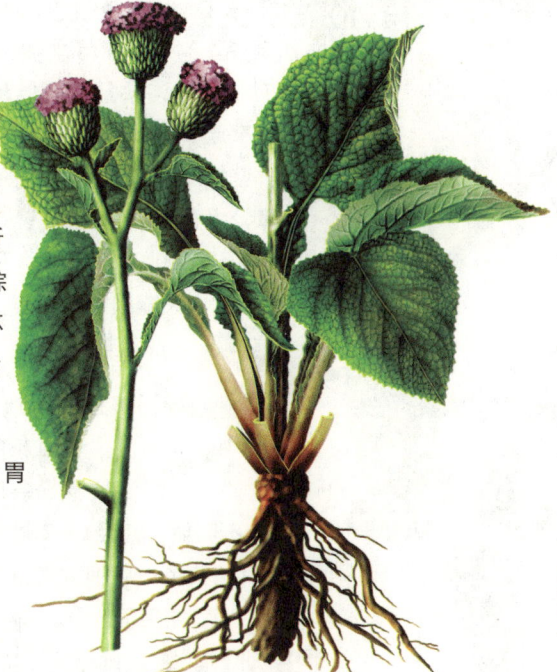

⊙木香

木通

● 利尿通淋药

《本草纲目》记载，木通，上能通心清肺，治头痛，利九窍；下能泻湿热，利小便，通大肠，治遍身拘痛。

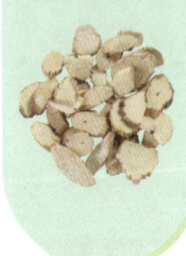

别名
附支、丁翁、通草、活血藤。

性味归经
苦，微寒。归心、小肠、膀胱经。

传统功用
1. 清心利尿：用于心经火旺，口舌生疮，心烦尿赤；膀胱湿热，尿赤涩痛，水肿，小便不利，兼有郁热者。
2. 通乳：用于妇女产后乳汁不下，乳脉郁滞不通，还可用于湿热痹证，有清热利湿之功。

用量用法
煎服，每次3~6克。

注意事项
无湿热者及孕妇忌用。用量不宜过大，有文献报道，用大剂量木通（60克）可引起急性肾衰竭。

来源
木通科植物木通、三叶木通或白木通的藤茎。

药材性状
❶ 木通 藤茎圆柱形，稍扭曲，直径2~5毫米。表面灰棕色，有光泽，有浅的纵沟纹，皮孔圆形或横向长圆形，突起，直径约1毫米，有枝痕。质坚脆，横断面较平整，皮部薄，木部灰白色，导管孔排列紧密而无规则，射线细，不明显，中央髓圆形，明显。气微，味微苦、涩。

❷ 三叶木通 藤茎圆柱形，扭曲，直径0.2~1.5厘米。表面灰色、灰棕色或暗棕色，有许多不规则纵裂纹及横裂纹。皮孔圆形或横向长圆形，突起，棕色，不明显，直径1~2毫米，有枝痕，皮部易与木部剥离，去皮处表面棕黄色，射线处有深棕色纵沟。质坚韧，难折断，断面木部黄白色，导管孔细密，排列不规则，射线浅棕色，髓圆形而大。

药理作用
抗肝损伤、抗菌等。

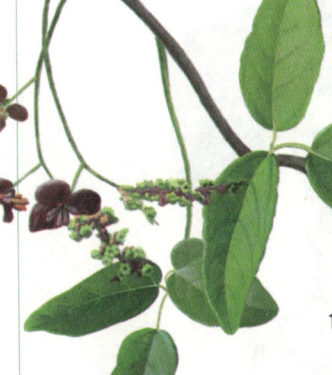

⊙ 三叶木通

应用指南

01 治疗尿血
木通与滑石、猪苓、萆薢等配伍，水煎服。

02 治疗湿热内蕴、心火上炎之舌癌、唇癌
木通与生地黄、淡竹叶、灯芯草等配伍，水煎服。

● 利尿通淋药

车前子

《本草纲目》记载，车前子，导小肠热，止暑湿泻痢。《药性论》记载，车前子，去风毒，肝中风热，毒风冲眼，赤痛障翳，脑痛泪出，压丹石毒，去心胸烦热。

别名
车前实、虾蟆衣子、猪耳朵穗子。

性味归经
甘，寒。归肝、肾、肺经。

传统功用
1. 利尿通淋：用于湿热下注、淋痛、水肿、小便不利等。
2. 渗湿止泻：用于暑湿泄泻、大便水泻、小便黄少等。
3. 清肝明目：用于肝火上炎、目赤肿痛等。配伍养阴明目药，还可用于肝肾阴虚、目暗不明、视物昏花。
4. 清肺化痰：用于肺热咳嗽、痰黄黏稠等。

用量用法
煎服，每次9～15克，宜包煎。

注意事项
肾虚滑精者及孕妇慎用。

来源
车前科植物车前或平车前的干燥成熟种子。

药材性状
种子呈椭圆形、不规则长圆形或三角状长圆形，略扁，长约2毫米，宽约1毫米。表面黄棕色至黑褐色，有细纹，一面有灰白色凹点状种脐。质硬。气微，味淡。

药理作用
利尿，祛痰，止咳，预防肾结石。

附药
车前草 为车前科植物车前或平车前的干燥全草。性能功用与车前子相似，兼有清热解毒功效。用于热毒痈肿，内服，每次10～20克，鲜品加倍；或用鲜草适量，捣烂外敷。

应用指南

01 治疗便秘

车前子粉适量，每次1匙，每日1～2次，凉开水冲服。

02 治疗非淋菌性尿道炎

车前子、木通、萹蓄、瞿麦、滑石、生甘草、栀子各10克，大黄3克，水煎服。

03 治疗湿热带下

车前子、茯苓粉各30克，粳米60克，白糖适量。先煎车前子（纱布包煎），煎半小时后取汁去渣，加粳米、茯苓粉共煮粥，粥成时加白糖，每日2次，空腹服。

⊙ 车前

水蛭

破血消癥药

《本草纲目》记载，水蛭，逐恶血瘀血月闭，破血积聚，无子，利水道。

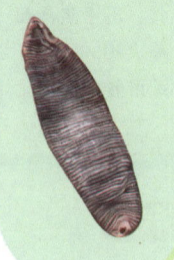

别名 马蜞、马蛭、蚂蟥、肉钻子。

性味归经 咸、苦，平；有小毒。归肝经。

传统功用 破血逐瘀消癥：用于血瘀经闭、癥瘕积聚。如伤寒蓄血发狂、少腹满痛，常配伍破血药；瘀血坚结、癥瘕痞块，常配伍软坚散结药；瘀血不去、新血不生、干血成痨、腹满消瘦、面黄甲错等，常配伍破瘀生新药。也可用于跌打损伤、瘀血肿痛等。

用量用法 煎服，每次1.5~3克；研末服，每次0.3~0.5克。

注意事项 孕妇及月经过多者忌用。

来源 水蛭科动物水蛭、蚂蟥或柳叶蚂蟥的干燥体。

药材性状

① **水蛭** 虫体呈扁长圆柱形，由多个环节组成，多弯曲扭转，长2~5厘米，宽0.2~0.3厘米。背部暗绿色或黑棕色，有5条黄棕色纵线，入水易见，腹面灰绿色，前端稍尖，后端钝圆，两端各具一吸盘，后吸盘更显著且较大。体轻脆，断面胶质。气微腥。

② **蚂蟥** 虫体呈扁平纺锤形，由多个环节组成，长4~10厘米，宽0.5~2厘米。背部黑褐色或黑棕色，有黑色斑点排成5条纵纹，腹面平坦，橘黄色，两侧棕黄色。前端略尖，后端钝圆，两端各具一吸盘，后吸盘大而明显。

③ **柳叶蚂蟥** 虫体呈狭长扁平形，或呈线状，长8~12厘米，宽1~5毫米。体两端均细，体表凹凸不平。背腹面均呈黑棕色，因加工时两端穿有小孔，故吸盘不易辨认。质脆，断面不平坦，无光泽。

药理作用 抑制血小板聚集，抗血栓形成，抗凝血，兴奋子宫平滑肌，改善血液循环，降血脂，增加心肌血流量，抑制生育能力。

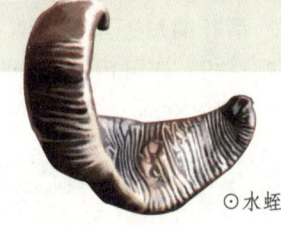
◎水蛭

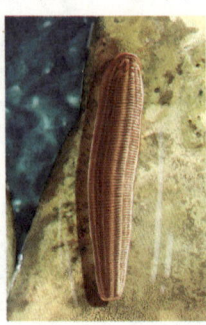
◎水蛭

应用指南

01 治疗宫颈癌

水蛭、虻虫、重楼、桃仁、红花、赤芍、王不留行、郁金、白芷、夏枯草、陈皮各30克，当归、牡蛎各60克，研末，炼蜜为丸，每丸6克，早、晚各服1~2丸。

02 治疗癥瘕积聚

水蛭、桃仁、大黄、杏仁、黄芩各60克，甘草90克，生地黄300克，白芍120克，虻虫15克，研末，炼蜜为丸，如小豆大，每次5丸，每日3次，酒送服。

● 清热凉血药

水牛角

《本草纲目》记载，水牛角，治淋，破血。《日华子本草》记载，水牛角，煎汁，治热毒风及壮热。

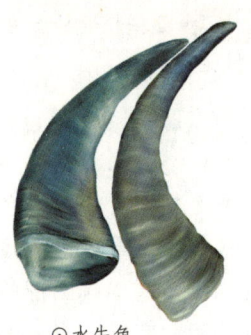
⊙水牛角

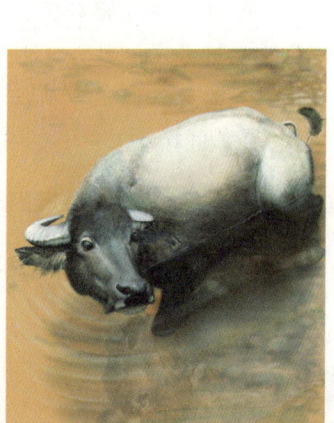

别名 沙牛角。

性味归经
咸，寒。归心、肝、胃经。

传统功用
1. 清热凉血解毒：用于温热病热盛火炽，壮热不退，烦躁不眠，神昏谵语，舌绛而干，脉细数，或见斑疹隐隐；血热妄行之吐血、衄血；温热病热毒炽盛，身热，发斑，斑色紫暗。
2. 定惊：用于惊风，癫狂。

用量用法
煎服，每次6～15克，宜先煎3小时以上。水牛角浓缩粉，每次1.5～3克，每日2次，冲服。

注意事项
脾胃虚寒者不宜使用。

应用指南

01 治疗高热
水牛角粉，每次1.5～3克，每日2次，冲服。

02 治疗小儿鼻衄
水牛角（先煎）15克，赤芍、玄参、鲜白茅根各9克，生地黄15克，牡丹皮、焦栀子、牛膝各6克，甘草3克，水煎，分3次服。

来源 为牛科动物水牛的角。

药材性状 呈稍扁平而弯曲的锥形，长短不一。表面棕黑色或灰黑色，一侧有数条横向的沟槽，另一侧有密集的横向凹陷条纹，上部渐尖，有纵纹，基部略呈三角形，中空。角质坚硬。气微腥，味淡。

药理作用 镇静，抗惊厥，抗炎，抗肝损伤，降血脂，增强单核-巨噬细胞系统的吞噬功能。

● 润下药

火麻仁

《本草纲目》记载,火麻仁,利女人经脉,调大肠下痢;涂诸疮癞,杀虫;取汁煮粥食,止呕逆。

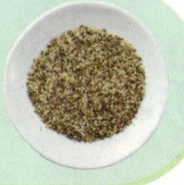

别名
麻子、麻子仁、大麻子、大麻仁、白麻子、火麻子。

性味归经
甘,平。归脾、大肠经。

传统功用
润肠通便:用于津血亏虚、肠燥便秘等。

用量用法
煎服,每次9～15克,宜打碎入煎。

注意事项
肠滑泄泻者忌服。

来源
桑科植物大麻的干燥成熟果实。

药材性状
果实呈扁卵圆形,长3～5毫米,宽3～4毫米。表面灰褐色或灰绿色,有细微的白色或棕色网纹,顶端略尖,基部有圆形的果柄痕,两侧有棱,果皮薄而脆,易破碎。种皮暗绿色,胚弯曲,被菲薄胚乳,子叶与胚根等长,乳白色,富油性。气微,味淡。

药理作用
降压、降胆固醇等。

应用指南

01 治疗便秘

火麻仁、杏仁、大黄、枳实、厚朴、白芍各10克,水煎服。

02 治疗须发早白

火麻仁150克,枸杞子500克,生地黄、胡麻仁各300克,糯米1500克,酒曲120克,制成药酒,每次适量饮用,以不醉为度,每日3次。

03 治疗小儿习惯性便秘

火麻仁、枳实、杏仁、厚朴各10克,芍药、当归、焦四仙各6克,大黄、陈皮各5克,郁李仁3克,甘草1克,水煎服。

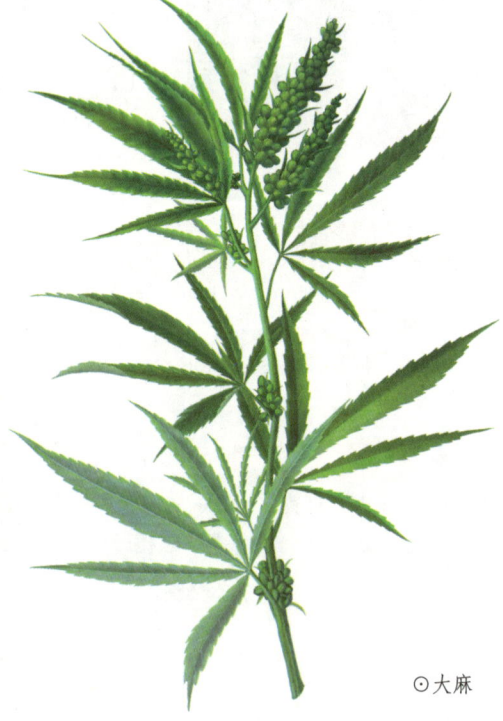

⊙大麻

● 辛凉解表药

升麻

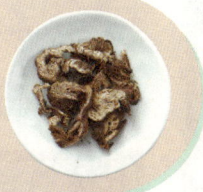

《本草纲目》记载，升麻，消斑疹，行瘀血。治阳陷眩晕，胸胁虚痛，久泄，下痢后重，遗浊，带下崩中，血淋，下血，阴痿足寒。

别名
周升麻、周麻、鸡骨升麻、鬼脸升麻。

性味归经
辛、微甘，微寒。归肺、脾、胃、大肠经。

传统功用
1. 发表透疹：用于风热头痛、麻疹不透。
2. 清热解毒：用于胃火上攻、头痛、齿龈肿痛、口舌生疮、咽喉肿痛、温毒发斑等症。
3. 升举阳气：用于气虚下陷、久泻脱肛、崩漏下血。

用量用法
煎服，每次3~9克。

注意事项
阴虚火旺及阴虚阳亢者忌用。

♥ 应用指南

01 治疗胃下垂

以100%胃升液（由升麻、黄芪组成）穴位注射，以足三里、胃俞或脾俞为主，交替选穴。每穴3毫升，每日注射1次，6次后休息一日，1个月为一疗程，不超过三疗程，并配合医疗体操。

02 治疗严重脱肛

升麻9克，党参30克，甘草6克，水煎，早、晚分服。

🍃 来源
为毛茛科植物大三叶升麻、兴安升麻或升麻的干燥根茎。

药材性状
① 大三叶升麻 根茎呈不规则长块，多分枝成结节状，长5~22厘米，直径2~6厘米。表面灰褐色或黄褐色，粗糙，茎基痕圆盘状或槽状，直径1~3.5厘米，高0.5~2厘米，盘或槽内壁显网状纹理，下面有坚硬的须根残基。

② 兴安升麻 根茎呈不规则长条状，多分枝成结节状，长3~13厘米，直径1.5~2.4厘米。表面灰黑色，粗糙，茎基痕圆洞状，直径0.5~1.5厘米，高1~3厘米，洞内壁显纵向或网状沟纹，下面有坚硬的须根残基。体轻质坚，不易折断，断面极不平坦。

③ 升麻 根茎呈不规则长块状，分枝较多，长3~17厘米，直径1.7~4厘米。表面具多个圆形空洞状的茎基，直径0.8~2.5厘米，高1~2厘米，内壁粗糙，洞浅，下面有众多须根残基。断面不平坦，木部黄绿色，呈放射状，髓部稍平坦，灰绿色。

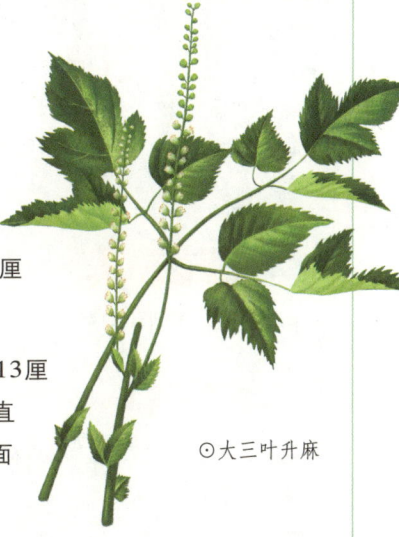

⊙大三叶升麻

➕ 药理作用
解热，抗炎，镇痛，镇静，抗惊厥，抗肝损伤，解除肠道平滑肌痉挛。

白扁豆

补气药

《本草纲目》记载，白扁豆，止泄痢，消暑，暖脾胃，除湿热，止消渴。

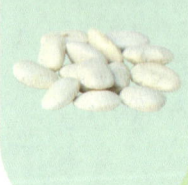

别名
南扁豆、峨眉豆、羊眼豆、膨皮豆、小刀豆、树豆、藤豆、眉豆。

性味归经
甘，微温。归脾、胃经。

传统功用
1. 健脾化湿：用于脾虚兼湿、食少便溏、湿浊下注、妇女带下过多等。
2. 消暑：用于暑湿伤中、吐泻转筋等。

用量用法
煎服，每次10～15克。

注意事项
不宜多食，以免壅气滞脾。

附药
扁豆衣 扁豆衣为扁豆的种皮，乳白色或淡黄白色，性味、功用与扁豆相似。健脾、化湿。主要用于脾虚泄泻、脚气浮肿等症。

来源
豆科植物扁豆的干燥成熟种子。

药材性状
种子扁椭圆形或扁卵形，长0.8～1.3厘米，宽6～9毫米，厚约7毫米。表面淡黄白色或淡黄色，平滑，稍有光泽，有的可见棕褐色斑点，一侧边缘有隆起的白色半月形种阜，长7～10毫米，剥去后可见凹陷的种脐，紧接种阜的一端有珠孔，另端有种脊。质坚硬，种皮薄而脆，子叶2片，肥厚，黄白色。气微，味淡，嚼之有豆腥气。

药理作用
增强机体免疫功能，抗菌，抗病毒。

应用指南

01 治疗脾胃虚弱
人参、砂仁各3克，白术、茯苓、白扁豆、薏苡仁各12克，山药、陈皮各10克，甘草6克，水煎服。

02 治疗呕吐腹泻
白扁豆50克，粳米100克，煮成粥食用。

03 治疗胃痛
白扁豆、厚朴、玫瑰花、绿萼梅、佛手、白芍、甘草各适量，水煎服。

04 治疗中暑
白扁豆、黄豆各30克，绿豆100克，加水煮烂，取浓汁，加入白糖或者其他调料饮用。

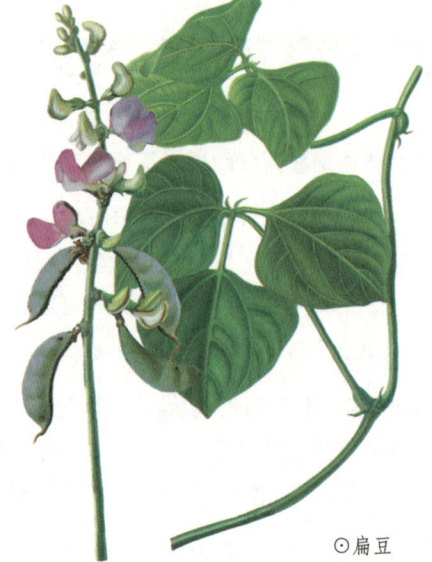

○扁豆

化痰药

白附子

《四川中药志》（1960年版）记载，白附子，镇痉止痛，祛风痰。治面部病，中风失音，心痛血痹，偏正头痛，喉痹肿痛，破伤风。

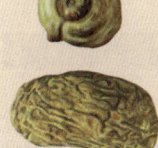

来源 天南星科植物独角莲的干燥块茎。

药材性状 块茎呈椭圆形或卵圆形，长2～5厘米，直径1～3厘米，顶端残留茎痕或芽痕。表面白色至黄白色，略粗糙，有环纹及点状根痕。质坚硬，难折断，断面白色，粉性。气微，味淡，麻辣刺舌。

药理作用 镇静、抗炎、抑菌、催吐等。

别名
野半夏、野慈姑、剪刀草。

性味归经
辛、甘，温；有毒。归胃、肝经。

传统功用
1. 燥湿化痰，祛风止痉：用于风痰滞络、口眼歪斜、中风痰盛、偏瘫失语、破伤风、寒湿头痛等。
2. 解毒散结：外用可治疗痰核瘰疬、毒蛇咬伤等。

用量用法
煎服，每次3～5克，一般炮制后用。外用生品适量捣烂，熬膏或研末以酒调敷患处。

注意事项
阴虚、血虚、动风或热动肝风者及孕妇忌用。生品不宜内服。

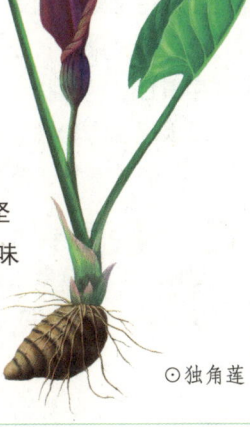
⊙独角莲

应用指南

01 治疗面瘫

白附子、川芎、当归、钩藤、浙贝母、防风各10克，全蝎、羌活、蝉蜕、甘草、地龙各6克，天麻12克，蜈蚣5条，研成细末，每次5克，每日3次，开水冲服。

02 治疗黄褐斑

白附子、白及、白芷各6克，白蔹、白术各4.5克，密陀僧3克，共研细末。每次将少许药末放入鸡蛋清中，调成稀膏，临睡前先用温水浴面，然后将药膏涂于有斑处，晨起洗净。

03 治疗雀斑

将白附子研末，加白蜜调匀，涂纸上。每晚睡前洗净面，贴于患处。

附药

关白附 关白附为毛茛科植物黄花乌头的干燥子根及母根。味辛、甘，性热，有毒。归胃、肝经。功能为祛风痰，定惊痫，散寒止痛。主治中风痰壅、口眼㖞斜、癫痫、偏正头痛、风痰眩晕、破伤风、小儿惊风、风湿痹痛、面部疮疡癣癞、皮肤湿痒。内服：煎汤，每次1.5～6克，或入丸、散。外用：适量，煎汤洗或研末调敷。

● 止咳平喘药

白果

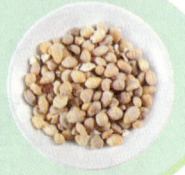

《本草纲目》记载，白果，熟食温肺益气，定喘嗽，缩小便，止白浊。生食降痰，消毒杀虫；捣涂鼻面手足，去皯疱皱皱及疥癣、阴虱。

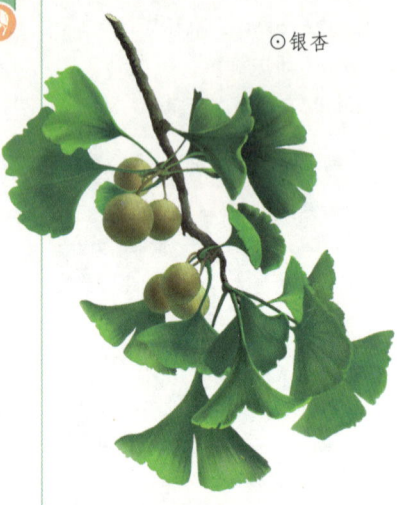

○ 银杏

别名
灵眼、佛指甲。

性味归经
甘、苦、涩，平；有毒。归肺经。

传统功用
1. 敛肺平喘：用于咳喘气逆、痰多等。无论偏寒、偏热均可。
2. 收涩止带，除湿：用于白浊带下。无论下元虚衰、白带清稀或湿热下注、带下黄浊，随证配伍均可使用。

用量用法
煎服，每次5～10克，捣碎。

注意事项
本品有毒，不宜大量生食。咳嗽痰稠者慎用。

来源
银杏科植物银杏的干燥成熟种子。

药材性状
种子呈椭圆形，一端稍尖，一端钝，长1.5～2.5厘米，宽1～2厘米，厚1厘米。表面黄白色或淡棕黄色，平滑，具2～3条棱线，中种皮骨质，坚硬，内种皮膜质，种仁宽卵球形或椭圆形，一端淡棕色，另一端金黄色。横断面外层黄色，胶质样，内层淡黄色或淡绿色，粉性，中间有空隙。气微，味甘、微苦。

药理作用
祛痰，降压，抗过敏，延缓衰老，抑制机体免疫功能，抗病原微生物。

应用指南

01 治疗下元虚衰之白带清稀

白果6克，莲子15克，江米50克，乌骨鸡1只。先将乌骨鸡去毛及内脏，白果、莲子研末，纳入鸡胸内，再入米、水，慢火煮熟，加调味品即成。食肉饮粥，每日2次。

02 治疗肺癌

白果25克，大枣20枚，糯米50克，共同煮粥即成。早、晚空腹温服。

03 治疗头面癣疮

生白果仁切断，频擦患部。

附药

银杏叶 为银杏科植物银杏的干燥叶。味苦、涩，性平。功能敛肺平喘，活血止痛。用于肺虚咳喘，以及高血脂、高血压、冠心病、心绞痛、脑血管痉挛等。煎服，每次5～10克；或制成片剂、注射剂。

白及

收敛止血药

《本草纲目》记载，白及，性涩而收，得秋金之令，故能入肺止血，生肌治疮也。

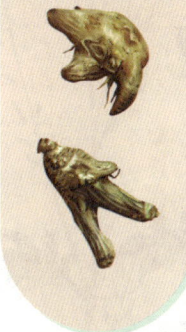

别名
甘根、白根、羊角七、千年棕、君球子、白鸡儿、利知子。

性味归经
苦、甘、涩，寒。归肺、胃、肝经。

传统功用
1. 收敛止血：用于肺出血咯血，胃出血呕血，外伤出血等。
2. 消肿生肌：用于疮疡初起，或疮痈破溃、久不收口者，还可用于治疗手足皲裂。近年常以本品治疗肺结核咯血、消化道溃疡出血等。

用量用法
煎服，每次3～10克；研粉吞服，每次1.5～3克，最大可用至30克。外用适量。

注意事项
反乌头。

来源
兰科植物白及的干燥块茎。

药材性状
块茎呈不规则扁圆形或菱形，有2～3分枝似掌状，长1.5～5厘米，厚0.5～1.5厘米。表面灰白色或黄白色，有细纹，上面有突起的茎痕，下面有连接另一块茎的痕迹，以茎痕为中心，有数条棕褐色同心环纹，环上残留棕色点状的须根痕。质坚硬，不易折断，断面类白色，半透明，角质样，可见散在的点状维管束。气微，味苦，嚼之有黏性。粗粉遇水即膨胀，有显著黏滑感，水浸液呈胶质样。

药理作用
缩短出血、凝血时间，保护胃黏膜，抗肿瘤，抗菌，美容抗皱。

♥ 应用指南

01 治疗肺癌
白及、百合、沙参、生地黄、玉竹、天花粉、制鳖甲（先煎）各15克，麦冬、白术各9克，川贝母4.5克，凤凰衣3枚，水煎服。

02 治疗肺胃出血
白及5克，研末，用糯米汤或温开水分2次冲服。

03 治疗吐血、衄血、便血
白及、地榆各500克，仙鹤草2500克，前两味研末，仙鹤草熬膏，混合制成颗粒压片，每片0.3克，每次3片，每日3次。

04 治疗创伤溃疡
白及、半夏、穿山甲珠、贝母、知母各6克，乳香3克，皂角刺、天花粉各12克，金银花30克，水煎服。

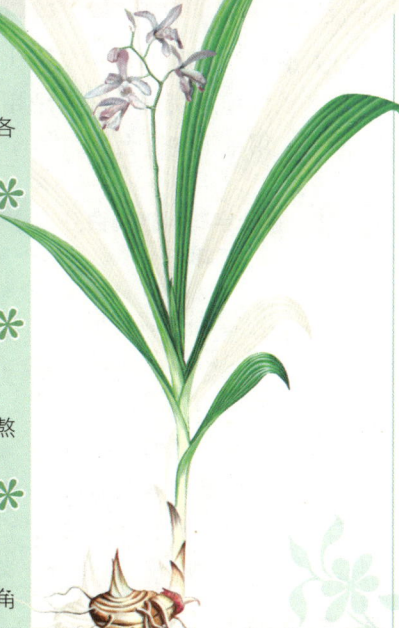

⊙白及

● 化痰药

白芥子

《本草纲目》记载，芥子，利气豁痰，除寒暖中，散肿止痛。治喘嗽反胃，痹木脚气，筋骨腰节诸痛。

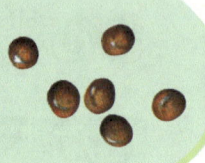

⊙ 白芥

别名
芥子、辣菜子、苦芥子、白芥、芥菜子。

性味归经
辛，温。归肺、胃经。

传统功用
1. 温肺祛痰：用于寒痰壅滞、咳嗽气喘、痰多清稀；或饮留胸胁、喘满胁痛等。
2. 利气散结，通络止痛：用于痰饮之邪流注经络引起的肢体关节疼痛麻木，阴疽流注等。常配伍温阳通滞药。

用量用法
煎服，每次3~6克。外用适量。

注意事项
外敷有刺激黏膜的作用，消化道溃疡、出血及久咳肺虚、阴虚火旺者忌用。皮肤过敏者忌用。用量不宜过大。

来源 十字花科植物白芥或芥的干燥成熟种子。

药材性状 种子呈球形，直径1.5~2.5毫米。表面灰白色至淡黄色，光滑，具细微的网纹，有明显的点状种脐。种皮薄而脆，破开后内有白色折叠的子叶，有油性。气微，味辛辣。

药理作用 祛痰、抗真菌等。

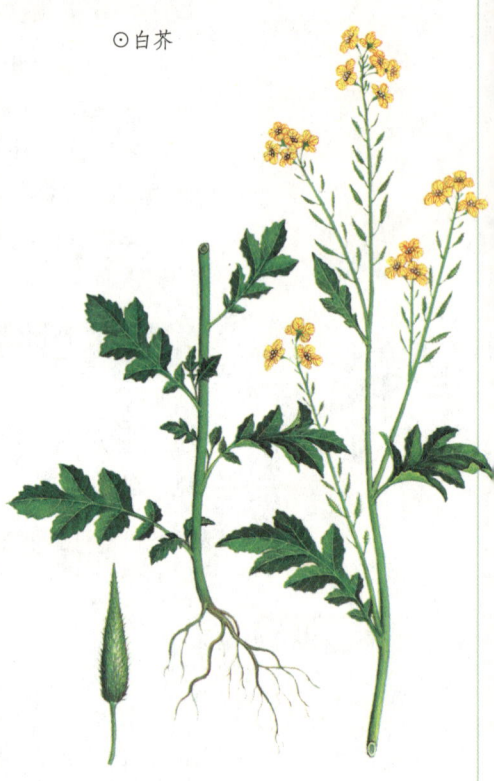

应用指南

01 治疗食管癌
白芥子、礞石、火硝各30克，硇砂、冰片、沉香各9克，硼砂60克，共研细末，每次1克，每日3次，含咽。可消除肿块。

02 治疗寒痰喘嗽
白芥子、细辛各20克，甘遂、延胡索各12克，共研细末，分3份备用。用时取生姜45克捣汁，调上药末1份为糊，分摊于6小张油纸，贴两侧肺俞、心俞与膈俞穴，用胶布固定，4~6小时后取下，每10天贴1次，共贴3次。多在夏季三伏天贴用，冬天取效。

● 清热凉血药

白茅根

《本草纲目》记载，白茅根，止吐衄诸血，伤寒哕逆，肺热喘急，水肿黄疸，解酒毒。

别名 茅根、地筋、白花茅根、茅草根。

性味归经
甘，寒。归肺、胃、膀胱经。

传统功用
1. 凉血止血：用于血热动血所致之吐血、衄血、尿血等多种出血。
2. 生津止渴：用于热病津伤口渴等。
3. 清热利尿：用于热淋涩痛、黄疸、水肿属湿热内蕴者。
此外，本品还常用于治疗热呕及热咳等。

用量用法
煎服，每次9～15克；鲜品30～60克。

 来源 禾本科植物白茅的干燥根茎。

药材性状 根茎长圆柱形，有时分枝，长短不一，直径2～4毫米。表面黄白色或淡黄色，有光泽，具纵皱纹，环节明显，节上残留灰棕色鳞叶及细根，节间长1～3厘米。体轻，质韧，折断面纤维性，黄白色，多具放射状裂隙，有时中心可见一小孔。气微，味微甜。

药理作用 促凝血，利尿，抗炎。

○白茅

♥ 应用指南

01 治疗胃癌
白茅根、白花蛇舌草各60克，薏苡仁30克，红糖90克，水煎，分2～3次服。能使呕血或黑粪消除，恢复食欲。

02 治疗肝癌
白茅根、龙葵各60克，白花蛇舌草30克，水煎，加白糖适量，分3次服。持续服用，能使病情逐渐好转。

03 治疗血热尿血
白茅根、车前子（包）各30克，白糖15克，水煎服。

04 治疗急性传染性肝炎
白茅根60克，水煎，分2次服。可使黄疸消退。

05 治疗肾炎腹水
鲜白茅根120克，水煎，分2次服，每日1剂，连服1～2周。通常在1～5天内小便即显著增多，水肿消失。

●补血药

白芍

《本草纲目》记载，白芍药，止下痢腹痛后重。《医学启源》记载，白芍，安脾经，治腹痛，收胃气，止泻利，和血，固腠理，泻肝，补脾胃。

别名 白芍药、金芍药。

性味归经
苦、酸，微寒。归肝、脾经。

传统功用
1. 养血敛阴止汗：用于肝血亏虚之面色萎黄、月经不调、经行腹痛等以及阴虚盗汗、表虚自汗。
2. 平抑肝阳，柔肝止痛：用于肝阳上亢、头晕目眩、烦躁易怒等；血虚肝郁，胁肋疼痛，多梦易惊；肝脾不和，脘腹挛急作痛及血虚引起的四肢挛急作痛。此外，还可用于治疗脾虚肝旺、腹痛泄泻等。

用量用法
煎服，每次5～15克。

注意事项
反藜芦。阳衰虚寒者慎用。

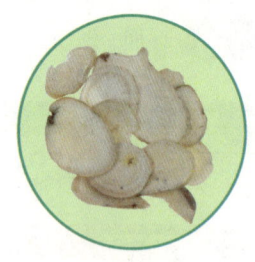

○白芍

应用指南

01 治疗肝癌
白芍、半枝莲各15克，茯苓、牡丹皮、十大功劳各9克，玄参6克，龙葵30克，水煎服。

02 治疗月经不调
白芍、当归、熟地黄各9克，川芎4.5克，水煎服。

03 治疗脘腹挛痛
白芍15克，甘草9克，水煎服。

04 治疗胁肋滞痛
白芍、柴胡、制香附、炙甘草各9克，枳壳、川芎各4.5克，水煎，分2次服。

来源 毛茛科植物芍药的干燥根。

药材性状 根圆柱形，粗细较均匀，大多顺直，长5～20厘米，直径1～2.5厘米。亳白芍表面粉白色或类白色，较光滑；杭白芍表面棕色或浅棕色，较粗糙，有明显的纵纹及细根痕。质坚实而重，不易折断，断面灰白色或微带棕色，角质样，木部有放射状纹理。气微，味微苦、酸。

药理作用 镇痛，解除胃、肠、子宫、气管平滑肌痉挛，抑制血小板聚集，扩张血管，抗肝损伤，解毒，抑菌，抗诱变，抗肿瘤。

● 补气药

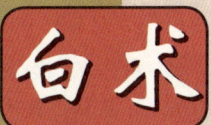
白术

《医学启源》记载，白术，除湿益燥，和中益气。其用有九：温中，一也；去脾胃中湿，二也；除胃热，三也；强脾胃，进饮食，四也；和胃，生津液，五也；主肌热，六也；治四肢困倦，目不欲开，怠惰嗜卧，不思饮食，七也；止渴，八也；安胎，九也。

别名
山蓟、山芥、天蓟、山姜、山连、冬白术。

性味归经
甘、苦，温。归脾、胃经。

传统功用
1. 益气健脾，固表止汗：用于脾气虚弱、食少便溏、倦怠乏力；中焦虚寒，脘腹冷痛、大便泄泻。
2. 燥湿利水安胎：用于脾虚水肿、妊娠脾虚气弱、胎动不安等。

用量用法
煎服，每次6~12克。

注意事项
阴虚内热或津液亏耗者慎用。

来源
菊科植物白术的干燥根茎。

药材性状
根茎呈不规则的肥厚团块，长3~13厘米，直径1.5~7厘米。表面灰黄色或灰棕色，有瘤状突起及断续的纵纹和沟纹，并有须根痕，顶端有残留茎基和芽痕。质坚硬，不易折断，断面不平坦，黄白色至淡棕色，有棕黄色的点状油室散在，烘干者断面角质样，色较深或有裂隙。气清香，味甘、微辛，嚼之略带黏性。

药理作用
增强机体免疫功能，抗肝损伤，促进胆汁分泌，抗氧化，抗肿瘤，抗凝血，抗菌。

应用指南

01 治疗胃癌
白术15克，红参、黄芪、茯苓各9克，诃子肉6克，炙甘草、干姜各3克，丁香2克，水煎，1次服完。

02 治疗白血病
白术、黄精、何首乌各15克，黄芪、党参、当归、熟地黄、枸杞子、鸡血藤各9克，白芍6克，炙甘草3克，水煎服。适用于各型急性白血病，能使症状完全或部分缓解。

03 治疗脾虚之脘腹胀满
白术60克，枳实30克，研末，荷叶裹饭烧熟捣和为丸，每次9克，每日2~3次，温开水送服。

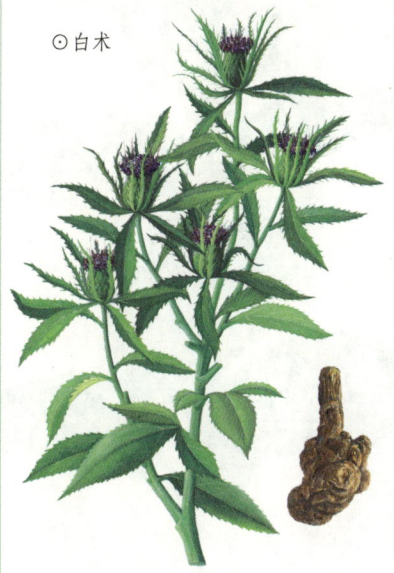
○ 白术

白薇

清虚热药

《本草纲目》记载，白薇主治风温灼热多眠，及热淋，遗尿，金疮出血。治惊邪风狂痉病，百邪鬼魅。

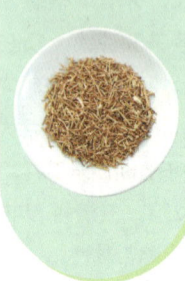

别名
薇草、白龙须、白马薇、春草。

性味归经
苦、咸，寒。归胃、肝、经。

传统功用
1. 清热凉血：用于热入营血、经久不退，阴虚发热、骨蒸劳热，产后虚热。
2. 利尿通淋：用于热淋、血淋。
3. 解毒疗疮：用于疮痈肿毒、咽喉肿毒、毒蛇咬伤，还可用于肺热咳嗽。

用量用法
煎服，每次3～12克。

注意事项
血虚无热、中寒食少便溏者慎服。

来源
萝藦科植物白薇或蔓生白薇的干燥根及根茎。

药材性状
① **白薇** 根茎多弯曲，粗短，有结节，直径0.5～1.2厘米，顶端有数个圆形凹陷的茎痕，或有短的茎基，下方及两侧簇生多数须根。根圆柱形，略弯，形似马尾，长5～25厘米，直径1～2毫米，表面黄棕色至棕色，具细纵皱纹或平滑。质脆，易折断，断面平坦，皮部发达，黄白色至淡黄棕色，木部小，黄色。气微，味微苦。

② **蔓生白薇** 根茎及残存的茎基均较细，多弯曲。

药理作用
退热、抗炎等。

应用指南

01 治疗失眠

白薇、地骨皮、生地黄、酸枣仁、知母、黄连、阿胶、麦冬、夜交藤、柏子仁各10克，水煎服。用于阴虚火旺之失眠。

02 治疗肺痈

白薇、青蒿、十大功劳叶、地骨皮各10克，水煎服。用于肺痈恢复期之阴虚发热。

03 治疗淋证

白薇12克，泡水服。

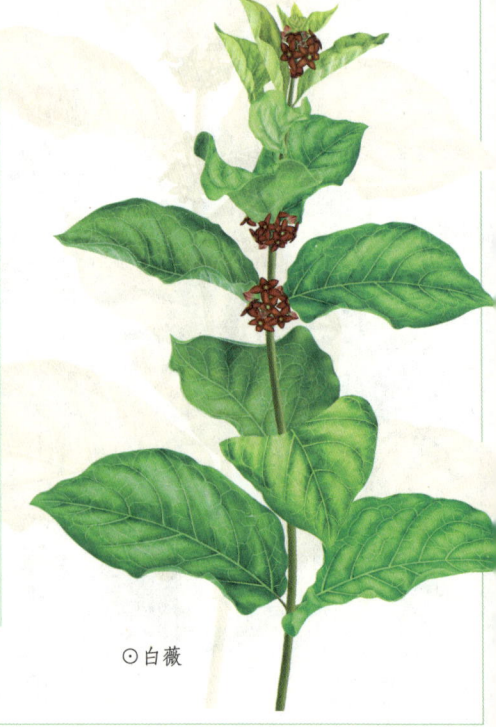

⊙白薇

白鲜皮

清热燥湿药

《神农本草经》记载，白鲜皮主治头风，黄疸，咳逆，淋沥，女子阴中肿痛，湿痹死肌，不可屈伸起止行步。

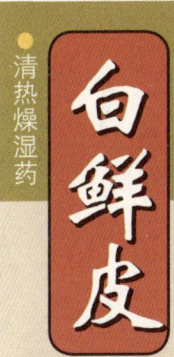

别名 藓皮、北鲜皮、臭根皮。

性味归经 苦，寒。归脾、胃经。

传统功用
1. 清热燥湿：用于湿热疮毒、湿疹疥癣、皮肤瘙痒等。
2. 祛风解毒：用于黄疸、尿赤、湿热痹痛。

用量用法 煎服，每次5～10克。外用适量，煎洗患处。

注意事项 脾胃虚寒者慎用。

来源 芸香科植物白鲜的干燥根皮。

药材性状 根皮呈卷筒状，长5～15厘米，直径1～2厘米，厚2～5毫米。外表面灰白色或淡灰黄色，具细纵皱纹及细根痕，常有突起的颗粒状小点，内表面类白色，有细纵纹。质脆，折断时有粉尘飞扬，断面不平坦，略呈层片状，剥去外层，对光可见闪烁的小亮点。有羊膻气，味微苦。

药理作用 抗菌，兴奋子宫平滑肌，抑制机体免疫力，抗肿瘤，有正性肌力作用。

应用指南

01 治疗皮肤瘙痒
白鲜皮、苦参各9克，研末或制成水丸，每次3~6克，温开水送服。

02 治疗化脓性皮肤溃疡
将白鲜皮研末，外用。

03 治疗胃及十二指肠溃疡
白鲜皮研粉内服，每次3克，每日2次。

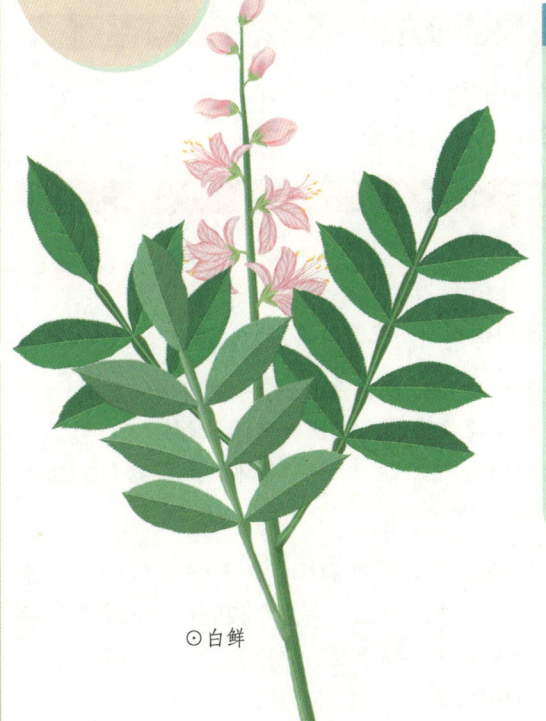

⊙白鲜

● 辛温解表药

白芷

《本草纲目》记载，白芷，治鼻渊、鼻衄、齿痛、眉棱骨痛、大肠风秘，小便出血，妇人血风眩晕，翻胃吐食，解砒毒，蛇伤，刀箭金疮。

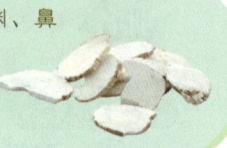

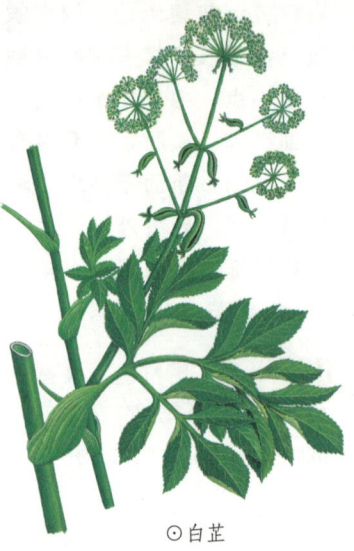

⊙白芷

别名
芷、芳香、苻蓠、泽芬、香白芷。

性味归经
辛，温。归胃、大肠、肺经。

传统功用
1. 解表散风：用于外感风寒、头痛、鼻塞。
2. 通窍止痛：用于阳明头痛、齿痛、鼻渊、风湿痹痛。尤以散阳明经风湿之邪而止头额疼痛见长，且芳香上达，善通鼻窍。
3. 燥湿止带：用于带下过多，除阳明经湿邪而燥湿止带。
4. 消肿排脓：用于疮痈肿毒及痈疽初起、红肿热痛等。

用量用法
煎服，每次3～9克；或入丸、散剂。外用，适量研末撒或调敷患处。

注意事项
阴虚血热者忌服。

♥ 应用指南

01 治疗功能性头痛
白芷30克，水煎后分2次服。

02 治疗白癜风
以杭白芷总香豆素制成0.5%或1%的酊剂和软膏，每日中午在患处涂药后，立即或隔10～20分钟加日光照射5～10分钟。

03 治疗跟骨骨刺
用白芷、白芥子、川芎以3:1:1的比例研末，用醋调成稠膏，外敷患处。

来源
伞形科植物白芷或杭白芷的干燥根。

药材性状
① **白芷** 根圆锥形，长7～24厘米，直径1.5～2厘米。表面灰黄或黄棕色，皮孔样横向突起散生，有支根痕。质硬，皮部有棕色油点，形成层环圆形，棕色。气芳香，味辛、微苦。

② **杭白芷** 根圆锥形，长10～20厘米，直径2～2.5厘米，上部近方形或类方形。表面灰棕色，有多个皮孔样横向突起，略排成四纵行，顶端有凹陷的茎痕。质坚实较重，断面白色，粉性，皮部密布棕色油点，形成层环棕色，近方形。

药理作用
解热，镇痛，抗炎，祛斑，抑制肠平滑肌，兴奋子宫平滑肌，有光敏作用，抗病原微生物。

● 化痰药

半夏

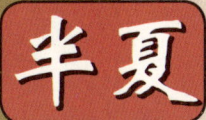

《本草纲目》记载，半夏，除腹胀，目不得暝，白浊，梦遗，带下。

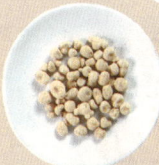

别名
地茨菇、羊眼半夏、地珠半夏、老鸹头。

性味归经
辛，温；有毒。归脾、胃、肺经。

传统功用
1. 燥湿化痰：用于湿痰壅滞、痰多咳喘等。
2. 降逆止呕：用于胃寒及痰饮呕逆等。适当配伍，还可用于胃虚呕吐、胃热呕吐、妊娠呕吐等。
3. 消痞散结：用治心下痞、结胸、梅核气等。生品外用还可治瘿瘤痰核、痈疽肿毒等。

用量用法
煎服，每次3～10克。外用适量，磨汁涂患处，或研末以酒调敷患处。

注意事项
反乌头。因其性辛温燥烈，故阴虚燥咳、津伤口渴、血热证、热痰等患者忌用或慎用。

♥ 应用指南

01 治疗食管癌
半夏、川贝母、丹参、沙参、郁金、桃仁、全栝楼各9克，红花、佛手各4.5克，枳壳3克，石见穿30克，水煎，分3次服。

02 治疗湿痰喘咳
半夏、陈皮、茯苓各6克，甘草3克，水煎服。

03 治疗反胃呕逆
半夏9克，党参6克，水煎，兑蜜30克，分2次服。

04 治疗化脓性中耳炎
生半夏（末）1份，50%酒精3份，浸泡24小时，倾取上清液，滴入先用过氧化氢液洗净的患耳内，每次数滴，每日1～2次。

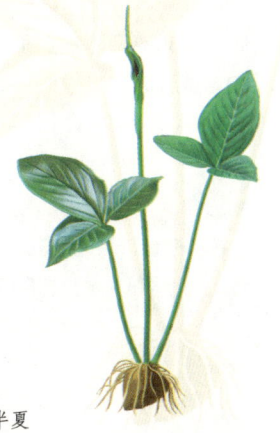

○ 半夏

来源 天南星科植物半夏的干燥块茎。

药材性状 块茎呈类球形，有的稍偏斜，直径0.8～1.5厘米。表面白色或浅黄色，顶端中心有凹陷的茎痕，周围密布棕色凹点状根痕；下端钝圆，较光滑。质坚实，断面白色，富粉性。气微，味辛、辣、麻舌而刺喉。

药理作用 镇咳，祛痰，制品镇吐、生品催吐，抗肿瘤，抗实验性胃溃疡，抗心律失常，抗生育，抗矽肺。

● 收敛止血药

仙鹤草

《生草药性备要》记载,仙鹤草,理跌打伤,止血,散疮毒。《百草镜》记载,仙鹤草,下气活血,理百病,散痞满;跌扑吐血,血崩,肠风下血。

别名 龙头草、金顶龙芽、狼牙草。

性味归经
苦、涩,平。归肺、肝、脾经。

传统功用
1. 收敛止血:用于虚寒出血,配伍益气温阳药;用于血热出血,配伍清热凉血药。
2. 杀虫,止痢,截疟,补虚:滴虫阴道炎,可煎水冲洗;肠炎、疟疾,可单用本品煎服;疟疾寒热,可单用本品大剂量水煎服。此外,本品还可用于脱力劳伤等。

用量用法
煎服,每次6～12克。外用适量。

来源 蔷薇科植物龙牙草的干燥地上部分。

药材性状 全体长50～100厘米,被白色柔毛。茎下部圆柱形,直径4～6毫米,红棕色,上部方柱形,四面略凹陷,绿褐色,有纵沟及棱线,有节,体轻,质硬,易折断,断面中空。奇数羽状复叶互生,暗绿色,皱缩卷曲,质脆,易碎,叶片有大小两种,相间生于叶轴上,顶端小叶较大,完整小叶片展开后呈卵形或长椭圆形,先端尖,基部楔形,边缘有锯齿,托叶2枚,抱茎,斜卵形。总状花序细长,花直径6～9毫米,花萼下部呈筒状,萼筒上部有钩刺,先端5裂,花瓣黄色。果实长7～8毫米,直径3～4毫米。气微,味微苦。

药理作用 抗凝血,抗血栓形成,杀灭阴道滴虫,抗肿瘤。

♥ 应用指南

01 治疗胃癌
仙鹤草60克,龙葵、白英各48克,半边莲、蛇莓、石见穿各24克,水煎服。

02 治疗乳腺癌
仙鹤草30克,蒲公英、泽泻各15克,海藻、昆布、半夏、当归、川芎、白芍、独活、青皮、浙贝母、红花、蛤粉各9克,陈皮6克,水煎服。早期患者有望痊愈。

03 治疗血热咯血
鲜仙鹤草30克,鲜墨旱莲12克,侧柏叶9克,水煎服。

04 治疗泻痢有血
仙鹤草30克,水煎,加红糖30克调服。

05 治疗痔疮
仙鹤草适量,熬成膏,调蜜外涂,同时内服,早、晚各1匙。

● 补阳药

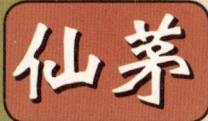

《开宝本草》记载,仙茅主治心腹冷气不能食,腰脚风冷挛痹不能行,丈夫虚劳,老人失溺。男子益阳道,久服通神强记,助筋骨,益肌肤,长精神,明目。

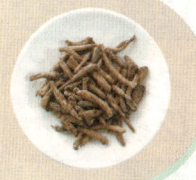

别名
独茅根、婆罗门参、独脚仙茅、风苔草、黄茅参、山兰花、仙茅参。

性味归经
辛,热;有毒。归肾、肝、脾经。

传统功用
温肾壮阳,祛寒除湿:用于肾阳虚衰,腰痛阳痿,精冷不育,宫冷不孕,以及风寒湿痹,腰膝冷痛,筋骨无力等。

用量用法
煎服,每次5~15克。

注意事项
本品药性燥热,有伤阴之弊,故阴虚火旺者忌服。

来源
石蒜科植物仙茅的干燥根茎。

药材性状
根茎圆柱形,略弯曲,长3~10厘米,直径4~8毫米。表面黑褐色或棕褐色,粗糙,有纵沟及横皱纹与细孔状的粗根痕。质硬脆,易折断,断面稍平坦,略呈角质状,淡褐色或棕褐色,近中心处色较深,并有一深色环。气微香,味微苦、辛。

药理作用
增强下丘脑-垂体-性腺轴功能,有雄性激素样作用,增强机体免疫功能,耐缺氧,抗高温,镇静,抗惊厥,抗炎,抗菌。

♥ 应用指南

01 治疗肾虚所致的白带过多

仙茅10克,莲子肉50克,乌鸡肉100克。将莲子肉、仙茅洗净;乌鸡肉洗净,切成小块。把全部用料一齐放入炖盅内,加开水适量,炖盅加盖,用小火隔水炖3小时,调味后随量饮用。

02 治疗不育症

仙茅、熟地黄、当归、山药、枸杞子、菟丝子、车前子、女贞子、鹿角胶、黄芪、巴戟天、肉苁蓉各15克,淫羊藿28克,水煎,每日1剂,分3次服,连服4剂。

03 治疗老年人遗尿

仙茅30克,泡酒服。

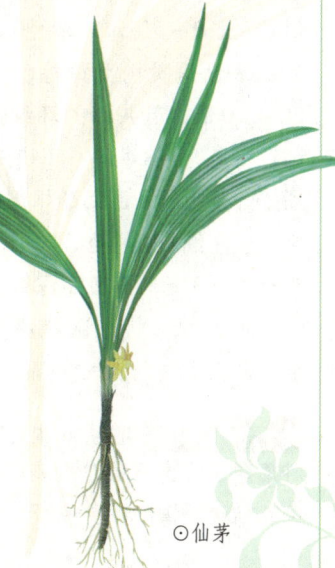

⊙仙茅

● 补阳药

冬虫夏草

《本草从新》记载，冬虫夏草，保肺益肾，止血，化痰，止劳嗽。

别名 夏草冬虫、虫草、冬虫草。

性味归经
甘，温。归肾、肺经。

传统功用
1. 补肾助阳：用于肾虚腰膝酸痛、遗精阳痿等。
2. 补肺，化痰，止血：用于久咳虚喘、劳嗽咯血等。

用量用法
煎服，每次5～15克。

来源 麦角菌科真菌冬虫夏草菌寄生在蝙蝠蛾科昆虫幼虫上的子座及幼虫尸体的复合体。

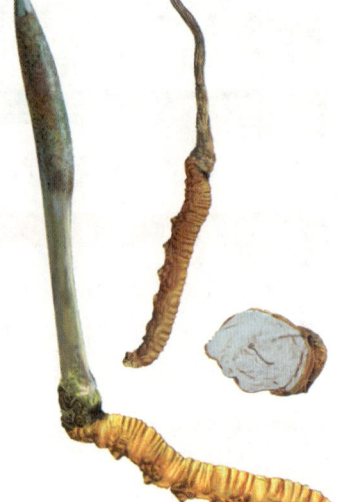

⊙冬虫夏草菌

药材性状 本品由虫体与从虫头部长出的真菌子座相连而成。虫体似蚕，长3～5厘米，直径0.3～0.8厘米，表面深黄色至黄棕色，有环纹20～30个，近头部的环纹较细，头部红棕色，足8对，中部4对较明显，质脆，易折断，断面略平坦，淡黄白色。子座细长圆柱形，长4～7厘米，直径约0.3厘米，表面深棕色至棕褐色，有细纵纹，上部稍膨大，质柔韧，断面类白色。气微腥，味微苦。

药理作用 增强机体免疫力，抗肿瘤，扩张支气管，祛痰，平喘，抗菌，抗炎，镇静，抗惊厥。

应用指南

01 治疗虚劳咳喘
冬虫夏草15～30克，老雄鸭1只，蒸服。

02 治疗自汗、盗汗、腰膝酸软
冬虫夏草10克，老雄鸭1只，黄酒、生姜、葱白、胡椒粉、食盐各适量。将鸭宰杀，去净毛和内脏，清洗干净，剁去鸭爪，在开水中余一下，捞出晾凉。冬虫夏草用温水洗干净，生姜、葱白切好待用。将鸭头顺颈切开，将部分冬虫夏草、生姜、葱白一起装入鸭头内，再用棉线缠紧，余下的冬虫夏草和生姜、葱白一起装入鸭腹内。将鸭放入盆内，加清汤、食盐、胡椒粉、黄酒调好味，用湿棉纸密封盆口，隔水蒸约3小时，取出后去掉棉纸，拣出生姜、葱白即可食用。

● 利水消肿药

冬瓜皮

《本草纲目》记载，冬瓜皮，主驴马汗入疮肿痛，阴干为末涂之，又主折伤损痛。

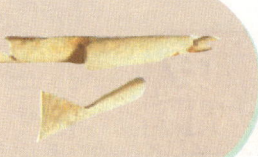

别名 白瓜皮、白冬瓜皮。

性味归经

甘，微寒。归肺、小肠经。

传统功用

利水消肿，解暑：用于水肿胀满、小便不利、暑热证等。

用量用法

煎服，每次15～30克。

来源 葫芦科植物冬瓜的干燥外层果皮。

药材性状 果皮为不规则的碎片，常向内卷曲，大小不一。外表面灰绿色或黄白色，被有白霜，有的较光滑不被白霜，内表面较粗糙，有的可见筋脉状维管束。体轻，质脆。气微，味淡。

药理作用 利尿。

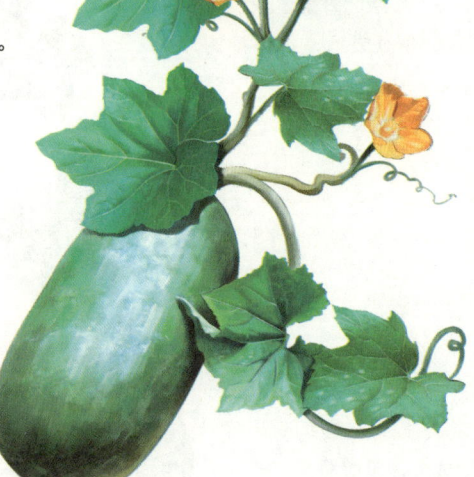

⊙冬瓜

附药

冬瓜子 冬瓜子为冬瓜的种子。性能同冬瓜皮。功效清肺化痰，利湿排脓。用于肺热咳嗽、肺痈、肠痈、带下、白浊等症。用量每次10～15克。

♥应用指南

01 治疗尿路感染

冬瓜皮30克，西瓜皮50～100克。将西瓜皮、冬瓜皮洗净，加水1升煮沸，去渣当茶饮。

02 治疗咳嗽

冬瓜皮30克，蜂蜜少许，水煎服。

03 治疗急性肾炎

冬瓜皮、蚕豆各60克，加水煎取汤汁饮服，每日3～4次。

04 治疗跌打损伤

冬瓜皮适量，炒焦，研为细末，每次3克，每日2～3次，用酒冲服（不能饮酒者亦可用温开水送服）。

● 利尿通淋药

冬葵果

《本草纲目》记载，冬葵果，通大便，消水气，滑胎治痢。《神农本草经》记载，冬葵果，主五脏六腑，寒热羸瘦，五癃，利小便。久服坚骨长肌肉，轻身延年。

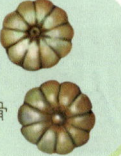

别名 葵子、葵菜子、冬葵子。

性味归经
甘，寒。归大肠、小肠、膀胱经。

传统功用
1. 利水通淋：用于小便不利、水肿、淋沥涩痛等。
2. 通乳：用于乳汁不下、乳房胀痛等。
3. 润肠通便：用于大便燥结等。

用量用法
煎服，每次3～9克。

注意事项
脾虚便溏者及孕妇慎用。

来源 锦葵科植物冬葵的干燥成熟果实。

药材性状 果实由7～9个小分果组成，呈扁平圆盘状，底部有宿存花萼。分果呈橘瓣状或肾形，直径1.5～2毫米，较薄的一边中央凹下。果皮外表为棕黄色，背面较光滑，两侧面靠凹下处各有一微凹下圆点，由圆点向外有放射性条纹。种子橘瓣状肾形，种皮黑色至棕褐色。质坚硬，破碎后子叶心形，两片重叠折曲。气微，味涩。

药理作用 增强单核-巨噬细胞系统的活性。

♥ **应用指南**

01 治疗轻度脂肪肝
冬葵果15克，玉米须60克，赤小豆100克，白糖适量。将玉米须、冬葵果煎水取汁，入赤小豆煮成汤，加白糖调味，分2次饮服。

02 治疗泌尿系统结石
冬葵果、当归、王不留行、陈皮、石韦、滑石各15克，水煎服。

03 治疗便秘
冬葵果15克，薏苡仁100克。将冬葵果洗净切碎，煮10～15分钟，再放入薏苡仁熬制成粥，空腹服用。

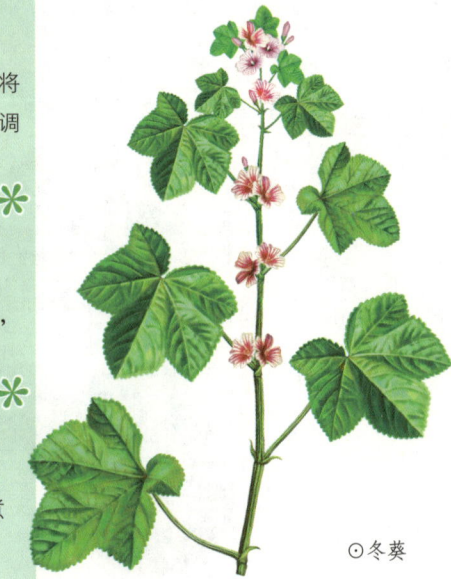

○ 冬葵

● 补气药

甘草

《本草纲目》记载，甘草，解小儿胎毒、惊痫，降火止痛。

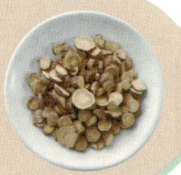

别名
美草、蜜甘、蜜草、国老、灵通、粉草、甜草、甜根子、棒草。

性味归经
甘，平。归心、肺、脾、胃经。

传统功用
1. 补脾益气：用于脾胃虚弱、气短乏力、食少便溏等。
2. 润肺止咳：用于咳嗽气喘等。
3. 缓急止痛：用于腹中挛急作痛及四肢拘挛疼痛。
4. 解毒和药：用于药食中毒，缓和药物的毒性、烈性。

用量用法
煎服，每次1.5～9克。

注意事项
反大戟、甘遂、芫花、海藻。湿盛中满者忌服。大剂量久服可致水肿。

♥ 应用指南

01 治疗脾胃虚弱
炙甘草、白术、茯苓各9克，党参6克，水煎服，每日2次。

02 治疗痰咳哮喘
甘草（末）每次6克，每日2次，温开水送服。服药后肺活量显著提高，症状消失。

03 治疗脑癌
甘草15克，豨莶草、当归、山药、薏苡仁、牛膝、白芍、桑枝、续断各9克，伸筋草6克，水煎，分3次温服。

来源
豆科植物甘草、光果甘草或胀果甘草的干燥根及根茎。

药材性状
1. **甘草** 根呈长圆柱形，长30～100厘米，直径0.6～3.5厘米。表面红棕色、暗棕色或灰褐色，有明显的皱纹、沟纹及横长皮孔，并有稀疏的细根痕，外皮松紧不一，两端切面中央稍下陷。质坚实而重，断面纤维性，黄白色，有粉性，横切面有明显的形成层环纹和放射状纹理，有裂隙。根茎表面有芽痕，横切面中心有髓。气微，味甜而特殊。
2. **光果甘草** 根茎及根质地较坚实。表面灰棕色，皮孔细而不明显。断面纤维性，裂隙较少。
3. **胀果甘草** 根茎及根木质，粗壮，多灰棕色至灰褐色。质坚硬，易潮。断面淡黄色或黄色，纤维性，粉性少。

药理作用
增强机体免疫功能，抗炎，抗菌，抗病毒，镇咳，祛痰，抗溃疡，解痉，促进胰液、胆汁分泌，抗肿瘤，解毒明目。

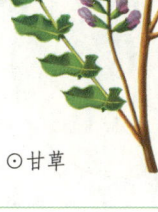
○甘草

● 峻下逐水药

甘遂

《本草纲目》记载，甘遂，泻肾经及隧道水湿，脚气，阴囊肿坠，痰迷癫痫，噎膈痞塞。

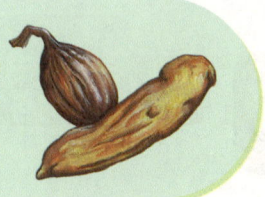

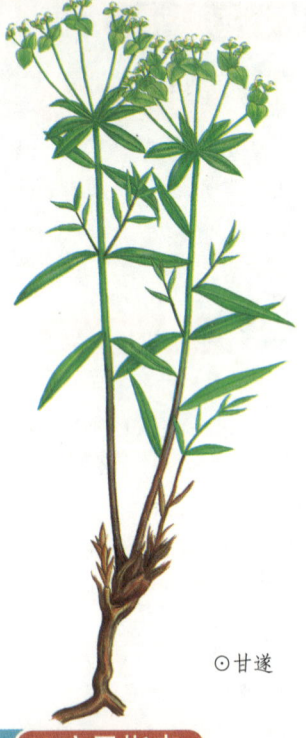

⊙甘遂

💗 应用指南

01 治疗肝硬化腹水

甘遂、龙胆、柴胡、鸡内金、黄芩、山楂、大黄、生地黄、茵陈、金钱草、车前子各10克，水煎服。

02 治疗水肿

甘遂、芫花、大戟各等份，研为末，或装入胶囊，身体强壮者每次1克，瘦弱者每次0.5克，以大枣10枚煎汤送服，清晨空腹顿服。

别名
甘泽、陵泽、肿手花根。

性味归经
苦，寒；有毒。归肺、肾、大肠经。

传统功用
1. 泻水逐饮：用于水湿壅滞、水肿胀满、二便不通的阳实水肿证，以及痰迷癫狂、精神错乱者。
2. 消肿散结：外用可治痈肿疮疡。

用量用法
内服宜醋制，以减低毒性，多入丸散服，每次0.5～1.5克。外用适量，生用。

注意事项
反甘草。体虚者及孕妇忌用。

🍃 来源
为大戟科植物甘遂的干燥块根。

药材性状
根椭圆形、长圆柱形或连珠形，长1～5厘米，直径0.5～2.5厘米。除去栓皮者表面类白色或黄白色，凹陷处有棕色栓皮残留；未去棕红色栓皮者，有明显纵槽纹和少数横长皮孔。质脆，易折断，断面粉性，皮部类白色，木部淡黄色，有放射状纹理；长圆柱状者纤维性较强。气微，味微甘而辣。

➕ 药理作用
泻下，抗生育，镇痛，抑制免疫功能。

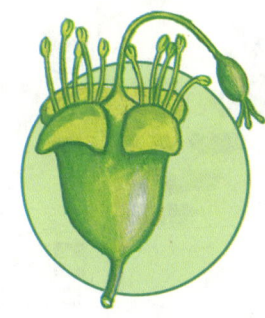

龙胆

清热燥湿药

《本草纲目》记载，龙胆，疗咽喉痛，风热盗汗。《神农本草经》记载，龙胆，主治骨间寒热，惊痫邪气，续绝伤，定五脏，杀蛊毒。

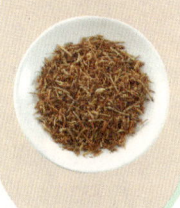

别名　陵游、草龙胆、龙胆草、苦龙胆草、地胆草、胆草、山龙胆、四叶胆。

性味归经　苦，寒。归肝、胆、膀胱经。

传统功用
1. 清热燥湿：用于肝胆湿热郁火、胁痛口苦、目赤耳鸣及湿热黄疸；下焦湿热引起的热淋涩痛、湿热带下、阴部湿痒。
2. 清肝泻火：用于肝经实火、热极动风、急惊抽搐等。

用量用法　煎服，每次3~6克。

注意事项　脾胃虚寒、阴虚津伤者慎用。

应用指南

01　治疗阴囊汗出
龙胆、杜仲、龙骨、牡蛎、生黄芪、五味子各等份，水煎服。

02　治疗肝炎
龙胆、丹参、川芎、大黄各等份，水煎服。

来源　为龙胆科植物条叶龙胆、龙胆、三花龙胆或坚龙胆的干燥根及根茎。

药材性状

① **龙胆**　根茎多横生，长0.5~3厘米，直径3~8毫米，存多个茎痕，下面有4~30余条根，常多于20条，根细长圆柱形，略扭曲，直径1~3毫米。表面灰白色或棕黄色，上部横纹较明显，下部有纵皱纹及细根痕。断面黄棕色，木部呈黄白色点状，环列。气微，味极苦。

② **条叶龙胆**　根茎多直生，块状或长块状，长0.5~1.5厘米。直径4~7毫米，下面丛生2~16条根，根长约15厘米，直径2~4毫米。表面黄棕色或灰棕色，有扭曲的纵皱纹，上部细密横纹明显，有少数突起的支根痕。

③ **三花龙胆**　根茎多直生，长1~5.5厘米，直径0.7~1.5厘米，下面有4~30余条根，常多于15条，直径1~6毫米。表面黄白色。全体横纹均较明显。

④ **坚龙胆**　根茎结节状，有1~10个残茎，下面有4~30余条根，根细圆柱形，略弯曲，直径1~4毫米。表面淡棕色或棕褐色。横切面中央有白色木心。

药理作用　抗肝损伤，促进胆汁分泌，抗炎，抗过敏，抗病原微生物，增强消化功能，降温，镇静，抗惊厥，降血压。

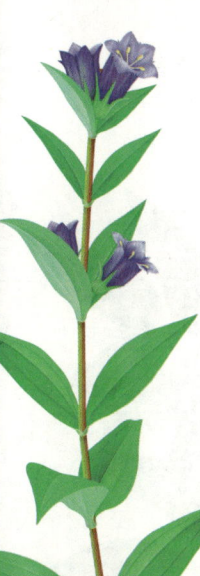

⊙龙胆

● 补血药

龙眼肉

《本草纲目》记载，龙眼肉，开胃益脾，补虚长智。

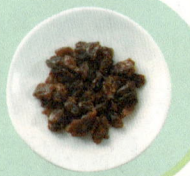

别名
龙眼、益智、桂圆、荔枝奴、亚荔枝、圆眼、元眼肉、龙眼干。

性味归经
甘，温。归心、脾经。

传统功用
补益心脾，养血安神：用于心脾两虚、气血亏虚之惊悸、失眠、健忘、食少倦怠及妇女崩漏出血等。

用量用法
煎服，每次10～25克。

注意事项
湿滞中满或有痰火者忌服。

♥应用指南

01 治疗失眠
龙眼肉10克，莲子50克，大枣20枚，水煎后加糖少许食用。

02 治疗神经衰弱
龙眼肉、芡实各20克，酸枣仁15克，煎汁去渣，与糯米100克共煮成粥，早、晚服食，食用时调入蜂蜜30克。糖尿病患者慎服。

来源 无患子科植物龙眼的假种皮。

药材性状 假种皮为不规则块片，常黏结成团，长1～1.5厘米，宽1～3.5厘米，厚约1毫米。黄棕色至棕色，半透明。外表面皱缩不平；内表面光亮，有细纵纹。质柔润，有黏性。气微香，味甜。

药理作用 抗衰老，抗肿瘤，增强机体免疫功能，促进智力发育。

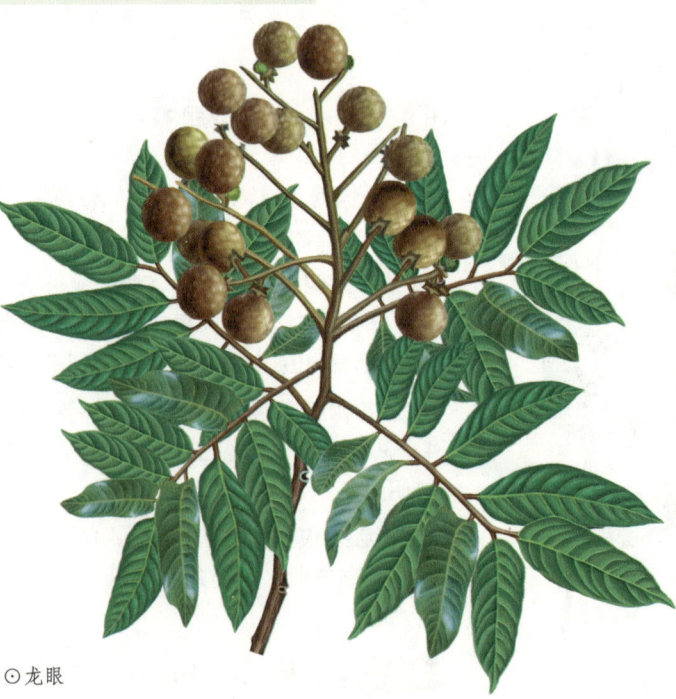

⊙龙眼

● 清热凉血药

生地黄

《本草纲目》记载,地黄,解诸热,通月水,利水道。捣贴心腹,能消瘀血。

别名
生地、地黄。

性味归经
甘、苦,寒。归心、肝、肺经。

传统功用
1. 清热凉血:用于热入营血,高热谵语、舌绛而干;血热动血,吐衄、尿血、崩漏;热病后期,津伤发热、阴虚内热。
2. 养阴生津:用于热病伤阴,口干口渴、舌红无苔;内热消渴,烦渴多饮;热伤阴液,肠燥便秘。

用量用法
煎服,每次9~15克,鲜品每次12~30克。

注意事项
本品性寒而滞,脾虚湿滞、腹满便溏者不宜使用。

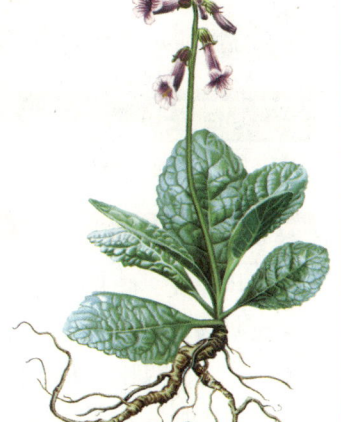

🌱 **来源** 玄参科植物地黄的新鲜或干燥块根。

🏺 **药材性状** 多呈不规则的团块状或长圆形,中间膨大,两端稍细,有的细小,长条状,稍扁而扭曲,长6~12厘米,直径2~6厘米。表面棕黑色或棕灰色,极皱缩,具不规则的横曲纹。体重,质轻软而韧,不易折断,断面棕黑色或乌黑色,有光泽,具黏性。气微,味微甜。

➕ **药理作用** 降血糖,抗炎,抗肿瘤,促进骨髓造血干细胞增殖,抗真菌。

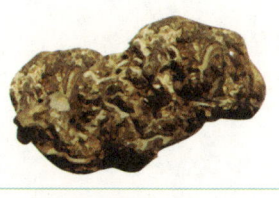
⊙ 地黄

♥ 应用指南

01 治疗胃癌
生地黄、北沙参各15克,麦冬、石斛、天花粉、玉竹、竹茹各9克,诃子4.5克,蜂蜜1匙,水煎服。能养阴生津,适宜于胃癌伴有心烦口干、脘中灼热等阴津枯竭者食用。

02 治疗热毒斑疹
生地黄30克,赤芍12克,牡丹皮9克,水牛角3克,水煎,分3次服。

03 治疗便秘
生地黄、天花粉、生石膏各15克,玄参12克,麦冬、知母各9克,黄连3克,水煎服。

● 清热泻火药

石膏

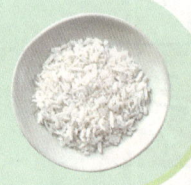

《名医别录》记载，石膏，除时气头痛身热，三焦大热，皮肤热，肠胃中膈热，解肌发汗，止消渴烦逆，腹胀暴气，喘息咽热，亦可作浴汤。

别名 白虎、细石、软石膏、玉大石、冰石。

性味归经
甘、辛，大寒。归肺、胃经。

传统功用
1. 清热泻火，除烦止渴：用于气分实热、高热口渴；气血两燔、壮热发斑；邪热郁肺、高热喘急；胃火上攻、牙痛、咽肿、头痛等病症。
2. 收敛生肌：用于湿疮湿疹、疮疡溃而不敛、水火烫伤等。

用量用法
煎服，每次15~60克，宜打碎先煎。外用生品适量，研末调敷。

注意事项
阴虚内热及脾胃虚寒者忌服。大量久服可致水肿。

应用指南

01 治疗急性腰扭伤
生石膏与鲜白萝卜捣匀，外敷于患处。

02 治疗外感发热
石膏（先煎）120克，麻黄3克，桂枝3克，水煎，多次温服。

03 治疗烧伤
先将创面洗净，拭去污物，剪开水疱，除掉腐皮，再用2~4毫升普鲁卡因液涂布于创面，最后将煅石膏粉均匀地撒在创面上，1~2小时后即可形成石膏痂片。痂片干涸后不宜过早剥去，以免引起剧痛、出血、感染。

来源 硫酸盐类矿物硬石膏族石膏，主要成分为含水硫酸钙（$CaSO_4·2H_2O$）。

药材性状 本品为纤维状集合体。呈长块状、板块状或不规则块状。白色、灰白色或淡黄色，条痕白色，有的半透明，上下两面较平坦，无纹理及光泽，纵面通常呈纵向纤维状纹理，具绢丝样光泽。体重，质软，指甲可刻划成痕。气微，味淡。

药理作用 解热，解渴，增强机体免疫力等。

⊙石膏

● 补阴药

石斛

《本草纲目》记载，石斛，治发热自汗，痈疽排脓内塞。

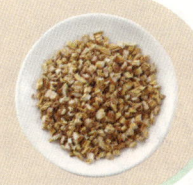

别名 林兰、杜兰、悬竹、吊兰花、千年竹。

性味归经 甘，微寒。归胃、肾经。

传统功用
1. 养胃生津：用于热病津伤、烦热口渴、舌绛苔黑；或胃阴不足、舌红口干、食少干呕等。
2. 滋阴清热，明目：用于肝肾阴虚、腰膝酸软、虚热不退，以及目暗不明、视物不清等。

用量用法 煎服，每品6～12克，鲜品15～30克。入汤剂宜先煎，单用可久煎。

注意事项 本品能敛邪，使邪不外达，故温热病患者不宜早用；还能助湿，故湿温病尚未化燥者忌服。

♥ **应用指南**

01 治疗胃阴不足
石斛、沙参各15克，山药、生麦芽各12克，水煎服。

02 治疗胃热口疮
石斛、生地黄、麦冬、石膏、知母各12克，黄芩、灯芯草、枇杷叶、茵陈各9克，甘草6克，水煎服。

03 治疗虚热烦闷
石斛、麦冬、生地黄、玄参、黄芪各9克，茯苓、远志、甘草各6克，水煎服。

来源 兰科植物环草石斛、马鞭石斛、黄草石斛、铁皮石斛或金钗石斛的新鲜或干燥茎。

药材性状
① **环草石斛** 茎细长圆柱形，常弯曲，盘绕成团或捆成把，长11～40厘米，直径1～3毫米。表面金黄色，有光泽，具细纵纹。质柔韧而实，断面较平坦。味苦。
② **马鞭石斛** 茎细长圆锥形，上部有少数分枝，长30～150厘米，直径2～8毫米，节间长2～4.5厘米。表面棕黄色，有8～9条深纵沟。质疏松，断面纤维性。切面灰白色。味微苦。
③ **黄草石斛** 茎细长圆柱形，中、上部不规则弯曲，长23～120厘米，直径2～5毫米，节间长2～3.5厘米。表面金黄色或棕黄色，有纵纹，体轻质实，易折断，断面略纤维性。
④ **铁皮石斛** 叶鞘常短于节间，留有环状间隙。
⑤ **金钗石斛** 茎中、下部扁圆柱形，向上稍呈"之"字形弯曲，长18～42厘米，中部直径0.4～1厘米，节间长1.5～6厘米。表面金黄色或绿黄色，有光泽，具深纵沟及纵纹，节稍膨大，棕色，常残留灰褐色叶鞘。质轻而脆，断面较疏松。

药理作用 增强机体免疫功能，减弱心肌收缩力，双向调节肠道平滑肌，延缓衰老。

● 平肝潜阳药

石决明

《本草纲目》记载，石决明，通五淋。
《本草求原》记载，石决明，软坚，滋肾，治痔漏。

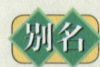

别名 鲍鱼甲、千里光、海决明、鲍鱼壳、鲍鱼皮。

性味归经
咸，寒。归肝经。

传统功用
1. 平肝潜阳：主治肝阳上亢、眩晕头痛等。
2. 清肝明目：用于肝火上炎，目赤肿痛；或肝阴不足，目暗不明等。

用量用法
煎服，每次3～15克，宜打碎先煎。

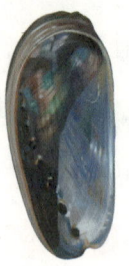
⊙耳鲍

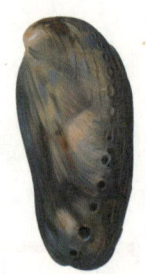

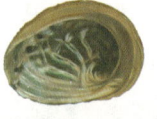
⊙羊鲍

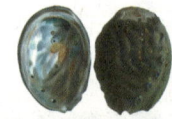
⊙皱纹盘鲍
⊙杂色鲍

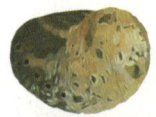

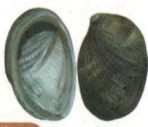

来源 鲍科动物杂色鲍、皱纹盘鲍、羊鲍或耳鲍的贝壳。

药材性状 ❶ **杂色鲍** 贝壳呈长卵圆形，内面观略呈耳形，长8～9厘米，宽5～7厘米，高约2厘米。表面暗红色，有多条不规则的螺肋和细密生长线，从螺旋部顶处开始排列有20余个疣状突起，末端6～9个开孔。

❷ **皱纹盘鲍** 贝壳长椭圆形，长12厘米左右，宽6～8厘米，高2～3厘米。表面灰棕色，有多条粗糙而不规则的皱纹，生长线明显，常有苔藓类或石灰虫等附着物，末端3～5个开孔。

❸ **羊鲍** 贝壳近圆形，较小，长8厘米左右，宽2.5～6厘米，高0.8～2厘米。螺旋部与体螺部各占全长的1/2，螺旋部边缘有2行整齐的突起，尤以上部较为明显，末端4～5个开孔呈管状。

❹ **耳鲍** 贝壳狭长，略扭曲，呈耳状，长6～7厘米，宽2.5～3.5厘米，高约1厘米。表面光滑，具翠绿色、紫色及褐色等多种颜色形成的斑纹，螺旋部小，体螺部大，末端5～7个开孔，孔口与壳平，多为椭圆形，壳薄。质较脆，断面0.5～15毫米。

药理作用 抗肝损伤、耐缺氧、抑菌、扩张气管、支气管平滑肌、免疫抑制等。

♥ **应用指南**

治疗高血压

石决明24克，黄芪、当归、牛膝、生牡蛎、白芍、玄参、桑枝、磁石、补骨脂、牡丹皮、乌药、独活各6克。石决明、生牡蛎、磁石先煎30～60分钟，再加入其他药同煎，取其煎液加温水适量，入浴盆足浴，每次1小时，每日1次，连续7～10日。可平肝潜阳，适用于高血压头晕头痛、小便短少、肢体水肿、麻木等。

● 补阴药

北沙参

《饮片新参》记载，北沙参，养肺胃阴，治劳咳痰血。

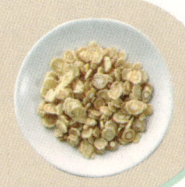

别名
沙参、海沙参、银条参、莱阳参、辽沙参。

性味归经
甘、微苦，微寒。归肺、胃经。

传统功用
1. 清肺养阴：用于热伤肺阴、干咳少痰、虚劳久咳等。
2. 益胃生津：用于肺胃阴伤、燥伤肺胃、咽干口渴、舌红少苔、大便秘结等。

用量用法
煎服，每次4.5～9克。

注意事项
反藜芦。风寒作嗽及肺胃虚寒者忌用。

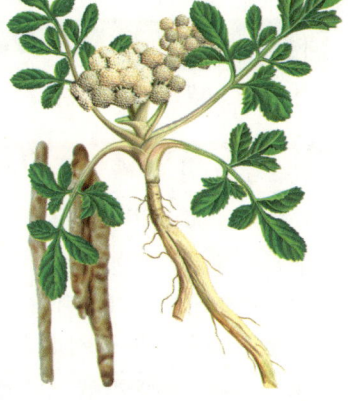

⊙珊瑚菜

应用指南

01 治疗阴虚口干
北沙参、玄参各30克，生地黄、麦冬各24克，水煎服。

02 治疗肺癌
北沙参、半枝莲、石燕各30克，漏芦、露蜂房各15克，枇杷叶、蒲黄、黄芪、苦杏仁各9克，水煎服。

03 治疗喉癌
北沙参、藤梨根、白花蛇舌草、白英、牡蛎、大青叶各30克，干蟾皮、山豆根各15克，当归9克，水煎服。

来源
本品为伞形科植物珊瑚菜的干燥根。

药材性状
根细长圆柱形，偶有分枝，长10～45厘米，直径0.2～1.5厘米。除去外皮的表面淡黄白色，略粗糙，偶有残留外皮。不去外皮的表面黄棕色，有不规则纵沟及裂隙，并有黄棕色横长皮孔及较多点状突起的细根痕。头渐细，有残留茎基。质坚脆，易折断，断面皮部浅黄白色，形成层环深褐色，木部黄色，放射状。气特异，味微甘。

药理作用
抑制免疫功能，解热，镇痛。

● 清热凉血药

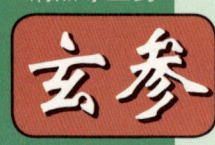

《本草纲目》记载，玄参，滋阴降火，解斑毒，利咽喉，通小便血滞。

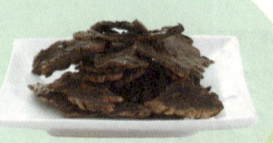

别名

性味归经
甘、苦、咸，寒。归肺、胃、肾经。

传统功用
1. 凉血解毒：用于热入营血，舌绛而干，气血两燔，热毒发斑；热陷心包，高热神昏；风热上攻，咽喉肿痛；热毒疮疡，红肿热痛，瘰疬痰核。
2. 滋阴降火：用于阴虚火旺、咽肿咯血、骨蒸劳热，热病伤阴、心烦不眠、口渴舌绛。

用量用法
煎服，每次9～15克。

注意事项
反藜芦。本品性寒而滞，脾胃虚寒、食少便溏者不宜服用。

⊙玄参

应用指南

01 治疗白血病

玄参、生地黄各12克，水牛角30克，牡丹皮9克，当归、天冬、麦冬、大青叶各15克，黄精、蚤休各30克，水煎，分3次服。能使发热、出血、头昏、心慌等症状部分或完全缓解，肝脾软缩，延长生存期。

02 治疗便秘

玄参12克，泡水喝。

03 治疗咽喉肿痛

玄参、麦冬60～90克，冰糖适量（冰糖在中药煎得快透时加入），水煎，每日分次服用。

来源 为玄参科植物玄参的干燥根。

药材性状 根类圆柱形，中部略粗，或上粗下细，有的微弯似羊角状，长6～20厘米，直径1～3厘米。表面灰黄色或棕褐色，有明显纵沟或横向皮孔，偶有短的细根或细根痕。质坚实，难折断，断面略平坦，乌黑色，微有光泽。气特异似焦糖，味甘、微苦。

药理作用 抗菌，解热，增加心肌血流量，提高耐缺氧能力。

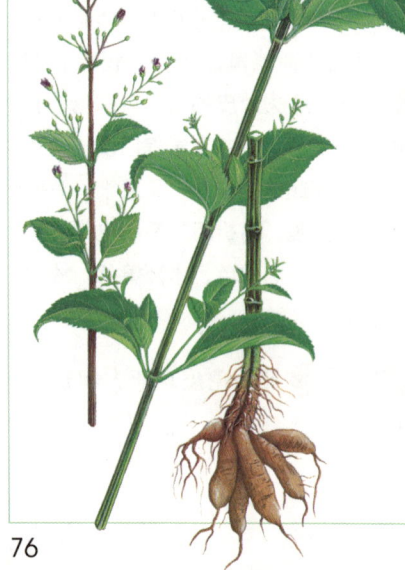

●利水消肿药

玉米须

《全国中草药汇编》记载,玉米须,利尿消肿,平肝利胆。

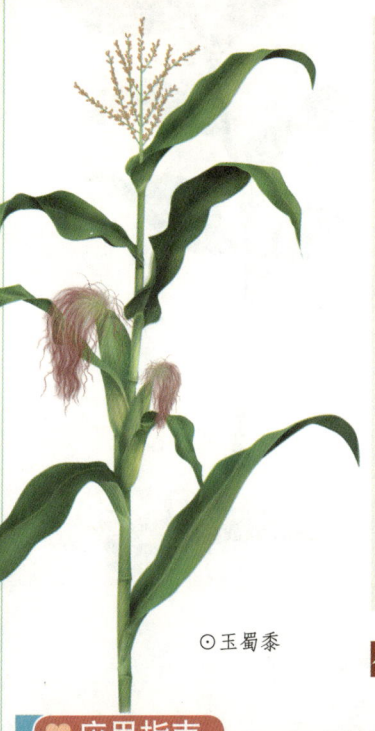

⊙玉蜀黍

别名 玉麦须、玉蜀黍蕊、棒子毛。

性味归经
甘,平。归膀胱、肝、胆经。

传统功用
利尿消肿,利胆退黄:用于水肿、小便不利、血淋、湿热黄疸。近代多用于急慢性肾炎、水肿、急慢性肝炎、高血压、糖尿病、慢性鼻窦炎、尿路结石、胆结石,并能预防习惯性流产。

用量用法
煎服,每次30~60克。鲜品加倍。

来源 禾本科植物玉蜀黍的干燥花柱及柱头。

应用指南

 治疗糖尿病

玉米须30克,猪瘦肉100克,煮熟,饮汤食肉。适用于一般糖尿病患者。

 治疗肥胖

玉米须10~15克,用开水冲泡代茶饮。

 治疗高血压

玉米须50克,蚌肉200克,料酒、精盐、葱、姜、花椒各适量。将玉米须洗净,葱、姜拍碎,蚌肉去杂洗净。将玉米须、蚌肉、葱、姜、花椒、料酒同入锅内,用大火烧开后用小火炖至蚌肉熟烂,拣去玉米须、葱、姜,加精盐调好味即成。

药材性状 常集结成疏松团簇,花柱线状或须状,完整者长至30毫米,直径约0.5毫米。淡绿色、黄绿色至棕红色,有光泽,略透明,柱头二裂,叉开,长至3毫米。质柔软。气微,味淡。

药理作用 利尿,促进胆汁分泌和排泄,降血压,降血糖。

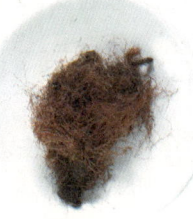

玉竹

补阴药

五画

《本草纲目》记载，玉竹，主风温自汗灼热，及劳疟寒热，脾胃虚乏，男子小便频数，失精，一切虚损。

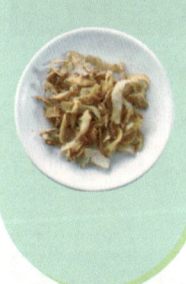

别名：葳蕤、山玉竹、竹节黄、山姜、尾参。

性味归经：甘，微寒。归肺、胃经。

传统功用：
1. 滋阴润肺：用于阴虚肺燥、干咳少痰、阴虚劳咳等；或阴虚外感风热所致的发热咳嗽、咽痛口渴等。
2. 养胃生津：用于热伤胃阴、舌干食少等。

用量用法：煎服，每次6~12克。

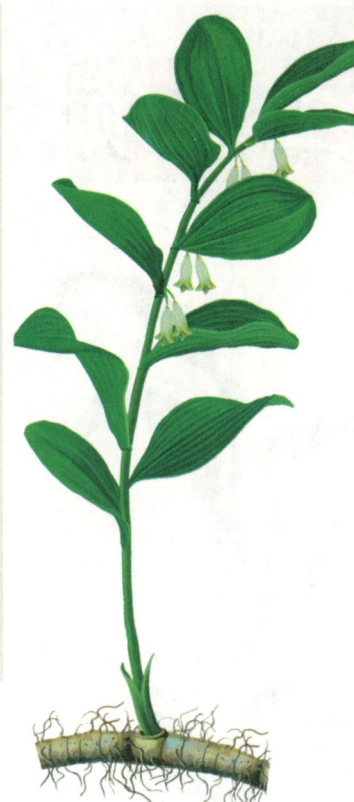

○玉竹

来源：百合科植物玉竹的干燥根茎。

药材性状：根茎圆柱形，有时有分枝，长10~20厘米，直径0.7~2厘米，环节明显，节间距离1~1.5毫米。根茎中间或终端有数个圆盘状茎痕，直径0.5~1厘米，有时可见残留鳞叶，须根痕点状。表面黄白色至土黄色，有细纵皱纹。质柔韧，有时干脆，易折断，断面黄白色，颗粒状，横断面可见散列维管束小点。气微，味甘，嚼之发黏。

药理作用：调节免疫功能，降血糖，降血脂，抗菌。

应用指南

01 治疗发热口干、小便涩痛

玉竹150克，煮汁饮之。

02 治疗风热感冒、阴虚劳咳、咽干痰结

生玉竹6~9克，生葱白2~3枚，桔梗3~4.5克，淡豆豉9~12克，薄荷3~4.5克，炙甘草1.5克，大枣2枚，水煎服。

03 治疗肢体酸软、自汗、盗汗

玉竹15克，丹参7.5克，水煎服。

04 治疗眼目黑花、赤痛昏暗

玉竹(焙)120克，研为粗末，每服3克。

● 清热泻火药

决明子

《神农本草经》记载，决明子，主治青盲，目淫肤赤白膜，眼赤痛，泪出。

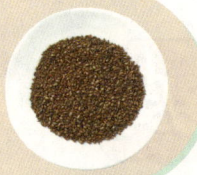

别名
草决明，羊明，还瞳子。

性味归经
甘、苦、咸，微寒。归肝、肾、大肠经。

传统功用
1. 清肝明目：用于肝热目赤、风热目赤、肝肾阴虚、目暗不明等症。
2. 润肠通便：用于肠燥便秘。还常用于治疗肝阳上亢型高血压。

用量用法
煎服，每次9~15克。

注意事项
气虚便溏者不宜应用。

♥ 应用指南

01 治疗高脂血症
决明子50克，水煎服，每日2次。

02 治疗阴道炎
决明子30克，加水煮沸后熏洗外阴及阴道，每次15~20分钟，每日1次，10日为一疗程。

03 明目降压
决明子30克，金银花15克，杭菊花15克，沸水冲泡饮用，每日1次。

🍃 **来源** 豆科植物决明或小决明的干燥成熟种子。

⚱ **药材性状** ❶ **决明** 呈四棱状短圆柱形，一端钝圆，另一端倾斜并有尖头，长4~6毫米，宽2~3毫米。表面棕绿色或暗棕色，平滑，有光泽，背腹面各有一条突起的棱线，棱线两侧各有一条从脐点向合点斜向的浅棕色线形凹纹。质坚硬，横切面种皮薄，胚乳灰白色，半透明，胚黄色，两片叶子重叠呈S状折曲。气微，味微苦。

❷ **小决明** 种子短圆柱形，长3~5毫米，宽2~2.5毫米。棱线两侧各有一条宽广的浅黄棕色带。

➕ **药理作用** 降血压，泻下，降血脂，抗菌，抗血小板聚集，抗肝损伤，促进胃液分泌。

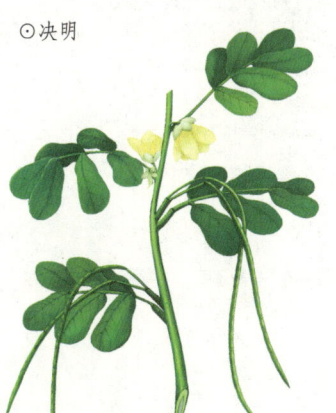

○决明

● 养心安神药

合欢皮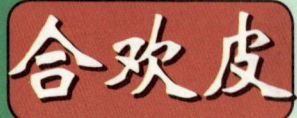

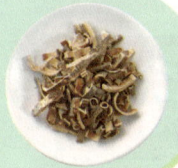

《本草纲目》记载，合欢皮，和血，消肿，止痛。

别名
夜合皮、合欢木皮。

性味归经
甘，平。归心、肝、肺经。

传统功用
1. 解郁安神：用于忧郁气恼、烦闷不安、失眠多梦等。
2. 活血消肿：用于痈疽疮肿、外伤瘀肿及肺痈等。

用量用法
煎服，每次6～12克。外用适量，研末调敷。

注意事项
孕妇慎用。

来源
豆科植物合欢的干燥树皮。

药材性状
树皮浅槽状或卷成单筒状，长40～80毫米，厚皮1～3毫米。外表面灰褐色，稍粗糙，皮孔红棕色，椭圆形，内表面平滑，淡黄白色，有纵直的细纹理。质硬而脆，易折断，折断面裂片状，淡黄棕色或黄白色。气微香，味淡、微涩，稍刺舌，而后喉头有不适感。

药理作用
镇静，催眠，抗生育，抗过敏，抗肿瘤。

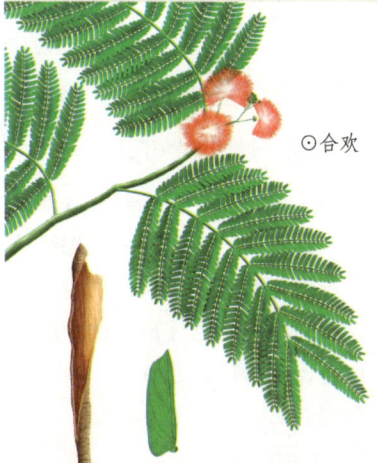

⊙合欢

附药
合欢花 本品为豆科植物合欢的干燥花序。味甘，性平。归心、肝经。功能解郁安神。用于心神不宁、忧郁失眠。

应用指南

01 治疗肺痈咳嗽兼有微热
手掌大合欢皮1片，细切，以水3升煮取1升，分3次饮服。

02 治疗肺痈久不敛口
合欢皮、白蔹适量，水煎服。

03 治疗跌打损伤
合欢皮（炒干）120克，麝香、乳香各3克，共为细末，每次9克，不饥不饱时温酒调服。

04 治疗骨折
合欢皮（去粗皮，取白皮，锉碎，炒令黄微黑色）120克，芥菜子（炒）30克，共为细末，酒调，临睡前服；粗渣敷于患处。

● 息风止痉药

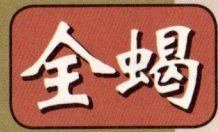

全蝎

《本草纲目》记载，全蝎，主治小儿惊痫风搐，大人疟疾，耳聋疝气，诸风疮，女人带下阴脱。

别名
全虫、蝎子。

性味归经
辛，平；有毒。归肝经。

传统功用
1. 息风止痉：适当配伍可用于多种肝风，主治各种原因之惊风疼挛抽搐，如小儿急惊风、脾虚慢惊风、中风、破伤风等。
2. 通络止痛：主治风湿痹痛、伏风头痛，病情较重日久不愈者。
3. 解毒散结：外用可治疗疮痈、瘰疬等。

用量用法
煎服，每次3~6克；研末吞服，每次0.6~1克。外用适量。

注意事项
本品有毒，用量不宜过大。孕妇忌用。

来源
钳蝎科动物东亚钳蝎的干燥体。

药材性状
全蝎头胸部与前腹部呈扁平长椭圆形，后腹部呈尾状，皱缩弯曲，完整者体长约6厘米。头胸部绿褐色，前面有一对短小的螯肢及一对较长的钳状脚须，形似蟹螯，背面覆有梯形背甲，腹面有足4对，均为7节，末端各具2爪钩，前腹部由7节组成，第7节色深，背甲上有5条隆脊线，背面绿褐色，后腹部棕黄色有6节，节上均有纵沟，末节有锐钩状毒刺，毒刺下方无距。气微腥，味咸。

药理作用
抗惊厥，镇痛，抑制血栓形成及抗凝，抗肿瘤，抑菌，抑制猪囊尾蚴活性。

♥ 应用指南

01 治疗面神经瘫痪

全蝎、蜈蚣、僵蚕、制白附子各6克，钩藤、白芷各3克，研末，每次2克，每日2次，早、晚用防风3克煎汤送服。

02 治疗惊风抽搐

全蝎、蜈蚣各等份，研为散，每服1.5克，每日2次。

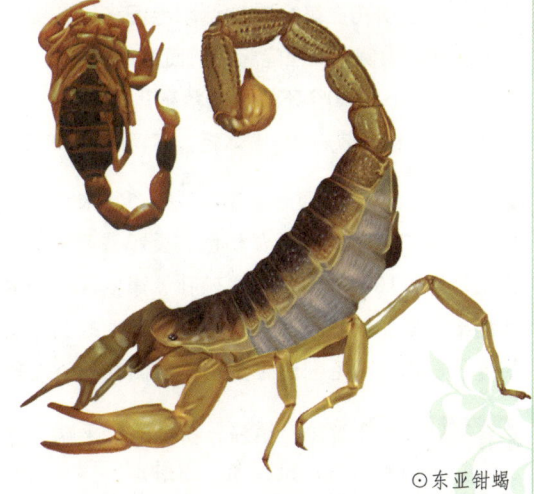

⊙东亚钳蝎

● 息风止痉药

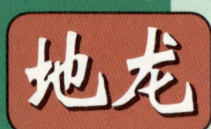

《本草纲目》记载，地龙，主伤寒、疟疾、大热狂烦，及大人、小儿小便不通，急慢惊风，历节风痛，肾脏风注，头风、齿痛，风热赤眼，木舌，喉痹，鼻瘜，聤耳，秃疮，瘰疬，卵肿，脱肛。解蜘蛛毒，疗蚰蜒入耳。

别名
蚯蚓、土龙、地龙子、蛐蟮。

性味归经
咸，寒。归肝、脾、膀胱经。

传统功用
1. 清热息风：主治壮热惊痫、惊风抽搐等。
2. 清肺定喘：主治肺热痰咳气喘，对于肺热型支气管哮喘的疗效较好。
3. 通络利尿：主治气虚血滞、半身不遂及小便不通。

用量用法
煎服，每次4.5～9克；研末吞服，每次1～2克。

来源
巨蚓科动物参环毛蚓等的干燥体。

药材性状
① **广地龙** 虫体呈长条状薄片，弯曲，边缘略卷，长15～20厘米，宽1～2厘米。全体具环节，背部棕褐色至紫灰色，腹部浅黄棕色，第14～16环节为生殖带，习称"白颈"，较光亮，体前端稍尖，尾端钝圆，刚毛圈粗糙而硬，色稍浅，雄生殖孔在第18节腹侧刚毛圈一小孔突上，外缘有环绕的浅皮褶，内侧刚毛圈隆起，前面两边有横排（一排或两排）小乳突，每边10～20个不等。受精囊孔2对，位于6～9节间一椭圆形突起上，约占节周5/11。体轻、不易折断。气腥，味微咸。

② **沪地龙** 长8～15厘米，宽0.5～1.5厘米。全体具环节，背部棕褐至黄褐色，腹部浅黄棕色，受精囊孔3对，第14～16节为生殖带，第18节有一对雄生殖孔。通俗环毛蚓的雄交配腔能全部翻出，呈花菜状或阴茎状，威廉环毛蚓的雄交配腔孔呈纵向裂缝状，栉盲环毛蚓的雄生殖孔内侧有一个或多个小乳突。

药理作用
解热，镇静，抗惊厥，平喘，降血压，抗心律失常，抗血栓形成，抗凝血，抗肿瘤。

应用指南

01 治疗过敏性哮喘
地龙、蜂蜜各50克，麻油500毫升。将麻油煎沸，入地龙炸焦，去地龙渣得净油，趁热入蜂蜜50克，装瓶备用。每次10毫升，每日2次。能益肺补肾，平喘纳气，润肠通便。

02 治疗三叉神经痛
地龙、葛根、白芷各12克，红花、延胡索各10克，当归30克，细辛、全蝎各6克，川芎、姜黄各15克，牛蒡子20克，蜈蚣2条，水煎服。

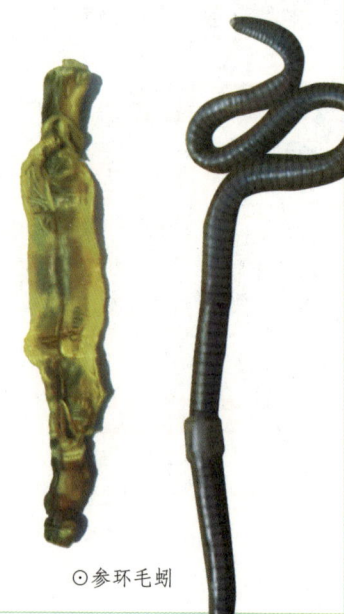

⊙参环毛蚓

● 凉血止血药

地榆

《本草纲目》记载，地榆，捣汁涂主虎、犬、蛇、虫伤，除下焦热，治大小便血证。

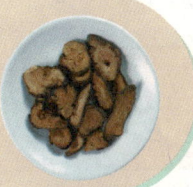

别名 白地榆、西地榆、山枣、红地榆。

性味归经
苦、酸，微寒。归肝、胃、大肠经。

传统功用
1. 凉血止血：用于血热妄行引起的多种出血，如便血、尿血、痔疮出血及妇女崩漏等。
2. 解毒敛疮：外用可治疗水火烫伤、湿疹、湿疮、皮肤溃烂等。

用量用法
煎服，每次10～15克。外用适量，研末涂敷患处。

注意事项
对于大面积烧伤，不宜使用地榆制剂外涂。

♥应用指南

01 治疗大肠积热之大便秘结
地榆、槐角（炒）、白芍（酒炒）、枳壳（炒）、荆芥、椿皮（炒）、栀子（炒）、黄芩、生地黄各适量，水煎服。

02 治疗过敏性紫癜
地榆、人参、白术、黄芪、当归、酸枣仁、远志、炙甘草、桂枝、白芍、大枣各适量，水煎服。

03 治疗痔疮
地榆（炭）、槐角（蜜炙）、槐花（炒）、大黄、黄芩、生地黄、当归、赤芍、红花、防风、荆芥穗、枳壳（炒）各适量，水和为丸，每丸9克，每次1丸，每日2次。

来源 蔷薇科植物地榆或长叶地榆的干燥根。

药材性状
① **地榆** 根圆柱形，略扭曲状弯曲，长18～22厘米，直径0.5～2厘米，有时可见侧生支根或支根痕。表面棕褐色，具明显纵皱。顶端有圆柱状根茎或其残基。质坚，稍脆，折断面平整，略具粉质。横断面形成层环明显，皮部淡黄色，木部棕黄色或带粉红色，呈显著放射状排列。气微，味微苦涩。

② **长叶地榆** 根圆柱形，常弯曲，长15～26厘米，直径0.5～2厘米。有时支根较多。表面棕褐色。质较坚韧，不易折断，折断面细毛状，可见众多纤维，横断面形成层环不明显，皮部黄色，木部淡黄色，不呈放射状排列。气微，味微苦涩。

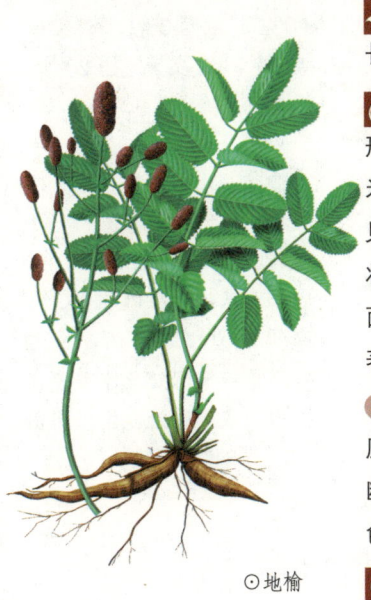

⊙地榆

药理作用 止血，抗炎，抗菌，促进伤口愈合，止吐。

● 清虚热药

地骨皮

《本草纲目》记载，地骨皮，去下焦肝肾虚热。《日华子本草》记载，地骨皮，除烦益志，补五劳七伤，壮心气，去皮肤骨节间风，消热毒，散疮肿。

别名 枸杞根皮、地骨、枸杞根。

性味归经
甘，寒。归肺、肝、肾经。

传统功用
1. 凉血退蒸：用于阴虚发热及有汗骨蒸、血热妄行、吐血、衄血。
2. 清泻肺热：用于肺热喘咳、内热消渴及虚火牙痛。

用量用法
煎服，每次6～15克。

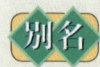 **来源** 为茄科植物枸杞或宁夏枸杞的干燥根皮。

药材性状 根皮呈筒状、槽状或不规则卷片，大小不一，一般长3～10厘米，直径0.5～2厘米，厚1～3毫米。外表面土黄色或灰黄色，粗糙，有不规则纵裂纹，易成鳞片状剥落，内表面黄白色，具细纵条纹。质松脆，易折断，折断面分内外两层，外层（落皮层）较厚，土黄色，内层灰白色。气微，味微甘而苦。

药理作用 解热，抗病原微生物，降血压，降血糖，降血脂，兴奋子宫平滑肌。

应用指南

01 治疗糖尿病
地骨皮30克，桑白皮15克，麦冬10克，面粉适量。将地骨皮、桑白皮、麦冬放入沙锅浸泡20分钟，煎20分钟，去渣取汁，面粉调成糊，共煮为稀粥，随意饮用或佐食。

02 治疗高血压
地骨皮10克，泡水服。

03 治疗哮喘
地骨皮、南沙参、苦杏仁、玄参、女贞子、墨旱莲各10克，甘草3克，蜜炙麻黄5克，蜜炙紫菀12克，水煎服。

04 治疗鸡眼
地骨皮6克，红花3克，共研细末，加适量麻油和少许面粉，调和成糊状，密封备用。先将患处死皮去掉，再将药敷于患处，用纱布包好，隔日换药一次。

⊙枸杞

● 利尿通淋药

地肤子

《神农本草经》记载，地肤子，主膀胱热，利小便，补中益精气，久服耳目聪明，轻身耐老。

别名
地葵、地麦、益明、落帚子、竹帚子、千头子、帚菜子、铁扫把子、扫帚子。

性味归经
苦，寒。归膀胱经。

传统功用
1. 利尿通淋：用于膀胱湿热、小便淋痛等。
2. 祛风止痒：用于风疹瘙痒、阴部湿疹等。

用量用法
煎服，每次9～15克。外用适量，煎汤熏洗。

来源
藜科植物地肤的干燥成熟果实。

药材性状
果实呈扁球状五角星形，直径1～3毫米。外被宿存花被，表面灰绿色或浅棕色，周围具膜质小翅5枚，背面中心有微突起的点状果梗痕及放射状脉纹5～10条，剥离花被，可见膜质果皮，半透明。种子扁卵形，长约1毫米，黑色。气微，味微苦。

药理作用
抑菌，抑制单核-巨噬细胞吞噬功能，抑制迟发型超敏反应。

⊙ 地肤

♥ 应用指南

01 治疗急性肾炎
地肤子、荆芥、苏叶、黄柏、瞿麦、桑白皮各10克，白茅根、鱼腥草、白花蛇舌草各30克，蝉蜕6克，水煎服。

02 治疗湿疹
地肤子、升麻、葛根、白术、防风、赤芍、紫草、荆芥、玄参、蝉蜕、生地黄各10克，水煎服。

03 治疗阴囊湿疹
地肤子、蛇床子各60克，黄柏、苦参、花椒、大枫子、千里光各30克，薄荷叶（后下）15克，冰片1克（分2～3次用，洗前加入），用水煎至三大碗左右，再加温水适量，外洗患部。

04 治疗小便不利、湿热淋证
地肤子、猪苓、萹蓄各9克，木通6克，水煎分2次服。

05 治疗湿热、水肿
地肤子、猪苓、通草各等份，水煎服。

● 利尿通淋药

灯芯草

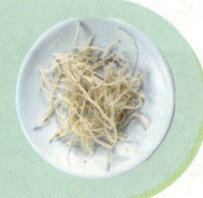

《本草纲目》记载，灯芯草，降心火，止血，通气，散肿，止渴。烧灰入轻粉、麝香，治阴疳。

别名
虎须草、赤须、灯芯、灯草、碧玉草、水灯芯、猪矢草、洋牌洞、虎酒草、秧草。

性味归经
甘、淡，微寒。归心、肺、小肠经。

传统功用
1. 利水通淋：用于热淋涩痛、小便不利等。
2. 清心除烦：用于心热烦躁、小儿夜啼、惊痫等。

用量用法
煎服，每次1~3克。

来源
灯芯草科植物灯芯草的干燥茎髓。

药材性状
茎髓呈细圆柱形，长达90厘米，直径1~3毫米。表面白色或淡黄白色，有细纵纹。体轻，质软，略有弹性，易拉断，断面白色。气微，无味。

药理作用
抗氧化，抗病原微生物。

应用指南

01 治疗夏日心烦口渴、倦怠乏力

灯芯草10克，苦瓜150克，食盐、味精各适量。把灯芯草、苦瓜一起放入锅内，用小火煮半小时，去渣取汁，加食盐、味精调味，每日1剂，分次饮用。

02 治疗膀胱湿热引起的小便短赤

灯芯草3克，瞿麦、萹蓄各12克，黄柏9克，蒲公英30克，水煎服。

03 治疗泌尿系统感染

灯芯草6克，柿饼2个，白糖适量，煎汤饮食，有清热利尿、通淋止血之功效。

04 治疗肾炎水肿

鲜灯芯草30克，车前草、地胆草各50克，水煎服。

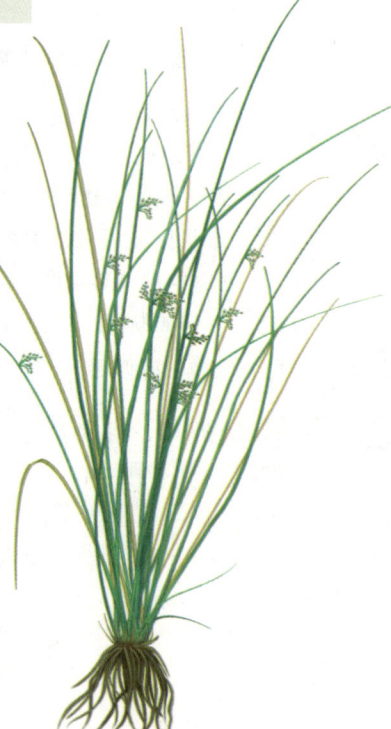

⊙灯芯草

● 活血止痛药

延胡索

《本草纲目》记载，延胡索，活血，利气，止痛，通小便。

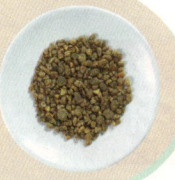

别名 延胡、玄胡索、玄胡、元胡索、元胡。

性味归经 辛，苦，温。归心、肝、脾经。

传统功用
1. 行气活血：用于气滞血瘀诸痛，如瘀血阻滞、胸痹绞痛、胃脘刺痛不可忍、妇女痛经、胸胁胀满疼痛等。
2. 祛寒止痛：用于寒滞肝脉、风寒痹证、跌打伤痛等。

用量用法 煎服，每次3～10克；研末吞服，每次1～3克。

 来源 为罂粟科植物延胡索的干燥块茎。

药材性状 块茎扁球形，直径5～18毫米。表面灰黄色或黄棕色，有不规则网状细皱纹，底部微凹处为茎痕或根痕，其周围有数个小突起，上部或侧面有数个大小不一的疙瘩状侧块茎，主、侧块茎上部中央凹陷处有茎痕及芽。有的块茎成"分瓣"状或上部分成2～3瓣。质坚硬，难折断，气微，味苦。

药理作用 镇痛，扩张冠状动脉，减弱心肌收缩力，抗心律失常，镇静，抗惊厥，抗胃溃疡。

○ 延胡索

♥ 应用指南

01 治疗乳腺癌

延胡索、七叶一枝花、蛇莓、楝果、王不留行、蜀羊泉各15克，蒲公英、龙葵各30克，水煎，分3次服。

02 治疗高血压

延胡索、山慈菇各12克，当归、五灵脂、桃仁、红花、甘草各9克，赤芍、川芎、乌药、牡丹皮各9克，香附、枳壳各3克，酒、水各半煎服。

03 治疗痛经

延胡索、当归、赤芍、炒蒲黄、肉桂各15克，姜黄、乳香、没药、木香各9克，甘草6克，共为细末，每次6克，每日2次，温开水送服。

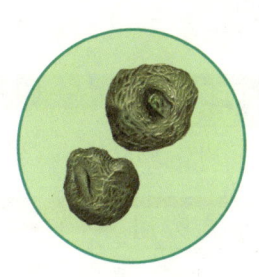

● 活血疗伤药

自然铜

《开宝本草》记载，自然铜，疗折伤，散血止痛，破积聚。

别名
石髓铅、方块铜。

性味归经
辛，平。归肝经。

传统功用
散瘀止痛，接骨疗伤：用于跌打损伤、筋伤骨折、瘀血肿痛等。

用量用法
煎服，每次10～15克，多入丸、散剂，若入煎剂宜先煎。外用适量。

注意事项
阴虚火旺、血虚无瘀血者忌服。

来源
硫化物类矿物黄铁矿族黄铁矿，主要成分为二硫化铁（FeS_2）。

药材性状
本品多呈立方体，粒径0.2～2.5厘米，有棱，亮淡黄色，条痕绿黑色或红棕色。表面平滑，有时可见细纹理。不透明，具金属光泽。体重，质坚硬而脆，易砸碎，断面黄白色，有金属光泽。无臭，无味。

药理作用
增强骨折愈合后骨组织的生物力学强度，促进骨折愈合，抗真菌。

⊙ 自然铜

应用指南

01 治疗跌打损伤、肿胀疼痛

自然铜、乳香、没药、骨碎补、川芎、血竭、朱砂各9克，伸筋草、赤芍、穿山甲、杜仲各15克，红花、生地黄、牛膝、防己各3克，共为细末，和水为丸，每次6克，每日2次。

02 治疗骨折

自然铜3克，透骨草、大黄、当归、赤芍、红花各10克，牡丹皮6克，生地黄15克，蝼蛄（槌碎）10个，土虫30个，白酒350毫升。除自然铜外，将上药全部粉碎，用白酒煎至减半，去渣，分成3份备用。每日一份，送服自然铜1克。

03 治疗恶疮及水火烫伤

自然铜、密陀僧各30克（并煅开），甘草、黄柏各60克（并为末），将上药全部研细，收于密器中，用水调涂或干敷患处。

● 活血疗伤药

血竭

《本草纲目》记载，血竭，散滞血诸痛，妇人血气，小儿瘛疭。

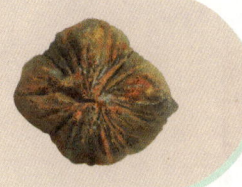

别名 麒麟竭、木血竭。

性味归经
甘、咸，平。归肝经。

传统功用
化瘀止痛，敛疮生肌：用于跌打损伤、瘀滞疼痛、血瘀胸腹刺痛、痛经、产后瘀痛、创伤出血、溃疡疮面久不愈合等。

用量用法
内服，每次0.3～1克，多入丸剂。外用，研末撒或入膏药用。

注意事项
孕妇及月经过多者慎用。

来源 棕榈科植物麒麟竭果实渗出的树脂经加工制成。

药材性状 ❶ **进口加工血竭** 略呈扁圆四方形，大小、重量不一，一般直径6～8厘米，厚约4厘米，重120～150克。表面暗红色或黑红色，有光泽，常附有因摩擦而成的红粉。底部平圆，顶端有包扎成型时形成的纵折纹。质硬脆易碎，破碎面红色，光亮，研粉则为砖红色。无臭，味淡。

❷ **原装血竭** 呈扁圆形、圆形或不规则块状，大小不等。表面铁黑色、红色、砖红色。断面有光泽或粗糙而无光泽，黑红色。研粉为血红色。无臭，味淡。

药理作用 抑制血栓的形成，促进纤溶酶活性，抗炎，抑菌。

应用指南

01 治疗肝癌

血竭、三七、肉桂、玳瑁各60克，没药、乳香、川乌、草乌、蜈蚣各90克，共研细末，分为60份，纳入胶囊。每次1份，温开水送服。

02 治疗宫颈癌

血竭7.5克，雄黄、钟乳石各13.5克，蛇床子4克，乳香、儿茶、冰片、硼砂各10.5克，白矾58.5克，共研细末，以适量涂敷宫颈，每周2次。

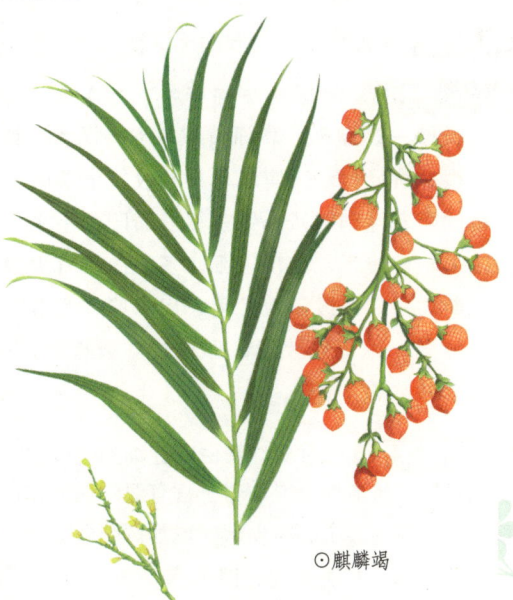

⊙麒麟竭

● 补血药

当归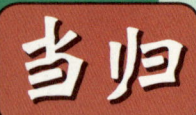

《本草纲目》记载，当归，治头痛、心腹诸痛，润肠胃筋骨皮肤。治痈疽，排脓止痛，和血补血。

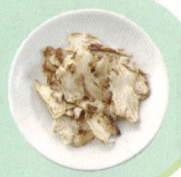

别名
干归、马尾当归、秦归、马尾归、云归、西当归。

性味归经
甘、辛，温。归肝、心、脾经。

传统功用
1. 补血调经：用于血虚萎黄、心悸失眠等。
2. 活血止痛：用于血虚血瘀、跌打损伤、瘀肿作痛、风寒痹证、肢节疼痛、气血虚寒、腹中冷痛等。
3. 润肠通便：用于血虚肠燥便秘。

用量用法
煎服，每次5～15克。

注意事项
湿盛肿满、大便泄泻者忌服。

♥ 应用指南

01 治疗肝癌

当归、瓦楞子各18克，漏芦12克，丹参、白扁豆、刺蒺藜各9克，石燕、香附各6克，半枝莲60克，水煎服。能减轻症状，消除肿痛，延长生命。

02 治疗月经不调

当归、熟地黄各9克，白芍、川芎各6克，水煎服。

来源
伞形科植物当归的干燥根。

药材性状
本品略呈圆柱形，下部有支根3～5条或更多，长15～25厘米。表面黄棕色至棕褐色，具纵纹及横长皮孔。根头直径1.5～4厘米，具环纹，上端圆钝，有紫色或黄绿色的茎及叶鞘的残基；主根表面凹凸不平；支根（归尾）直径0.3～1厘米，上粗下细，多扭曲，有少数须根痕。质柔韧，断面黄白色或淡黄棕色，皮部厚，有裂隙及多个棕色点状分泌腔，木部色较淡，形成层环黄棕色。有浓郁的香气，味甘、辛、微苦。

药理作用
促进血红蛋白、红细胞生成，抑制血小板聚集，抗血栓形成，对子宫有双向调节作用，减弱心脏收缩力，抗心律失常，增加冠脉血流量，降低心肌耗氧量，扩张血管，降血压，降血脂，抗动脉粥样硬化，抗肝损伤，促进胃肠蠕动，抗变态反应，抗氧化。

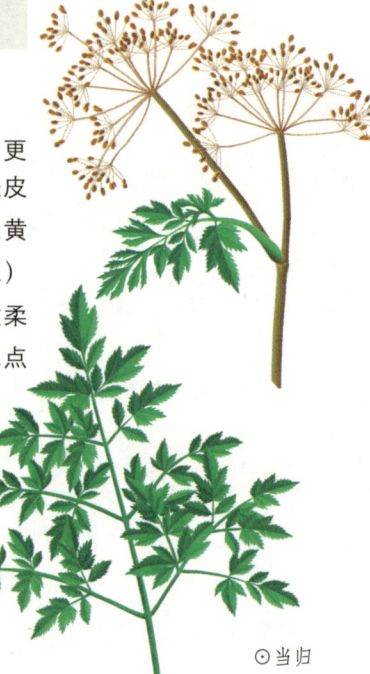

⊙当归

● 补阴药

百合

《上海常用中草药》记载，百合，治干咳久咳，热病后虚热，烦躁不安。

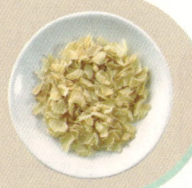

别名 白百合、蒜脑薯。

性味归经
甘，微寒。归肺、心经。

传统功用
1. 润肺养阴：用于肺热久咳、痰中带血、劳热咯血等。
2. 清心安神：用于热病之后、余热未清、虚烦不安、失眠多梦等。

用量用法
煎服，每次6～12克。

应用指南

01 治疗咳嗽不已或痰中有血
百合（焙，蒸）、款冬花各等份，共为细末，炼蜜为丸，如龙眼大，每次1丸，饭后临卧前细嚼，姜汤咽下，嚼化尤佳。

02 治疗支气管扩张咯血
百合、蛤粉各60克，白及120克，百部30克，共为细末，炼蜜为丸，每丸重6克，每服1丸，每日3次。

来源 百合科植物卷丹、百合或细叶百合的干燥肉质鳞叶。

药材性状 ① **卷丹** 鳞叶长2～3.5厘米，宽1.5～3厘米，厚1～3毫米。表面乳白色或淡黄棕色，有纵直的脉纹3～8条。质硬而脆，易折断，断面平坦，角质样。气微，味微苦。

② **百合** 鳞叶呈长椭圆形，顶端尖、基部较宽，微波状，向内卷曲，长1.5～3厘米，宽0.5～1厘米，厚约4毫米，有脉纹3～5条，有的不明显。表面白色或淡黄色，光滑半透明。质硬而脆，易折断，断面平坦，角质样。

③ **细叶百合** 鳞叶长约5.5厘米，宽约2.5厘米，厚至3.5毫米，色较暗，脉纹不太明显。

药理作用 增强免疫功能，镇静，催眠，镇咳，平喘，祛痰，抗应激性损伤。

⊙百合

● 止咳平喘药

百部

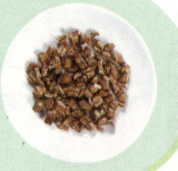

《本草纲目》记载，百部，气温而不寒，寒嗽宜之。《药性论》记载，百部，治肺家热，上气，咳逆，主润益肺。

别名 百条根、野天门冬、山百根。

性味归经
甘、苦，微温。归肺经。

传统功用
1. 润肺止咳：用于新、久咳嗽。对外感风寒咳嗽、肺寒咳嗽、肺热咳嗽、气阴不足之久咳、百日咳、肺结核咳嗽等均可应用。
2. 灭虱杀虫：单味水煎内服可治疗蛔虫病、蛲虫病等。外用可治疗头虱、体虱、疥癣等。

用量用法
煎服，每次3～9克。外用适量，水煎或酒浸。

♥ 应用指南

01 治疗咳嗽痰多
百部与款冬花、黄芩、石韦、桔梗等配伍，水煎服。

02 治疗阴虱
剃去阴毛，局部外涂25%百部酊，每日2次，连用5日。

03 治疗阴囊潮湿
百部100克，苦参150克，白酒300毫升，浸泡一天后用药酒涂于患处，每日2次。若浴后外涂，则效果更好。

来源 百部科植物直立百部、蔓生百部或对叶百部的干燥块根。

药材性状 ❶ **直立百部** 呈纺锤形，上端较细长，皱缩弯曲，长5～12厘米，直径0.5～1厘米。表面黄白色或淡棕黄色，有不规则的深纵沟，间有横皱纹。质脆，易吸潮变软，断面微带角质，皮部宽广，中柱多扁缩。气微，味甘、苦。

❷ **蔓生百部** 块根两端稍狭细，表面淡白色，具不规则皱褶及横皱纹。

❸ **对叶百部** 块根粗大，长纺锤形或长条形，长8～24厘米，直径0.8～2厘米。表面浅棕色至灰棕色，皱纹较浅。质较坚实，断面黄白色至暗棕色，中柱较大，髓部类白色。

✚ **药理作用** 平喘，镇咳，祛痰，抗病原微生物，杀虫。

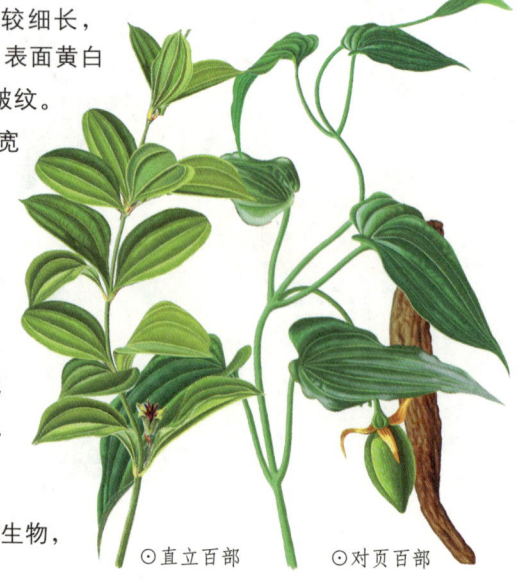

⊙直立百部　　⊙对页百部

● 清热泻火药

竹叶

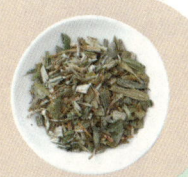

《本草纲目》记载，竹叶，煎浓汁，漱齿中出血，洗脱肛不收。

别名
淡竹叶、苦竹叶。

性味归经
甘、辛、淡，寒。归心、胃、小肠经。

传统功用
1. 清热泻火，除烦：用于心火上炎、口舌生疮、心烦不眠、温热病邪陷心包、神昏谵语、热病伤津、烦热口渴、外感风热、烦热口渴。
2. 利尿通淋：用于心火移热于小肠、小便热淋涩痛、实热黄疸等。

用量用法
煎服，每次6～15克，鲜品15～30克。

注意事项
阴虚火旺、骨蒸潮热者忌用。

来源
禾本科植物淡竹的干燥叶。

药材性状
叶呈狭披针形，长7.5～16厘米，宽1～2厘米。先端渐尖，基部钝形，叶柄长5毫米，边缘一侧较平滑，另一侧具小锯齿而粗糙，平行脉，次脉6～8对，小横脉甚显著，叶面深绿色，无毛，背面色较淡。气弱，味淡。

药理作用
升高血糖，抗氧化，提高巨噬细胞的吞噬能力等。

应用指南

01 治疗小便不利

竹叶、生地黄、木通、生草梢、车前子制成导赤散，水煎服。

02 治疗血尿

竹叶、生藕节各50克，生地黄15克，水煎服。

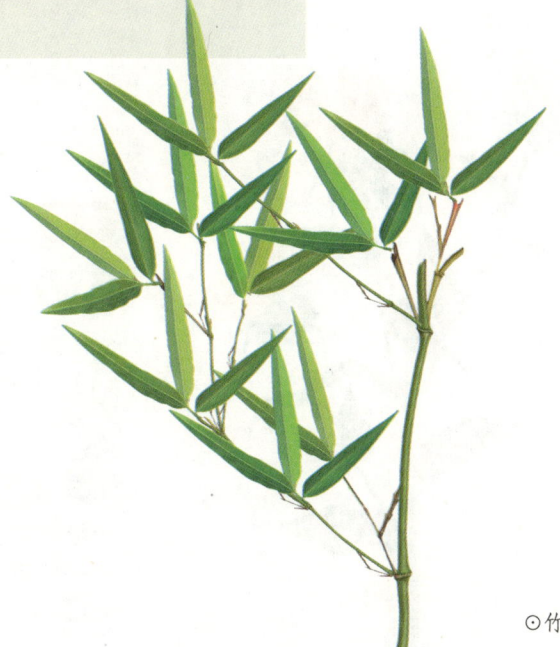

⊙竹叶

● 活血调经药

红花

《本草纲目》记载，红花，活血，润燥，止痛，散肿，通经。

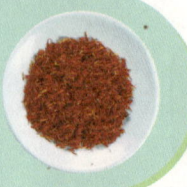

别名 红蓝花、刺红花、草红花。

性味归经

辛，温。归心、肝经。

传统功用

活血祛瘀，通经止痛：用于妇女血瘀引起的闭经、痛经、产后瘀阻腹痛及癥瘕积聚等；瘀血所致之头痛、胸痛、脘腹痛及风湿痹证、关节疼痛；外伤瘀肿疼痛、疮痈肿痛及血分瘀热、斑疹暗紫等。

用量用法

煎服，每次3～10克。

传统功用

孕妇忌服。有出血倾向者不宜多用。

🍃 **来源** 菊科植物红花的干燥花。

药材性状 为不带子房的管状花，长1～2厘米。表面红黄色或红色，花冠筒细长，先端5裂，裂片呈狭条形，长5～8毫米，雄蕊5个，花药聚合成筒状，黄白色，柱头长圆柱形，顶端微分叉。质柔软。气微香，味微苦。

药理作用 兴奋心脏，扩张冠状动脉和心肌营养性血流量，抗心肌缺血，扩张血管，降血压，改善微循环，抗凝血，降血脂，养颜，提高耐缺氧能力，兴奋子宫平滑肌，抗炎、镇痛。

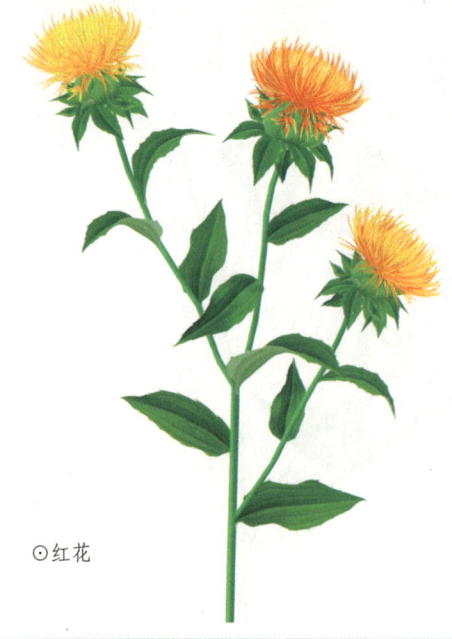

⊙红花

❤ **应用指南**

01 治疗痛经

红花、桃仁、当归、白芍各9克，川芎、熟地黄各12克，水煎服。

02 治疗冠心病、心绞痛

红花15克，丹参、郁金各18克，栝楼30克，制成浸膏片30片，每次10片，每日3次，4周为一疗程。

● 补阳药

肉苁蓉

《玉楸药解》记载，肉苁蓉，暖腰膝，健骨肉，滋肾肝精血，润肠胃结燥。

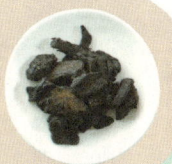

别名
苁蓉、大芸、肉松蓉、纵蓉、地精、金笋。

性味归经
甘、咸，温。归肾、大肠经。

传统功用
1. 补肾阳，益精血：用于肾阳不足、精血亏虚、阳痿、不孕以及筋骨无力、小儿五迟等。
2. 润肠通便：用于津枯肠燥之便秘。

用量用法
煎服，每次10～15克。

注意事项
阴虚火旺及大便泄泻者忌服。

应用指南

01 治疗老年人便秘
肉苁蓉、当归、干地黄、柏子仁、松子仁、郁李仁、枸杞子、火麻仁、陈皮、甘草各适量，水煎服。

02 治疗阳痿
肉苁蓉、菟丝子、蛇床子、五味子、远志、续断、杜仲各2克，捣碎，炼蜜和为丸，如梧桐子大，每服5丸。

03 治疗肾虚遗精
肉苁蓉、鹿茸、山药、白茯苓各等份，共为细末，米糊为丸，如梧桐子大，每次30丸，枣汤送服。

来源
列当科植物肉苁蓉的干燥带鳞叶的肉质茎。

药材性状
茎肉质，长圆柱形，有时稍扁，略弯曲，长3～15厘米，直径5～15厘米，向上渐细，直径5厘米，有的切成段，上下直径相近。表面灰棕色或棕褐色，有纵沟，密被覆瓦状排列的肉质鳞叶，鳞叶菱形或三角形，宽0.5～1.5厘米，厚约2毫米，尚可见鳞叶脱落后留下的弯月形叶迹。质坚实，不易折断，断面棕色，有淡棕色维管束小点，环列成深波状或锯齿状，木部约占4/5，有时中空。表面和断面在光亮处有时可见结晶样小亮点。气微，味甜、微苦。

药理作用
增强下丘脑-垂体-卵巢促黄体功能，缓泻，增强机体免疫功能，延缓衰老。

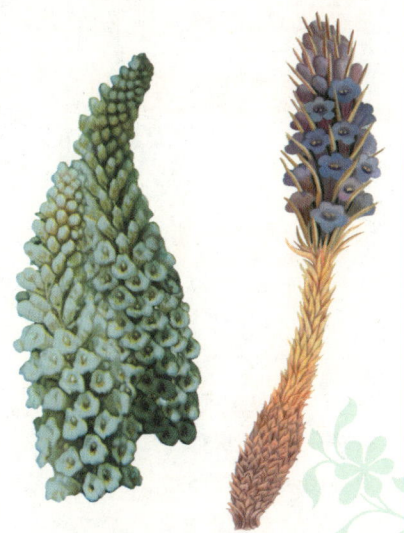

⊙肉苁蓉

● 攻下药

芒硝

《本草纲目》记载，芒硝，治伏暑伤冷，霍乱吐利，五种淋疾，女劳黑疸，心肠疗痛，赤眼，头痛，牙痛。

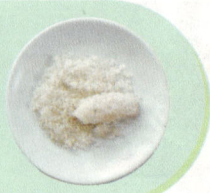

别名
芒消、盆硝。

性味归经
咸、苦，寒。归胃、大肠经。

传统功用
1. 泻热通便，软坚润燥：用于胃肠实热积滞、大便燥结、发热腹满、水热互结、腹满硬痛、发热便秘者。
2. 清火消肿：用于目赤肿痛、咽喉肿烂、疮疡、乳痛、痔疮、肠痈等。多外用，或洗，或敷。

用量用法
煎服，每次6～12克，一般不入煎剂，宜冲入药汁或开水溶化后服。外用适量。

传统功用
孕妇及哺乳期妇女忌用。

应用指南

01 治疗神经性皮炎

芒硝100克，凡士林适量，调成膏状，涂于患处，每日2次。

02 治疗便秘

芒硝6～15克，不入煎剂，以药汁或开水溶化后服。

03 治疗急性单纯性阑尾炎

芒硝、大黄、枳实、桃仁、牡丹皮、川楝子、木香、延胡索各10克，厚朴15克，金银花、败酱草、冬瓜子各30克，甘草5克，水煎服。

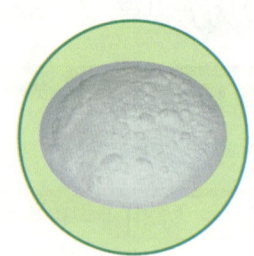

○芒硝

来源 硫酸盐类天然矿物经加工精制而成的结晶体。主含含水硫酸钠（$Na_2SO_4 \cdot 10H_2O$）。

药材性状 结晶体为针状、粒状集合体，呈棱柱状、不规则块片状或颗粒状。无色、类白色，透明，具玻璃样光泽，露置空气中表面渐风化成一层白色粉末（无水芒硝）。体轻，质脆，易碎。气微，味咸。

药理作用 泻下、抗炎、止痛等。

附药

玄明粉（元明粉） 玄明粉（元明粉）为芒硝经风化失去结晶水而形成的无水硫酸钠（Na_2SO_4），又称风化硝，为白色结晶粉末，味咸。粉末细致，为眼科、口腔科的常用药。

● 补气药

西洋参

《本草从新》记载,西洋参,补肺降火,生津液,除烦倦。虚而有火者相宜。

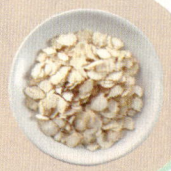

别名 西洋人参、洋参、西参、花旗参、广东人参。

性味归经
甘、微苦,凉。归肺、心、肾经。

传统功用
补气养阴,清火生津:用于肺肾阴虚火旺、劳热咯血等,常与滋阴降火药同用;外感热病、气阴两伤、烦倦口渴等,常配伍清热生津药;津液不足、口干舌燥等。还可治疗肠热津亏之便血。

用量用法
另煎兑服,每次3~6克。

注意事项
反藜芦。脾胃虚寒者慎用。忌用铁器及火炒。

来源 五加科植物西洋参的干燥根。

药材性状 主根圆柱形或短圆柱形,下部有分枝状支根,有时下部无支根分枝则主根呈圆锥形或纺锤形,长1.5~9厘米,直径0.5~3厘米,外表淡黄色或土黄色,有密集的细环纹,另有纵皱及少数横长皮孔。根茎已除去或部分残留,圆柱形或扁圆柱形,长0.1~1.3厘米,直径0.1~1厘米,具1~4个凹窝状茎痕,不定根有时可见。支根无或2~6个,具须根,上有疣状突起。质硬脆,断面淡黄白色,有棕色或棕黄色环,皮部散有橙红色或红棕色小点,有放射状裂隙。气微而特异,味微苦、甘。

药理作用 耐缺氧,抗疲劳,抗应激,抗心律失常,调节中枢神经兴奋性,促进肾上腺皮质激素分泌。

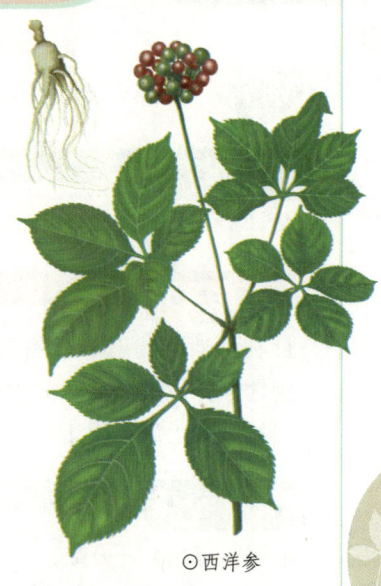

⊙西洋参

♥ 应用指南

01 治疗心肌炎后遗症
西洋参、生姜各6克,麦冬、生地黄、大枣、白芍各12克,五味子、桂枝、炙甘草、火麻仁各10克,黄芪20克,阿胶15克,水煎服。

02 治疗体质虚弱
西洋参6克,麦冬、何首乌、黄精各15克,生地黄20克,冬虫夏草5克,水煎服。

03 治疗便血
西洋参、龙眼各适量,蒸服。

● 祛风湿热药

防己

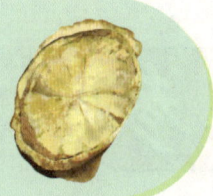

《本草纲目》记载，防己，疗水肿，风肿，去膀胱热，伤寒寒热邪气，中风手脚挛急，止泄，散痈肿恶结，诸蜗疥癣虫疮，通腠理，利九窍。

别名 石蟾酥、长根金不换、粉防己、汉防己。

性味归经

苦，辛，寒。归膀胱、肾、脾经。

传统功用

1. 利水消肿：用于下焦湿热、小便不利、热淋涩痛、脾虚水肿，需配益气健脾药。
2. 祛风湿止痛：用于风湿热痹、肢节疼痛等。

用量用法

煎服，每次4.5～9克。

传统功用

本品苦寒较甚，不宜大量使用，以免损伤胃气。

来源 为防己科植物粉防己的干燥根。

药材性状 块根呈圆柱形、半圆柱形块状或块片状，常弯曲如结节样，弯曲处有缢缩的横沟，长3～15厘米，直径2～5厘米。表面灰棕色，有细皱纹，具明显的横向突起的皮孔，去栓皮的药材表面淡灰黄色。体重，质坚实，断面平坦，灰白色至黄白色，富粉性，有排列稀疏的放射状纹理，纵剖面有筋脉状弯曲纹理。气微，味苦。

药理作用 泻下、抗炎、止痛等。

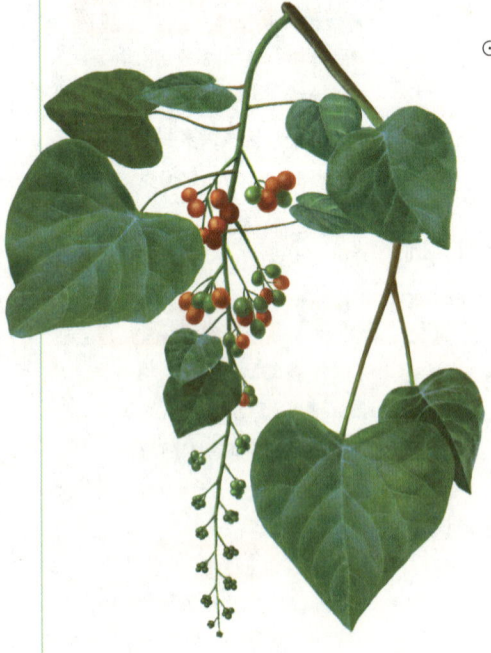

⊙粉防己

应用指南

01 治疗湿热下注之膀胱肿瘤

防己与萆薢、薏苡仁、黄柏等配伍，水煎服。

02 治疗肝癌之腹胀

防己与三白草、垂盆草、茯苓等配伍，水煎服。

03 治疗乳腺癌骨转移引起的肩背疼痛

防己与姜黄、桑枝、黄芪等配伍，水煎服。

● 辛温解表药

防风

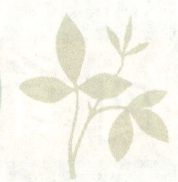

《神农本草经》记载，防风，主大风，头眩痛恶风，风邪目盲无所见，风行周身，骨节疼痹，烦满。

别名 铜芸、回云、屏风、川防风、云防风。

性味归经

辛、甘，微温。归膀胱、肝、脾经。

传统功用

1. 发表散风：用于感冒头痛、风疹瘙痒。
2. 胜湿止痛：用于风寒湿痹、肢节疼痛、筋脉挛急等症。
3. 止痉止泻：用于破伤风及腹痛泄泻、肠风下血。

用量用法

煎服，每次4.5～9克，或入丸、散剂。外用，研末调敷。

注意事项

阴虚火旺、血虚发痉者慎用。

♥ 应用指南

01 预防流感

防风、荆芥、川芎、白芷、薄荷（后下）、羌活、广藿香各9克，细辛、辛夷、冰片各3克，雄黄1.5克，共为细末，从早晨开始，每隔3小时闻一次，至睡前止，用2日即可见效。

02 治疗眩晕

防风6克，苍术、白术、茯苓、白芍各10克，组成升阳除湿防风汤，临证加减。

来源 伞形科植物防风的干燥根。

药材性状 根呈长圆锥形或长圆柱形，下部渐细，有的略弯曲，长15～30厘米，直径0.5～2厘米。表面灰棕色，粗糙，有纵皱纹、多个横长皮孔及点状突起的细根痕。根头部有明显密集的环纹，有的环纹上残存棕褐色毛状叶基。体轻，质松，易折断，断面不平坦，皮部浅棕色，有裂隙，散生黄棕色油点，木部浅黄色。气特异，味微甘。

药理作用 解热，降温，抗炎，镇痛，镇静，抗惊厥，抑制迟发性超敏反应，抗菌。

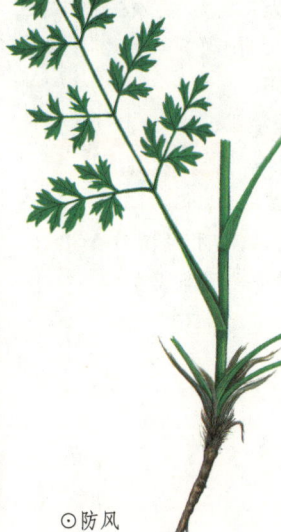

○防风

○防风

● 补血药

何首乌

《本草纲目》记载，何首乌，气温，味苦涩。苦补肾，温补肝，能收敛精气。故能养血益肝，固精益肾，健筋骨，乌髭发，为滋补良药。不寒不燥，功在地黄、天冬诸药之上。

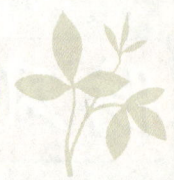

别名 首乌、地精、赤敛、乌肝石、黄花乌根、小独根。

性味归经
制首乌甘、涩，微温；归肝、肾经。生首乌甘、苦，平；归心、肝、大肠经。

传统功用
1. 制首乌补肝肾，益精血：用于肝肾不足、精血亏虚、头晕眼花、腰膝酸软、须发早白等。常与补养精血药同用。
2. 生首乌解毒，截疟，润肠：用于疮疡、瘰疬、久疟体虚、气血两亏、精血不足、肠燥便秘等。

用量用法
煎服，每次10～30克。

传统功用
孕妇及哺乳期妇女忌用。

来源 蓼科植物何首乌的干燥块根。

药材性状 块根纺锤形或团块状，一般略弯曲，长5～15厘米，直径4～10厘米。表面红棕色或红褐色，凹凸不平，有不规则的纵沟和致密皱纹，并有横长皮孔及细根痕。质坚硬，不易折断，切断面淡黄棕色或淡红棕色，粉性，皮部有类圆形的异型维管束作环状排列，中央木部较大，有的呈木心状。气微，味微苦而甘涩。

药理作用 增强机体免疫力，延缓衰老，乌发，抗肝损伤，降血脂，抗动脉粥样硬化，抑菌。

应用指南

01 治疗白血病
何首乌15克，半枝莲、板蓝根、天花粉、黄精、石斛、太子参、生地黄、熟地黄各12克，麦冬、白术各9克，水煎服。用于急性白血病各型，能使症状完全或部分缓解。

02 治疗须发早白、脱发等病症
何首乌、生地黄、侧柏叶、女贞子、墨旱莲、黑芝麻各30克，陈皮15克，大青叶12克，川椒9克，水煎两次，去渣，合并煎液，入黑豆500克，煮至药汁吸尽，取出黑豆晾干，即为乌发丸，每次60粒，每日3次，嚼食。

03 治疗高脂血症
何首乌片，每次15片，每日3次。服药期间固定饮食习惯，一般2～6周可收效。

● 补血药

阿胶

《本草纲目》记载，阿胶，疗吐血、衄血、血淋、尿血、肠风、下痢；女人血痛、血枯，经水不调，无子，崩中，带下，胎前产后诸疾；男女一切风病，骨节疼痛，水气水肿，虚劳咳嗽喘急，肺痿唾脓血，及痈疽肿毒。和血滋阴，除风润燥，化痰清肺，利小便，调大肠。

别名
傅致胶、盆覆胶、驴皮胶。

性味归经
甘，平。归肺、肝、肾经。

传统功用
1. 补血止血：用于血虚萎黄、头晕、心悸，或吐血、衄血、便血、崩漏等多种出血。
2. 滋阴润燥：用于肺阴不足、肺燥干咳、少痰咯血、虚劳咳嗽等；热病伤阴、虚火上炎、心烦不眠；热病后期、热灼真阴、虚风内动、手足抽搐。

用量用法
烊化兑服，每次5～15克。

注意事项
本品性质黏腻，有碍消化，脾胃薄弱、不思饮食或纳食不消、呕吐泄泻者忌服。

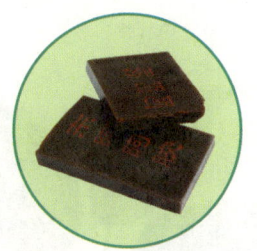

来源 马科动物驴的干燥皮或鲜皮经煎煮浓缩制成的固体胶。

药材性状 本品呈整齐长方形或方形块。通常长约8.5厘米，宽约3.7厘米，厚0.7～1.5厘米。表面棕褐色或黑褐色，有光泽。质硬而脆，断面光亮，碎片对光照视呈棕色半透明状。气微，味微甘。

药理作用 促进造血功能，止血，耐缺氧，抗寒冷，抗疲劳，增强机体免疫功能，抗休克，利尿，抗辐射。

♥ 应用指南

01　治疗小儿肺虚，气粗喘促

阿胶（麸炒）45克，牛蒡子（炒香）、甘草（炙）各9克，马兜铃（焙）15克，杏仁（去皮、尖，炒）7个，糯米（炒）30克，共为细末。每次3～6克，加水一盏，煎至剩六成，饭后温服。

02　治疗妊娠腹痛、下痢不止

阿胶（炙）60克，黄连、石榴皮、当归各90克，艾叶45克，共为细末，加水6升，煎至2升，分3次服。服药期间忌生冷肥腻。

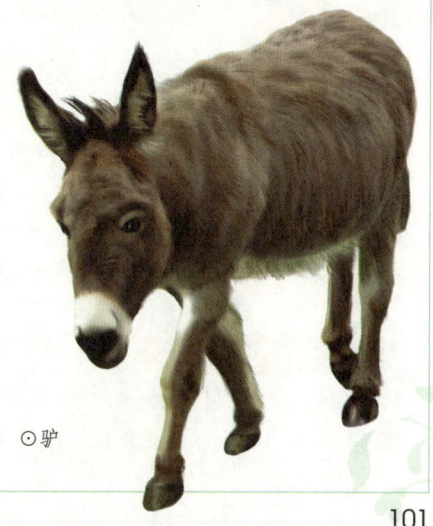

⊙ 驴

● 补阳药

杜仲

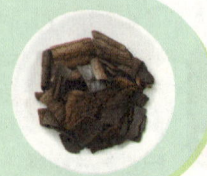

《玉楸药解》记载，杜仲，益肝肾，养筋骨，去关节湿淫。治腰膝酸痛，腿足拘挛。

⊙杜仲

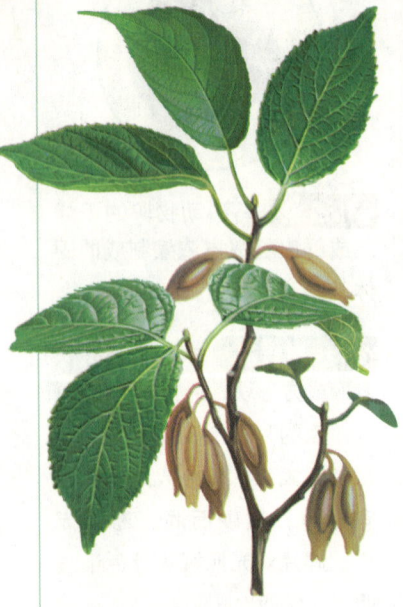

别名
思仙、思仲、木绵、石思仙、扯丝皮、丝连皮、棉皮、丝棉皮。

性味归经
甘，温。归肝、肾经。

传统功用
1. 补肝肾，强筋骨：用于肝肾不足、腰膝酸软等。
2. 安胎：用于肾虚胎动不安或习惯性流产，还可用于肝阳上亢、头晕目眩等。

用量用法
煎服，每次10～15克。炒制后能破坏其胶质，而有利于有效成分的析出。

传统功用
阴虚火旺者慎用。

应用指南

01 治疗腰膝酸软
杜仲与淫羊藿、山药、川牛膝、山茱萸等配伍，水煎服。

02 治疗肾虚腰痛
杜仲（切碎）500克，五味子糖浆0.5升，将这两味药分成14剂。每夜取1剂，加水1升，浸至五更，煎后过滤取汁，加羊肾（切片）3～4片，再煮3～5沸，做成羹，空腹顿服，用盐、醋调味亦可。

03 治疗胎动不安
杜仲不计多少，去粗皮细锉，瓦上焙干，捣碎为末，煮枣肉糊为丸，如弹子大，每次1丸，嚼烂，糯米汤送服。

来源 杜仲科植物杜仲的干燥树皮。

药材性状 树皮呈扁平的板块状、卷筒状，或两边稍向内卷的块片，大小不一，厚2～7毫米。外表面淡灰棕色或灰褐色，平坦或粗糙，有明显的纵纹或不规则的纵裂槽纹，未刮去粗皮者有斜方形横裂皮孔，有时并可见淡灰色地衣斑。内表面暗紫褐色或红褐色，光滑。质脆，易折断，折断面粗糙，有细密银白色并富弹性的橡胶丝相连。气微，味稍苦。

药理作用 调节细胞免疫功能，抑制子宫收缩，降血压，利尿，兴奋垂体－肾上腺皮质系统。

● 补阳药

沙苑子

《本草纲目》记载，沙苑子，补肾，治腰痛泄精，虚损劳乏。

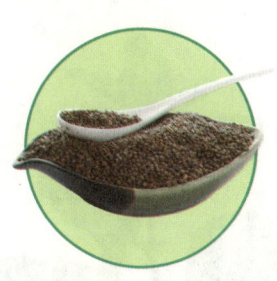

别名
沙苑白蒺藜、沙苑蒺藜、沙苑蒺藜子、潼蒺藜、沙蒺藜。

性味归经
甘，温。归肝、肾经。

传统功用
1. 补肾固精缩尿：用于肾虚腰痛、阳痿遗精、遗尿尿频、白带过多等。
2. 养肝明目：用于肝肾不足之目暗不明、头晕眼花等。

用量用法
煎服，每次10～20克。

传统功用
阴虚火旺者忌服。

来源
豆科植物扁茎黄芪的干燥成熟种子。

药材性状
本品略呈肾形而稍扁，长2～2.5毫米，宽1.5～2毫米，厚约1毫米。表面光滑，褐绿色或灰褐色，边缘一侧微凹处具圆形种脐。质坚硬，不易破碎。子叶2枚，淡黄色，胚根弯曲，长约1毫米。无臭，味淡，嚼之有豆腥味。

药理作用
抗疲劳，增强机体免疫功能，抗肝损伤，抗利尿，抗炎，解热，降血压，增加脑血流量，抑制血小板聚集，降血脂，镇痛。

○扁茎黄芪

应用指南

01 治疗阳痿、早泄

沙苑子、山茱萸、茯苓、泽泻各12克，知母、黄柏、牡丹皮、金樱子各9克，生地黄、山药各15克，龙骨、牡蛎各30克，水煎服。

02 治疗遗精

沙苑子（炒）、芡实（蒸）、莲须各60克，龙骨（酥炙）、牡蛎（盐水煮24小时，煅粉）各30克，共为细末，莲子粉糊为丸，盐汤送下。

03 治疗目暗不明

沙苑子、青葙子各15克，共为细末，每次5克，每日2次。

● 补阳药

补骨脂

《本草纲目》记载，补骨脂，治肾泄，通命门，暖丹田，敛精神。

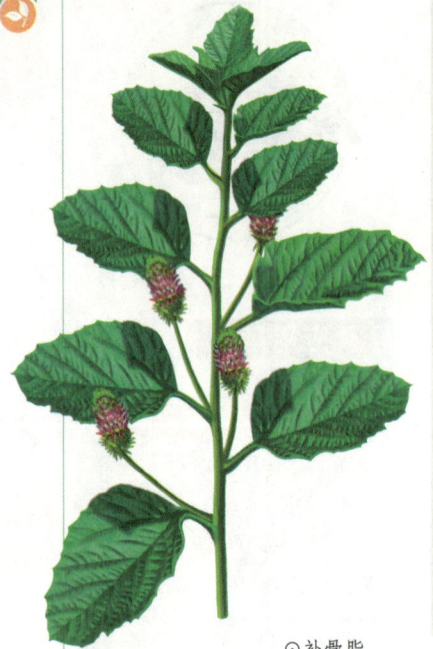
⊙补骨脂

别名
黑故子、破故纸、胡故子、胡韭子。

性味归经
辛、苦，温。归肾、脾经。

传统功用
1. 补肾壮阳：用于肾阳不足，命火虚衰、腰膝冷痛、阳痿、早泄等。
2. 固精缩尿，温脾止泻：用于肾虚精关不固、遗精、滑精及下元虚冷、小便无度等；还常用于脾肾虚寒、五更泄泻、虚寒喘嗽及妇女经行腹泻，属下焦虚冷者。

用量用法
煎服，每次6～9克。外用可以20%～30%酊剂涂患处。

来源
为豆科植物补骨脂的干燥成熟果实。

药材性状
果实扁圆状肾形，一端略尖，少有宿萼。怀补骨脂长4～5.5厘米，宽2～4毫米，厚约1毫米；川补骨脂较小。表面黑棕色或棕褐色，具微细网纹，在放大镜下可见点状凹凸纹理。质较硬脆，剖开后可见果皮与外种皮紧密贴生，种子凹侧的上端略下处可见点状种脐，另一端有合点，种脊不明显。外种皮较硬，内种皮膜质，灰白色；子叶2枚，肥厚，淡黄色至淡黄棕色，陈旧者色深，其内外表面常可见白色物质，于放大镜下观察为细小针晶，胚很小。宿萼基部连合，上端五裂，灰黄色，具毛茸，并密布褐色腺点。气香，味辛、微苦。

药理作用
有雌激素样作用，扩张冠状动脉，抗肿瘤，抗早孕，抗病原微生物。

应用指南

01 治疗白血病

补骨脂、仙茅、巴戟天、山茱萸、鹿角片、白术、山药各9克，黄芪、淫羊藿、党参各15克，炙甘草5克，大枣5枚，水煎，分2次服。用于急、慢性白血病有头晕、气促、乏力、水肿等症状者。

02 治疗银屑病

补骨脂30克，用75%酒精100毫升浸泡1周，纱布过滤浓缩至原量的1/3，用药棉涂擦患处。

● 攻下药

芦荟

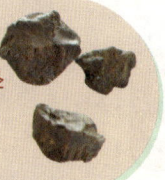

《全国中草药汇编》记载，芦荟，主治肝经实热之头晕、头痛、耳鸣、烦躁、便秘。

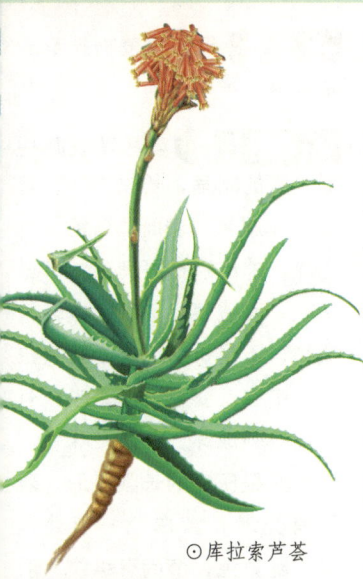

⊙库拉索芦荟

♥ 应用指南

01 治疗老年斑

用鲜芦荟汁早晚涂于面部15～20分钟，可使面部皮肤光滑、白嫩、柔软。

02 治疗痤疮

在普通膏剂化妆品中加入5%～7%鲜芦荟汁，每日涂擦患处1～3次。

03 治疗便秘

把洗净的芦荟切成8毫米厚的薄片，放入锅中，加水没过芦荟，用小火煮熟后滤出芦荟汁饮用。

别名
卢会、讷会、象胆、奴会、劳伟。

性味归经
苦，寒。归肝、大肠经。

传统功用
1. 泻热通便：用于热结便秘、目赤头痛、烦躁不眠；还可用于习惯性便秘，属肠胃有热者。
2. 清肝：用于肝经实火，惊风抽搐，兼烦躁易怒、耳鸣耳聋、大便秘结者。
3. 杀虫疗疳：用于虫积腹痛、小儿疳积、面黄肌瘦。外用可治癣疮。

用量用法
入丸、散剂，每次1～2克。外用适量。

传统功用
孕妇及脾胃虚寒者忌用。

来源
百合科植物库拉索芦荟、好望角芦荟或其他同属近缘植物叶的汁液浓缩干燥物。

药材性状
取芦荟鲜叶片的汁液，干燥后即形成不规则的块状，大小不一。老芦荟显黄棕色、红棕色或棕黑色，质坚硬，不易破碎，断面蜡样、无光泽，遇热不易溶化。新芦荟显棕黑色而发绿，有光泽，黏性大，遇热易溶化，质松脆，易破碎，破碎面平滑而具玻璃样光泽，富吸湿性。有特殊臭气，味极苦。

药理作用
泻下，抗菌，抗肿瘤，抗肝损伤，抗胃溃疡，促进烧伤组织上皮细胞生长，调理气血，排毒养颜，降低对皮肤的刺激性。

● 清热泻火药

芦根

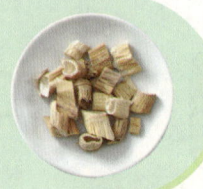

《名医别录》记载，芦根，主消渴客热，止小便。《药性论》记载，芦根，能解大热，开胃，治噎哕不止。

别名
芦芽根、苇根、芦菇根、芦柴根、芦通、苇子根、芦芽根、甜梗子。

性味归经
甘，寒。归肺、胃经。

传统功用
1. 清热生津，除烦止呕：用于胃热呕吐、热病津伤、心烦口渴、舌燥少津等。
2. 清肺排脓，利尿：用于肺热或风热感冒咳嗽、肺痈吐脓、热结膀胱、热淋涩痛等。

用量用法
煎服，每次15～30克，鲜品加倍；或捣汁外用。

传统功用
脾胃虚寒者忌服。

来源
禾本科植物芦苇的新鲜或干燥根茎。

药材性状
鲜根茎长圆柱形，有的略扁，长短不一，直径1～2厘米，表面黄白色，有光泽，外皮疏松可剥离，节呈环状，有残根及芽痕，体轻，质韧，不易折断，折断面黄白色，中空，壁厚1～2毫米，有小孔排列成环。气微，味甘。干根茎呈压扁的长圆柱形，表面有光泽，黄白色，节处较硬，红黄色，节间有纵纹。质轻而柔韧。无臭，味甘。

药理作用
增强机体免疫力等。

♥ 应用指南

01 治疗肺脓肿
用单味干芦根300克，小火煎两次，取汁，分3次服完。

02 治疗呕吐
芦根1500克，切碎，水煮浓汁，频饮。

03 治疗霍乱、烦闷
芦根15克，麦冬3克，水煎服。

04 治疗蟹中毒
芦根取汁，多次频饮。

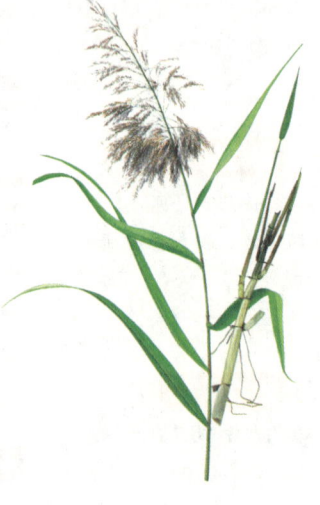

⊙芦苇

● 活血疗伤药

苏木

《本草纲目》记载，苏木乃三阴经血分药，少用则和血，多用则破血。

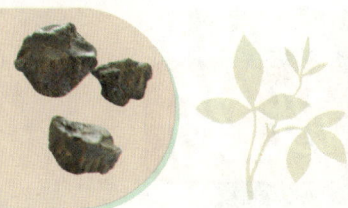

别名 苏方木、棕木、赤木、红苏木。

性味归经
甘、咸、辛，平。归心、肝经。

传统功用
活血通经，祛瘀止痛：用于血瘀经闭、产后瘀阻腹痛、跌打损伤、瘀血肿痛、胸痹绞痛、胃脘刺痛等，还可用于治疗风疹瘙痒、卒中（中风）失语、半身不遂等。

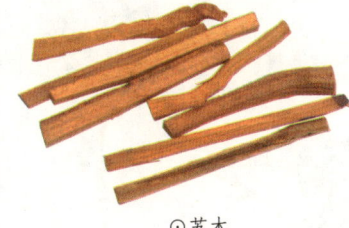

⊙苏木

用量用法
煎服，每次3～10克。

传统功用
月经过多者及孕妇忌用。

来源 豆科植物苏木的干燥心材。

药材性状 木材呈长圆柱形或对剖半圆柱形，长10～100厘米，直径3～12厘米。表面黄红色至棕红色，具刀削痕和枝痕，常见纵向裂缝。横断面略具光泽，年轮明显，有的可见暗棕色、质松、带亮点的髓部。气微，味微涩。

药理作用 改善微循环，扩张冠状动脉，抑制血小板聚集，抗肿瘤，抗菌。

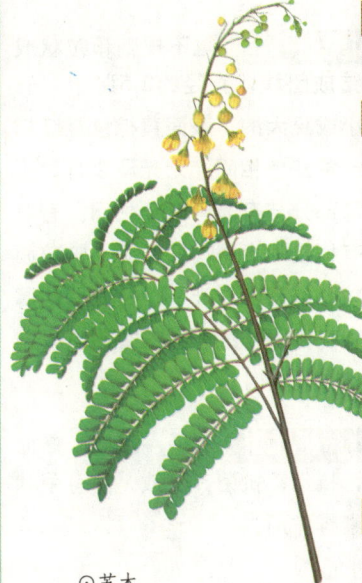

⊙苏木

♥ 应用指南

01 治疗消化道肿瘤

苏木与七叶一枝花、三棱、莪术、赤芍等配伍，水煎服。

02 治疗宫颈癌

苏木与土茯苓、莪术、苦参等配伍，水煎服。

03 治疗跌打损伤、肿胀疼痛

苏木60克，当归90克，自然铜（煅）、乳香、没药、骨碎补、川芎、儿茶各9克，红花、生地黄、牛膝、防己各30克，共为细末，和水为丸，每服6克，每日2次。

107

● 活血止痛药

没药

《本草纲目》记载，没药，散血消肿，定痛生肌。

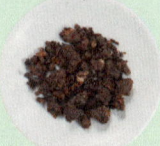

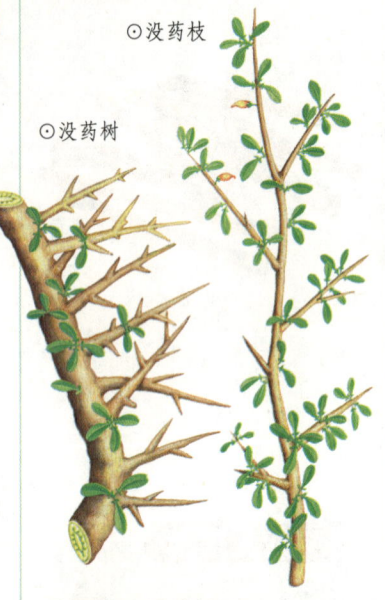

⊙没药枝

⊙没药树

别名 末药。

性味归经
辛、苦，平。归心、肝、脾经。

传统功用
活血止痛，消肿生肌：用于瘀血疼痛、经闭、症瘕、痈疽疮疡溃破久不收口等。常与乳香相须为用，两者之区别在于乳香偏于行气、伸筋，没药偏于散血化瘀。

用量用法
煎服，每次3~10克。外用适量。

应用指南

01 治疗宫颈癌
没药、儿茶、乳香、冰片、硼砂、硇砂各10克，血竭8克，蛇床子4克，麝香1克，雄黄、钟乳石各13克，铅丹46克，白矾535克，共研为末，每次适量，撒于宫颈内，每3日1次。

02 治疗痛经
没药、当归各9克，红花、延胡索各6克，共研为末，每次9克，温开水送服。

03 治疗疮疡红肿
没药（去油）、乳香各30克，雄黄1.5克，麝香5克，共研为末，用黄米饭30克捣和为丸，每次9克，陈酒送服。

04 治疗痈疽肿痛
没药、乳香各等份，研为细末，外撒患处，以膏敷贴。

来源 为橄榄科植物没药树或其他同属植物皮部渗出的油胶树脂。

药材性状 呈不规则颗粒状或黏结成团块，直径约2.5厘米，有较小或更大的。表面黄棕色至红棕色或黄棕色相间，无光泽或有时无光泽部分与有光泽部分相间。有时夹有树皮、木屑。质坚脆，破碎面颗粒状，有油样光泽，打碎后的薄片有亮光或半透明。气香而特异，味极苦，嚼时黏牙。

药理作用 解热，镇痛，降血脂，抗炎，抗菌，收敛，并有甲状腺素样作用。

● 峻下逐水药

芫花

《本草纲目》记载，芫花，治水饮痰澼，胁下痛。《神农本草经》记载，芫花，主治咳逆上气，喉鸣喘，咽肿短气，蛊毒，鬼疟，疝瘕，痈肿，杀虫鱼。

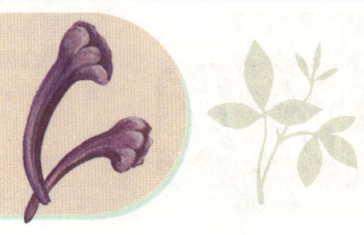

别名 赤芫、杜芫、头痛花、南芫花。

性味归经

苦、辛，温；有毒。归肺、肾、大肠经。

传统功用

1. 泻水逐饮，祛痰止咳：用于水肿胀满、二便不通的阳实水肿及痰饮咳喘等。
2. 杀虫疗疮：用于头疮、顽癣等。

用量用法

煎服，每次1.5～3克；醋芫花研末吞服，每次0.6克。

注意事项

反甘草。体虚者及孕妇忌用。

应用指南

01　治疗水肿

芫花1.5～3克，水煎服。

02　治疗急性咳嗽

芫花1000克，水3升，煮至1升，加大枣14枚，煮至汁干，每日食5枚。

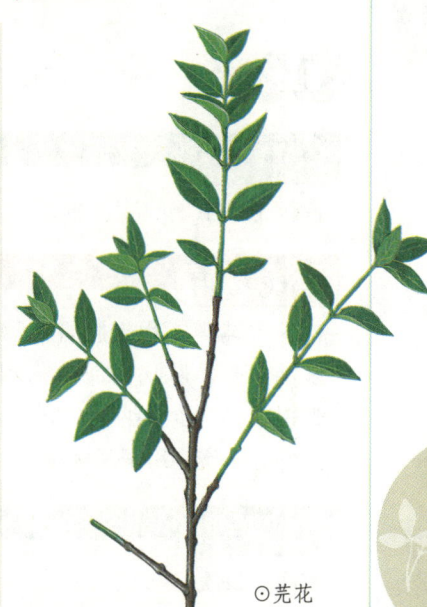

⊙芫花

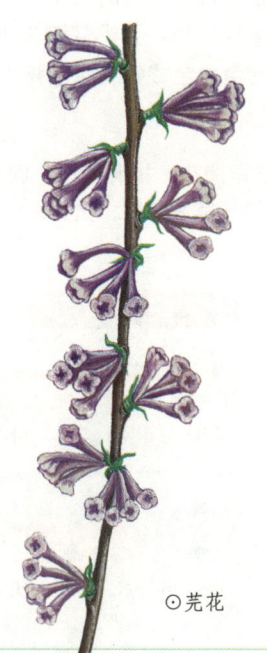

⊙芫花

🍃 **来源** 瑞香科植物芫花的干燥花蕾。

药材性状 花蕾呈棒槌状，稍压扁，多数弯曲，长1～1.7厘米，直径约1.5毫米，常3～7朵簇生于一短柄上，基部有1～2片密被黄色茸毛的苞片。花被筒表面淡紫色或灰绿色，密被白色短柔毛，先端4裂，裂片卵形。质软。气微，味甘、微辛。

药理作用 利尿，终止妊娠，镇咳，祛痰，抗肿瘤，小剂量促进肠蠕动，大剂量抑制肠蠕动，扩张冠状动脉，镇痛，抗惊厥。

● 理气药

陈皮

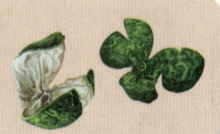

《本草纲目》记载，陈皮，疗呕哕反胃嘈杂，时吐清水，痰痞，疟疾，大肠闭塞，妇人乳痈。入食料，解鱼腥毒。

别名 橘皮、黄橘皮、红皮、橘子皮、广陈皮。

性味归经
苦、辛，温。归肺、脾经。

传统功用
1. 理气健脾：用于脾胃气滞、脘胀呕恶、食少纳呆、湿浊中阻、脘痞呕逆、胸闷苔腻，适当配伍还可用于脾胃虚弱、食少纳呆、肝强乘脾、腹痛腹泻。
2. 燥湿化痰：用于湿痰壅滞、咳嗽痰多、纳呆呕逆等。

用量用法
煎服，每次3～9克。

来源 为芸香科植物橘及其栽培变种的干燥成熟果皮。

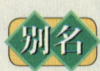**药材性状** 果皮常剥成数瓣，基部相连，有的呈不规则的片状，厚1～4毫米。外表面橙红色或红棕色，有细皱纹及凹下的油点，外表面浅黄白色，粗糙，附黄白色或黄棕色筋络状维管束。质稍硬而脆。气香，味辛、苦。

药理作用 促进消化液分泌，抗胃溃疡，抗肝损伤，促进胆汁分泌，祛痰，平喘，增强心肌收缩力，扩张冠状动脉，降血压，抑制子宫平滑肌，抗炎，缩短凝血时间。

附药

橘核 为芸香科植物橘及其栽培变种的干燥成熟种子。味苦，性平。归肝经。功能理气散结，止痛。适用于疝气疼痛、睾丸肿痛及乳房结块等。煎服，每次3～10克。

橘络 为橘的中果皮及内果皮之间的纤维束群。味甘、苦，性平。归肝、肺经。功能行气通络，化痰止咳。适用于痰滞经络之胸痛、咳嗽、痰多。煎服，每次3～5克。

橘叶 为橘树的叶。味辛、苦，性平。归肝经。功能疏肝行气，散结消肿。适用于胁肋作痛、乳痈、乳房结块等。煎服，每次6～10克。

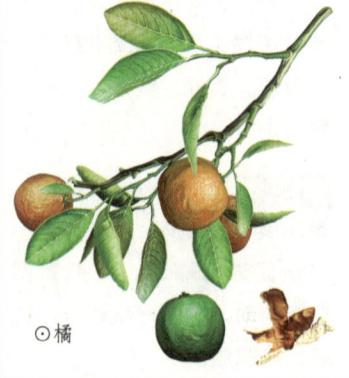

⊙橘

应用指南

01 治疗脘腹胀满
陈皮与枳实、白术、木香、姜、半夏等配伍，水煎服。

02 治疗咳嗽痰多
陈皮与白术、半夏、茯苓、石韦、甘草等配伍，水煎服。

● 清热解毒药

连翘

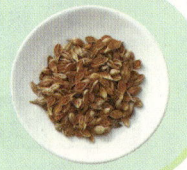

《药性论》记载，连翘，主通利五淋，小便不通，除心家客热。《本草纲目》记载，连翘，治伤寒瘀热欲发黄。

别名 旱莲子、大翘子、空壳。

性味归经
苦，微寒。归肺、心、胆经。

传统功用
1. 清热解毒，疏散风热：用于外感风热或温病初起，热陷心包、高热躁扰、谵语神昏。
2. 消肿散结：主治热毒疮疖及瘰疬痰核。
3. 清心利尿：用于湿热小便不利或淋沥涩痛。

用量用法
煎服，每次6~15克；或入丸、散剂。外用适量。

注意事项
脾胃虚寒及气虚疮疡脓清者不宜用。

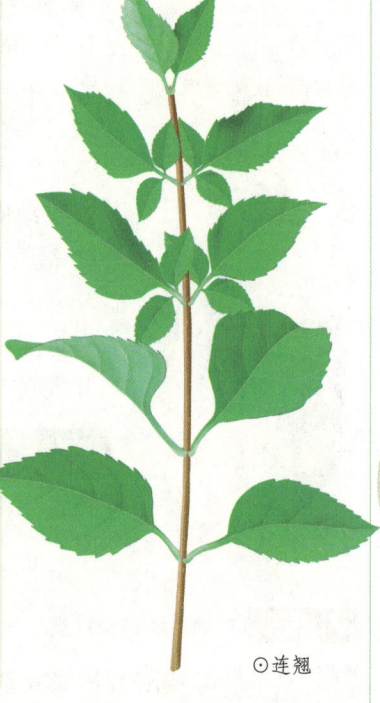
⊙连翘

应用指南

01 治疗急性肾炎
连翘18克，水煎至150毫升，早、中、晚饭前服，小儿酌减。

02 治疗睾丸炎
当归、川芎各12克，白芷、防风、红花各9克，连翘15克，乳香、甘草各6克，细辛2.4克，水煎服。

来源 木犀科植物连翘的干燥果实。

药材性状 果实长卵形至卵形，稍扁，长1~2.5厘米，直径0.5~1.3厘米。老翘多自顶端开裂，略向外反曲或裂成两瓣，基部有果柄或其断痕，果瓣外表面棕黄色，有不规则的纵纹及多个突起的淡黄色瘤点，基部瘤点较少，中央有一条纵凹沟。内表面淡棕黄色，平滑，略带光泽，中央有一条纵隔，种子多已脱落，果皮硬脆，断面平坦。青翘多不开裂，表面绿褐色，瘤点较少，基部多具果柄，内有种子多数，披针形，微弯曲，长约0.7厘米，宽约0.2厘米，表面棕色，一侧有窄翅。

药理作用 抗病原微生物，抗炎，解热，镇吐，抗肝损伤，降血压等。

牡蛎

平肝潜阳药

别名 蛎蛤、牡蛤、蛎房、海蛎子壳、海蛎子皮。

性味归经 咸，微寒。归肝、胆、肾经。

传统功用

1. 平肝潜阳：主治肝阴不足、肝阳上亢、眩晕头痛、外感温病后期、热灼真阴、上扰心神、烦躁不眠等。
2. 收敛固涩：主治正虚不固、虚汗、遗精、带下、崩漏等。
3. 软坚散结：用于痰火郁结之瘰疬、痰核等。近年来常用于治疗肝脾肿大。

用量用法 煎服，每次9～30克，宜打碎先煎。

《本草纲目》记载，牡蛎，化痰软坚，清热除湿，止心脾气痛，痢下，赤白浊，消疝瘕积块，瘰疬结核。伏砒砂。

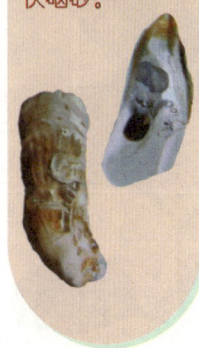

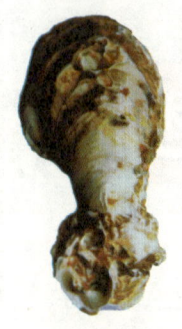
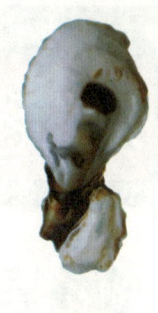
⊙近江牡蛎

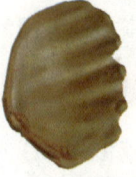
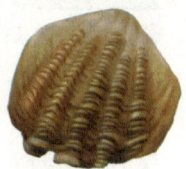
⊙大连湾牡蛎

应用指南

01 治疗甲状腺癌

牡蛎60克，苍耳草、贯众各30克，海藻、蒲黄根、玄参各15克，水煎服。能使坚肿软缩，压迫症状减轻。

02 治疗原发性肝癌

牡蛎30克，制鳖甲12克，八月札、太子参、黄芪、郁金、凌霄花、香附各9克，水煎服。能使肝区郁痛减轻，硬结与肿块软缩。

03 治疗遗精滑泄

牡蛎（煅）、龙骨（煅）各30克，沙苑子、芡实、莲须各60克，共研为末，莲肉粉煮糊为丸，每次9克，每日3次，空腹淡盐汤送服。

来源 牡蛎科动物长牡蛎、大连湾牡蛎或近江牡蛎的贝壳。

药材性状

1. **长牡蛎** 贝壳呈长片状，背腹缘几乎平行，长10～50厘米。右壳较小，鳞片坚厚，层状或层纹状排列，壳外面平坦或具数个凹陷，淡紫色、灰白色或黄褐色，内面瓷白色，壳顶两侧无小齿。左壳凹下很深，鳞片较右壳粗大，壳顶附着面较小。质硬，断面层状，洁白。气微，味微咸。

2. **大连湾牡蛎** 贝壳呈类三角形，背腹缘呈八字形。右壳外面淡黄色，具疏松的同心鳞片，鳞片起伏成波浪状，内面白色。左壳同心鳞片坚厚，自壳顶部放射肋数个，明显，内面凹下呈盒状，铰合面小。

3. **近江牡蛎** 贝壳呈圆形、卵圆形、三角形等。左壳凹陷，大而厚，右壳平坦，稍小。右壳外表面稍不平，有灰、紫、棕、黄等色，环生同心鳞片，幼年者鳞片薄而脆，多年生长者鳞片厚而坚，内表面白色，边缘有时淡紫色。

药理作用 镇静、抗溃疡、增强免疫力等。

牡丹皮

清热凉血药

《本草纲目》记载，牡丹皮，和血、生血、凉血，治血中伏火，除烦热。

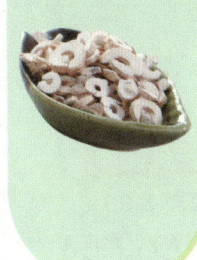

别名
牡丹根皮、丹皮、丹根。

性味归经
苦、辛，微寒。归心、肝、肾经。

传统功用
1. 清热凉血：用于热入营血、高热发斑、舌绛谵语、血热动血、吐衄；热病后期、余热伤阴、夜热早凉，肾阴亏虚、相火偏旺，阴虚发热。
2. 活血散瘀：用于血分瘀滞证。用于妇女血瘀、痛经、闭经、癥瘕；跌打损伤、瘀肿作痛；热毒疮疡、红肿热痛，肠痈腹痛。

用量用法
煎服，每次6~12克。

注意事项
血虚有寒者、孕妇及月经过多者不宜服用。

应用指南

01 治疗急性白血病

牡丹皮、生地黄、玄参、重楼各15克，薏苡仁20克，地骨皮9克，白花蛇舌草、生黄芪、大青叶各30克，水煎服。能使症状完全或部分缓解。

02 治疗血热吐衄

牡丹皮、芍药各12克，水牛角、生地黄各30克，水煎，分2次服。

03 治疗痛经

牡丹皮、桃仁、赤芍、桂枝、茯苓各等份，共研为末，炼蜜和为丸，每次9克，每日2次，温开水送服。

来源
芍药科植物牡丹的干燥根皮。

药材性状
根皮呈筒状、半筒状或破碎成片状，有纵剖开的裂隙，两面多向内卷曲，长5~20厘米，直径0.1~1.5厘米，厚1~4毫米。外表面灰褐色或紫褐色，粗皮脱落处显粉红色，有微突起的长圆形横生皮孔及支根除去后的残迹，内表面棕色或淡灰黄色，有细纵纹，常见发亮的银星（牡丹酚结晶）。质硬而脆，易折断，断面较平坦，显粉性，外层灰褐色，内层粉白或淡粉红色，略有圆形环纹。有特殊浓厚香气，味微苦而涩。

药理作用
解热，镇痛，镇静，催眠，抗炎，抗菌，扩张冠状动脉，降低心肌耗氧量，降血压，抗凝血，抗动脉粥样硬化，增强机体免疫力，抗变态反应。

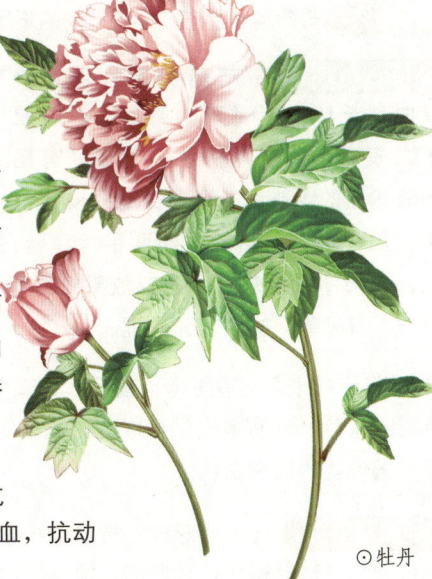

⊙牡丹

● 清热凉血药

赤芍

《本草纲目》记载，赤芍，散邪，能行血中之滞。

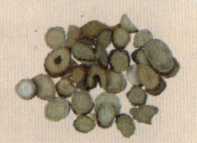

别名
木芍药、赤芍药、红芍药。

性味归经
苦，微寒。归肝经。

传统功用
1. 清热凉血：用于热入营血、高热谵语、发斑出疹、血热出血等。
2. 散瘀止痛：用于妇女血瘀之月经不调、痛经、闭经，跌打损伤之瘀肿，疮痈肿痛，目赤肿痛。

用量用法
煎服，每次6～15克。

注意事项
反藜芦。血虚有寒者、孕妇及月经过多者忌用。

应用指南

01 治疗胃癌
赤芍、昆布、海藻、赭石、制鳖甲（先煎）各9克，旋覆花、煨三棱、煨莪术各6克，夏枯草、白茅根、白花蛇舌草各15克，水煎，分3次温服。

02 治疗乳腺炎
赤芍、蒲公英各30克，黄芩、生甘草各6克，水煎服。

03 治疗痛经
赤芍、乌药、香附各9克，当归、延胡索各6克，水煎服。

来源
芍药科植物芍药或川赤芍药的干燥根。

药材性状
❶ **芍药** 根圆柱形，稍弯曲，长10～40厘米，直径0.6～3厘米。表面褐色或黑棕色，粗糙，有粗而略扭曲的纵皱纹及横向突起的皮孔，外皮易脱落。质硬脆，易折断，断面平坦，粉白色或黄白色，皮部窄，色较深，木部放射纹理明显，有时具裂隙。气微香，味微苦、酸涩。

❷ **川芍药** 根长5～20厘米，直径0.5～2.5厘米。表面棕色或暗棕色，偶有落皮层形成的斑痕。质松，易折断，断面皮部黑褐色，木部黄白色。

药理作用
抗血栓形成，抗血小板聚集，降血脂，抗动脉粥样硬化，抗肝损伤，抗肿瘤，清除氧自由基。

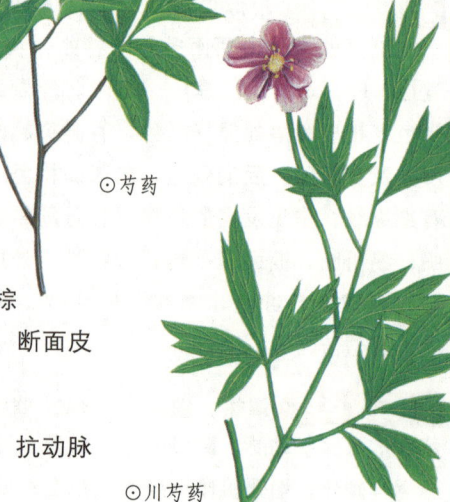

⊙芍药

⊙川芍药

●祛风寒湿药

伸筋草

《本草拾遗》记载，伸筋草主久患风痹，脚膝疼冷，皮肤不仁，气力衰弱。

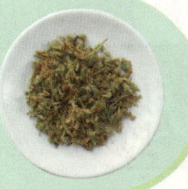

别名 铺筋草、抽筋草、分筋草、过筋草、地棚窝草、金毛狮子草、狮子草、金腰带。

性味归经
辛、苦，温。归肝经。

传统功用
祛风除湿，舒筋活络：用于风寒湿痹、关节肿痛、筋脉拘急、跌打损伤等。

用量用法
煎服，每次3～12克。

注意事项
本品炮制时不宜水浸。

来源 石松科植物石松的干燥全草。

药材性状 匍匐茎圆柱形细长弯曲，长2米，多断裂，直径3～5毫米，表面黄色或淡色，侧枝叶密生，表面淡棕色。匍匐茎下有多根黄白色定根，二歧分叉。叶密生，状披针形，常皱缩弯曲，黄绿色或灰绿色，先端芒状，全缘或有微锯齿。枝端直立棒状，多断裂。质韧，断面浅黄色，白色木心。气微，味淡。

药理作用 镇痛，解热催眠，促进小肠蠕动，兴奋子宫平滑肌。

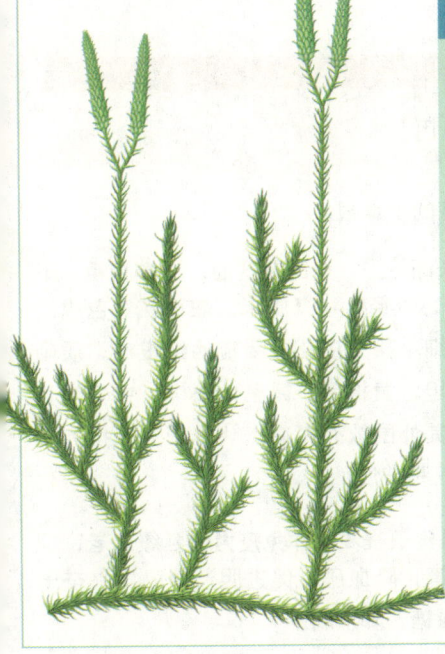
⊙石松

应用指南

01 治疗风湿腰腿痛

伸筋草、制川乌、牛膝、鸡矢藤各15克，制草乌10克，切碎，置于容器中，加入白酒500毫升密封，浸泡3日后过滤去渣，每次服10～15毫升，每日1～2次。

02 治疗肩周炎

伸筋草、威灵仙、续断、麻黄、桂枝各15克，当归、红花、川乌、草乌、乳香、没药、川芎各12克，用冷水浸泡于铁瓷盆内，2小时后以小火煎20分钟，不去渣，待放置温度适宜后，用毛巾蘸药液热敷患处，或直接用药液洗浴患处，再次用时加温即可，加温前可续水。每日1～2次，每次30分钟，每剂药可用1周。

● 活血调经药

怀牛膝

《本草纲目》记载，怀牛膝，治久疟寒热，五淋尿血，茎中痛，下痢，喉痹，口疮，齿痛，痈肿恶疮，伤折。

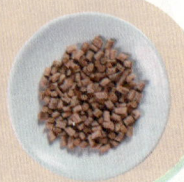

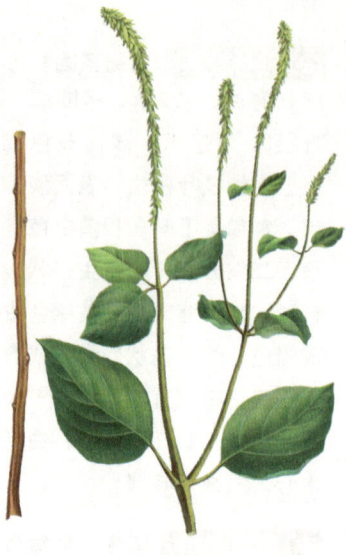

⊙牛膝

别名
脚斯蹬、铁牛膝、怀膝、土牛膝、红牛膝、牛磕膝、接骨丹。

性味归经
苦、甘、酸，平。归肝、肾经。

传统功用
1. 活血通经：用于妇女血分瘀滞，痛经、闭经、产后瘀阻腹痛、难产等。
2. 引血下行：主治血热上逆引起的吐血、鼻衄；虚火上炎所致的口舌生疮、咽肿牙痛；肝肾阴虚、肝阳上亢所致的眩晕头痛等。
3. 利尿通淋：用于湿热下注、热淋、血淋。
4. 补肝肾，强筋骨：用于肝肾不足、腰膝酸痛、筋骨无力以及湿热痹证。

用量用法
煎服，每次6~15克。

注意事项
孕妇及月经过多者忌用。

♥ 应用指南

01 治疗骨质疏松症

怀牛膝、黄芪、当归、桂枝、炒白芍、炙甘草、苍术、枳实、茯苓、薏苡仁、骨碎补、伸筋草各适量，水煎服。

02 治疗类风湿

怀牛膝、桃仁、红花、当归、秦艽、制半夏、茯苓、枳壳各12克，川芎、地龙、制南星15克，水煎服。

来源
苋科植物牛膝的干燥根。

药材性状
根呈细长圆柱形，有的稍弯曲，上端稍粗，下端较细，长15~50厘米，直径0.4~1厘米。表面灰黄色或浅棕色，具细微纵纹，有细小横长皮孔及稀疏的细根痕。质硬而脆，易折断，断面平坦，黄棕色，微呈角质样，中心维管束木部较大，黄白色，其外围散有多束点状维管束，排列成2~4轮。气微，味微甜而稍苦涩。

药理作用
镇痛，抗炎，提高机体免疫力，延缓衰老，抑制心肌收缩力，扩张血管，降血压，促进胆汁分泌，兴奋子宫平滑肌，抗生育，降血糖，降血脂。

活血调经药

鸡血藤

《广西本草选编》记载，鸡血藤，活血补血，通经活络。

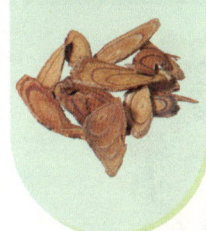

别名 血风藤、大血藤、血龙藤。

性味归经 甘、微苦，温。归肝、胃经。

传统功用
1. 活血补血：用于月经不调、经行不畅、痛经、闭经等。
2. 舒筋活络：用于风湿痹痛、关节酸痛、手足麻木、肢体瘫痪等。

用量用法 煎服，每次3~10克；研粉吞服，每次1~1.5克。外用适量。

来源 豆科植物密花豆的干燥藤茎。

药材性状 藤茎呈扁圆柱形，稍弯曲，直径2~7厘米。表面灰棕色，有时可见灰白色斑，栓皮脱落处显红棕色，有明显的纵沟及小形点状皮孔。质坚硬，难折断，折断面呈不整齐的裂片状。血藤片为椭圆形、长矩圆形或不规则的斜切片，厚3~10毫米。切面木部红棕色或棕色，导管孔多个，不规则排列，韧皮部有树脂状分泌物，呈红棕色至黑棕色，并与木部相间排列成3~10个偏心性半圆形或圆形环。髓小，偏于一侧。气微，味涩。

药理作用 扩张血管，抑制血小板聚集，抗炎。

应用指南

01 治疗贫血

鸡血藤30克，鸡蛋2个，加清水2碗同煮，蛋熟后去壳再煮片刻，煮成1碗后，加白砂糖少许调味，饮汤，食鸡蛋，每日2次。

02 治疗风寒湿痹

鸡血藤250克，置于净瓶中，注入白酒1升，密封，浸泡7日后取用。每次15~30毫升，每日2次，空腹温服。

03 治疗经行身痛

鸡血藤、白芍、山茱萸、黄芪、当归各适量，水煎服。

04 治疗类风湿关节炎

鸡血藤、黄芪、菟丝子各30克，人参、白术、当归、仙茅、仙灵脾、白芍、威灵仙、防己、桂枝、炙甘草、生姜各10克，大枣5枚，水煎服。

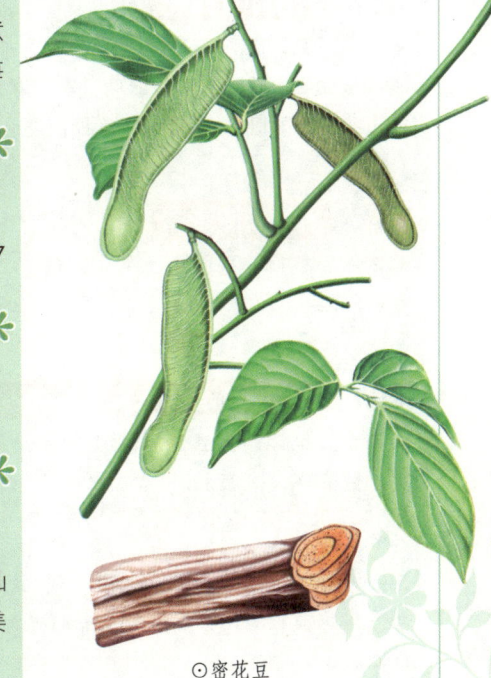

⊙密花豆

鸡内金

消食药

《本草纲目》记载，鸡内金，治小儿食疟，疗大人（小便）淋沥、反胃；消酒积，主喉闭、乳蛾，一切口疮、牙疳诸疮。

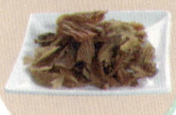

别名 鸡黄皮、鸡食皮、鸡合子、鸡中金、化石胆、化骨胆。

性味归经
甘，平。归脾、胃、小肠、膀胱经。

传统功用
1. 消食健胃：用于多种饮食积滞、消化不良、小儿疳积发热等。
2. 涩精，缩尿，止遗：用于遗精、遗尿等。近年多用于尿路结石、肝胆结石，有化坚消石之功。

用量用法
煎服，每次3～10克；研末服，每次1.5～3克。

应用指南

01 治疗小儿疳积
鸡内金30克，山药100克，共研细末，加入面粉500克，用水和成面团，再加入适量白糖、黑芝麻，烙成薄饼10张，每日嚼食薄饼1张，10日为一疗程，连用两三个疗程。

02 治疗脘腹胀满
鸡内金、槟榔、莱菔子、半夏、茯苓、连翘、枳壳各10克，水煎服。

03 治疗小儿遗尿或成人尿频、夜尿多
鸡内金、桑螵蛸、益智仁、煅龙骨、煅牡蛎、黄芪各10克，甘草3克，水煎服。

04 治疗各种结石症
鸡内金、海金沙（包）、郁金各10克，金钱草30克，水煎服。

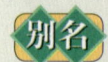

⊙家鸡

 来源 雉科动物家鸡的干燥沙囊内壁。

 药材性状 呈不规则囊片状，略卷曲。大小不一，完整者长约3.5厘米，宽约3厘米，厚约2毫米。表面黄色、黄绿色或黄褐色。薄而半透明，有多条明显的条棱状波纹。质脆，易碎，断面角质样，有光泽。气微腥，味微苦。

 药理作用 促进消化，加速放射性物质锶的排泄。

● 消食药

鸡矢藤

《岭南草药志》记载，鸡矢藤，预防暑毒，消肠胃积滞，化五淋；固阴气耗散。用于痢疾，黄疸，肺痨咯血，咳嗽，百日咳，胃痛，大便下血，疝气偏坠，风寒湿痹，烫火伤，毒蛇咬伤。

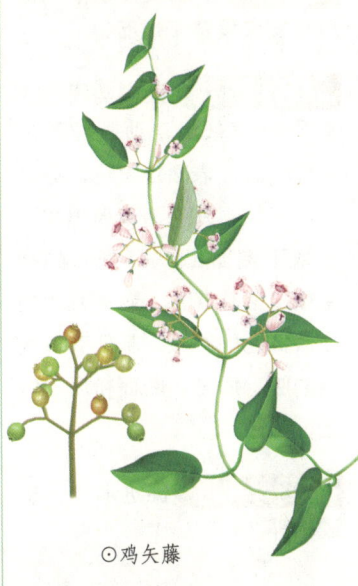

⊙鸡矢藤

别名 鸡屎藤、臭藤根、毛葫芦、五香藤、白毛藤、鸡脚藤、解暑藤、雀儿藤。

性味归经 甘，苦，微寒。归脾、胃、肝、肺经。

传统功用
1. 消食化积：用于小儿疳积、脘腹胀满等。
2. 祛风利湿，止痛解毒，活血消肿：用于风湿筋骨痛、跌打损伤、外伤性疼痛、肝胆及胃肠绞痛、消化不良、支气管炎、放射反应引起的白细胞减少等。外用可治疗皮炎、湿疹及疮疡肿毒等。

用量用法 煎服，每次15～60克。外用适量，捣烂外敷或煎水外洗。

🌱 **来源** 茜草科多年生草质藤本植物鸡矢藤或毛鸡矢藤的干燥地上部分。

⚗ **药材性状** 茎呈扁圆柱形，稍扭曲，无毛或近无毛。老茎灰棕色，直径3～12毫米，栓皮常脱落，有纵纹及叶柄断痕，易折断，断面平坦，灰黄色。嫩茎黑褐色，直径1～3毫米，质韧，不易折断，断面纤维性，灰白色或浅绿色。叶对生，多皱缩或破碎，完整者展平后呈宽卵形或披针形，长5～15厘米，宽2～6厘米，先端尖，基部楔形、圆形或浅心形，全缘，绿褐色，两面具短柔毛或近无毛，叶柄长1.5～7厘米，无毛或有毛。聚伞花序顶生或腋生，前者多带叶，后者疏散少花，花序轴及花均被疏柔毛，花淡紫色。气特异，味微苦、涩。

➕ **药理作用** 镇静，镇痛，抗惊厥，抗菌，抑制肠平滑肌痉挛。

应用指南

01 治疗浅表性胃炎

鸡矢藤30克，吴茱萸3克，黄连5克，蒲公英、苏梗、白芍各15克，枳实、青皮、陈皮、厚朴、白豆蔻（后下）各10克，水煎服。

02 治疗心绞痛

山楂、厚朴各100克，白芍150克，葛根10克，甘草5克，共研末，加入鸡矢藤挥发油2毫升，冰片少许拌匀。每次2克，用黄酒调糊敷脐，每3天换药一次。

● 消食药

谷芽

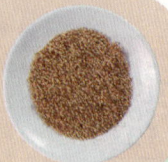

《本草纲目》记载，谷芽，健脾开胃，下气和中，消食化积。《中药材手册》记载，谷芽，治脾虚，心胃痛，胀满，热毒下痢，烦渴，消瘦。

别名 糵米、谷糵、稻糵、稻芽。

性味归经
甘，温。归脾、胃经。

传统功用
消食和中，健脾开胃：用于食积不化、脘腹胀痛、呕恶食臭以及脾虚食少、消化不良。炒谷芽偏于消食，用于不饥食少；焦谷芽善化积滞，用于积滞不消。

用量用法
煎服，每次9～15克。

来源 禾本科植物粟的成熟果实经发芽干燥而得。

药材性状 果实类圆形，直径1～2毫米，顶端钝圆，基部略尖。表面淡黄色，略具点状皱纹，外壳为革质稻片，多数下端露出3～6毫米的初生根（俗称芽）。剥去稻片内含淡黄色的颖果，基部有黄褐色的胚。质坚，断面粉质，气无，味微甘。

药理作用 促进消化、抗过敏等。

○ 粟

应用指南

01 治疗胃胀气
炒谷芽15克，金橘（或橘饼）2～3枚。将金橘洗净，压扁，将炒谷芽放入沙锅内，加冷水200毫升浸泡片刻，煎煮10分钟后，放入金橘再煮5分钟，将药汁滤出，再加水煎一次，将两次药汁合并，加入少量糖，当茶饮。

02 治疗腹痛泄泻
炒谷芽、炒山楂、炒枣仁各20克，赤石脂、延胡索、木香各12克，柴胡、枳壳、乌梅各9克，白芍、党参、炒白术各15克，炙甘草6克，水煎服。

03 治疗小儿厌食
生谷芽、麦芽、莲子各15克，山楂10克，水煎服。

● 消食药

麦芽

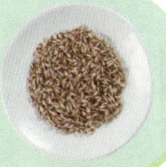

《本草纲目》记载，麦芽，消化一切米、面、诸果食积。《药性论》记载，麦芽，消化宿食，破冷气，去心腹胀满。

别名 大麦、麦、大麦毛、大麦芽。

性味归经
甘，平。归脾、胃、肝经。

传统功用
1. 消食和中：用于饮食积滞不消、食少纳呆脘胀、脾胃虚弱、消化力差、纳谷不香等。
2. 疏肝回乳：用于妇女断奶、乳汁郁积引起的乳房胀痛，还可用于肝郁气滞或肝胃不和等。炒麦芽行气，消食，回乳，用于食积不消、妇女断乳；焦谷芽消食化滞，用于食积不消、脘腹胀痛。

用量用法
煎服，每次10～15克；回乳时炒用，每次60克。

注意事项
妇女哺乳期不宜服用。

来源 禾本科植物大麦的成熟果实经发芽干燥而得。

药材性状 颖果两端狭尖略呈梭形，长8～15毫米。直径2.5～4.5毫米。表面淡黄色，背面浑圆，为外稃包围，具5脉，先端长芒已断落，腹面为内稃包围，有一条纵沟。除去内外稃后，基部胚根处长出胚芽及须根，胚芽长披针状线形，黄白色，长约5毫米，须根数条，纤细而弯曲。质硬，断面白色，粉性。无臭，味微甘。

药理作用 促进消化，降血糖，小剂量催乳，大剂量抑乳。

○大麦

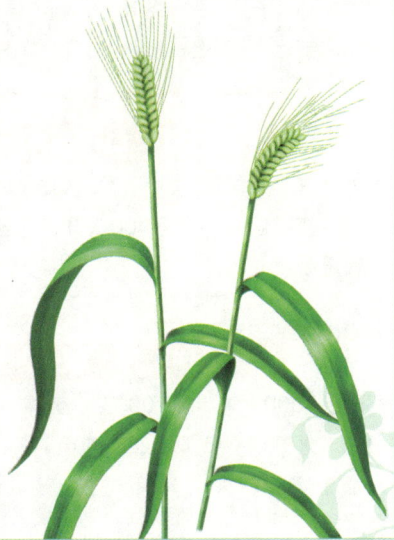

应用指南

01 治疗食积胀满
麦芽120克，神曲60克，白术、橘皮各30克，共研细末，制丸如梧桐子大，每次30～50丸，用参汤送服。

02 治疗产后腹中鼓胀
麦芽60克，研为细末，和酒服食。

03 治疗产后发热、乳汁不通
麦芽60克，炒熟，研细末，清汤调下，分4次服。

● 补阴药

麦冬

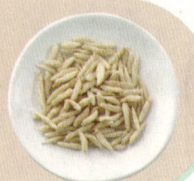

《本草纲目》记载，麦冬，去心热，止烦热，寒热体劳，下痰饮。

别名
麦门冬、寸冬、沿阶草。

性味归经
甘、微苦，微寒。归心、肺、胃经。

传统功用
1. 清心除烦：用于温病邪热入营、身热夜甚、烦躁不安、热伤气阴、心烦口渴、汗出体倦、心阴不足、心烦不眠、舌红少苔。
2. 养阴润肺：用于阴虚肺燥、干咳、燥咳、劳热咯血等。

用量用法
煎服，每次6～12克。

来源
百合科植物麦冬的干燥块根。

药材性状
块根呈纺锤形，两端略尖，长1.5～3厘米，直径0.3～0.6厘米。表面黄白色或淡黄色，有细纵纹。质柔韧，断面黄白色，半透明，中柱细小。气微香，味甘、微苦。

药理作用
增强机体免疫力，清除自由基，延缓衰老，增加心肌血流量，抗心肌缺氧，抗心肌梗死，抗心律失常，提高耐缺氧能力，降血糖，抑制胃肠平滑肌痉挛，抗菌。

♥ 应用指南

01 治疗慢性胃炎

麦冬、太子参、丹参各15克，制半夏、炒栀子、牡丹皮各7.5克，柴胡、甘草各6克，生白芍、青皮各10克，水煎服。

02 治疗骨蒸肺痿、四肢烦热、不思饮食、口干渴

麦冬（去心，焙）、地骨皮各150克，粗捣筛，每次5～10克。麦冬20克，加水400毫升，煎至200毫升，去渣，分2次温服。

03 治疗火逆上气、咽喉不利

麦冬7000克，半夏1000克，人参、粳米各90克，甘草60克，大枣12枚，加水2400毫升，煮至1200毫升，每次200毫升，每日3次。

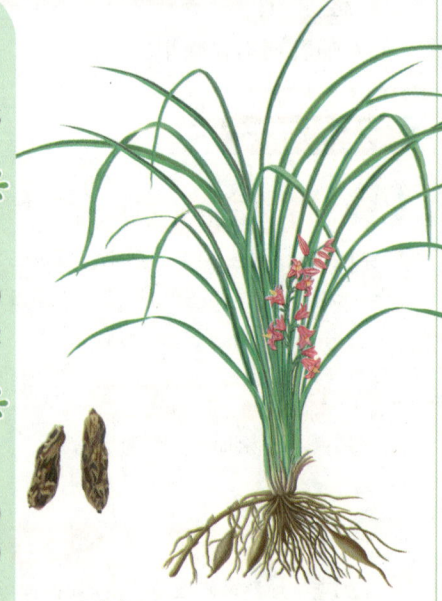

⊙麦冬

● 补阴药

龟甲

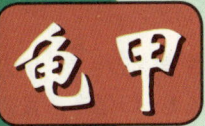

《本草纲目》记载，龟甲，治腰脚酸痛。补心肾，益大肠，止久痢久泄，主难产，消痈肿。烧灰敷臁疮。

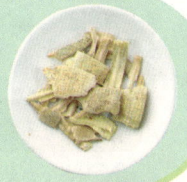

别名
龟壳、龟下甲、龟板、龟底甲、乌龟壳。

性味归经
甘，寒。归肝、肾、心经。

传统功用
1. 滋阴潜阳：用于肝肾阴虚，肝阳上亢，眩晕头痛；阴虚火旺，骨蒸劳热，盗汗遗精；阴虚血热，崩漏出血；热病后期，热灼真阴，虚风内动，手足抽搐等。
2. 益肾健骨，养血补心：用于肾虚骨痿，囟门不合，阴血亏虚，惊悸失眠等。

用量用法
煎服，每次9~24克，宜先煎。

注意事项
脾胃虚寒者忌服。

♥ 应用指南

01 治疗阴虚有热之痿症

龟甲120克，炒黄柏150克，熟地黄、陈皮、白芍各60克，锁阳45克，炒知母、虎骨（炙）各30克，干姜15克，共研细末，酒糊为丸，每丸9克，每次1丸，每日2次，淡盐汤送下。

02 治疗崩漏

龟甲、牡蛎各90克，捣下筛，酒服方寸匙，每日3次。

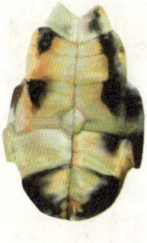

⊙龟甲

来源
龟科动物乌龟的背甲及腹甲。

药材性状
背甲呈长椭圆形拱状，长7.5~22厘米，宽6~18厘米，前部略窄于后部，外表面棕褐色或黑色，前端有颈角板1块，脊背中央有椎角板5块，两侧各有对称的肋角板4块，边缘每侧具缘角板11块，尾部具臀角板2块。腹甲呈板片状，近长方椭圆形，长6.4~21厘米，宽5.5~17厘米，厚约5毫米。外表面黄棕色至棕色，有时具紫棕色放射状纹理，全体由12块角板对称连合而成，内表面黄白色，有的略带血迹或残肉，去净可见骨板9块，呈锯齿状嵌接，前端钝圆或平截，后端具三角形缺刻，两侧残存呈翼状向斜上方弯曲的甲桥（墙板）。质坚硬，气微腥，味微咸。

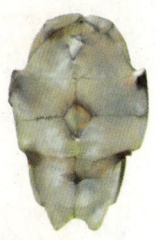

⊙乌龟

药理作用
增强机体免疫功能，延缓衰老，兴奋子宫平滑肌。

羌活

辛温解表药

《药性论》记载，羌活，治贼风失音不语，多痒血癞，手足不遂，口面㖞斜，遍身顽痹。

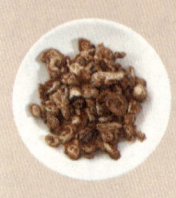

别名 羌青、胡王使者、羌滑、黑药、退风使者。

性味归经 辛、苦，温。归膀胱、肾经。

传统功用
1. 散寒祛风：用于风寒感冒、恶寒发热、肌表无汗、头痛项强、肢体酸痛等症。
2. 胜湿止痛：用于风寒湿痹、肩臂疼痛。善治腰以上风寒湿痹，尤以肩背肢节疼痛者为佳。

用量用法 煎服，每次3～9克；或入丸、散剂。

注意事项 本品气味浓烈，用量过多易致呕吐，脾胃虚弱者不宜服。血虚痹痛、阴虚头痛者慎用。

来源 为伞形科植物羌活或宽叶羌活的干燥根茎及根。

药材性状
① **羌活** 根茎为圆柱形，略弯曲，长4～13厘米，直径0.6～2.5厘米，顶端残留茎痕。表面棕褐色至黑褐色，外皮脱落处呈黄色，节间缩短，呈紧密隆起的环状，形似蚕，习称蚕羌；或节间延长，形如竹节状，习称竹节羌。体轻，质脆，断面不平整，有裂隙，皮部黄棕色至暗棕色，油润，有棕色油点，木部黄白色，具放射状纹理，髓部黄色至黄棕色。气香，味微苦而辛。

② **宽叶羌活** 根茎类圆柱形，顶端具茎及叶鞘残基。根类圆锥形，有纵皱纹及皮孔，表面棕褐色，根茎节全长8～15厘米，直径1～3厘米，习称条羌。有的根茎粗大，结节状，顶部具数个茎基，根较细，习称大头羌。质松脆，易折断。断面较平坦，皮部浅棕色，木部黄白色。

药理作用 解热，镇痛，抗炎，抗过敏，扩张冠状动脉，抗心律失常，抗血栓，抗菌，抗氧化，抗癫痫。

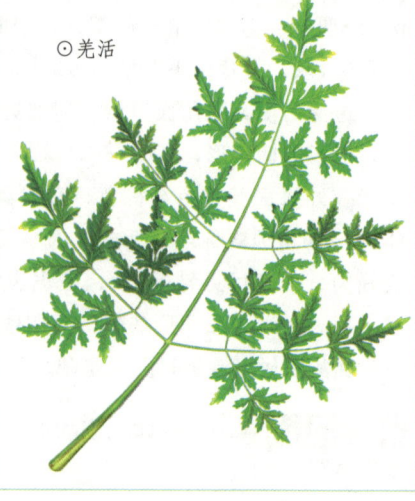

⊙羌活

应用指南

01 治疗慢性支气管炎
羌活9克，红糖15克，加水煎成100毫升，分3～4次服，疗程1周，有镇咳平喘的作用。

02 治疗骨蒸肺痿、四肢烦热、不思饮食、口干渴
羌活、防风、薄荷（后下）、独活、蔓荆子、藁本各9克，水煎服。

03 治疗火逆上气、咽喉不利
羌活30克，附子10克，延胡索12克，川芎15克，水煎服。头顶部疼痛甚者加吴茱萸、鹿角霜，额部痛甚者加柴胡，眼眶痛甚者加白芷。

● 养心安神药

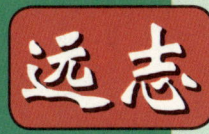

《本草纲目》记载，远志，治一切痈疽。《名医别录》记载，远志，定心气，止惊悸，益精，去心下膈气、皮肤中热、面目黄。

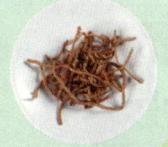

来源 远志科植物远志或卵叶远志的干燥根。

药材性状 ① **远志根** 圆柱形，稍弯曲，长3～15厘米，直径3～8毫米。表面灰黄色至浅棕色，有支根痕及深陷的横沟纹。质脆易断，断面皮部棕黄色，木部黄白色，易与皮部剥离。远志肉呈长圆筒状，无木部。气微，味苦、微辛，嚼之有刺喉感。

② **卵叶远志** 根长4～18厘米，直径2～8毫米，根头部茎基2～5个。表面粗糙，灰棕色至灰黑色，少为灰黄色，纵沟纹较多，横沟纹较少，支根多，长2～5厘米。质较硬，不易折断，断面皮部薄，木心较大。

药理作用 镇静，抗惊厥，祛痰，降血压，溶血栓，抑菌，兴奋子宫平滑肌。

别名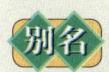
棘菀、细草、苦远志、小草根。

性味归经
苦、辛，温。归心、肾、肺经。

传统功用
1. 安神益智：用于心肾不交引起的心神不安、失眠健忘、惊悸等。常配伍补气养血药。
2. 祛痰开窍：用于痰湿内盛，咳嗽痰多；或痰阻心窍，神志恍惚，精神错乱，癫痫惊狂等。常和化痰开郁药同用。
3. 消散痈肿：主治疮疡疖肿、乳痈肿痛等。常配伍清热解毒药。

用量用法
煎服，每次3～9克。外用适量。

注意事项
消化道溃疡及胃炎患者慎用。

⊙远志

♥应用指南

01 治疗心气不足、忧愁悲伤不乐

远志（去心）、石菖蒲各60克，茯苓、人参各90克，共研为末，炼蜜和为丸，如梧桐子大，每次6～7丸，每日3次，饭后服。

02 治疗神经衰弱、健忘心悸、失眠多梦

远志研粉，每次3克，每日2次，米汤冲服。

125

● 清热解毒药

板蓝根

《本草便读》记载，板蓝根，凉血，清热，解毒，辟疫，杀虫。

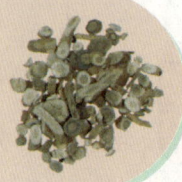

别名
靛青根、蓝靛根、靛根。

性味归经
苦，寒。归心、胃经。

传统功用
清热解毒，凉血利咽：主治外感发热、温病初起及大头瘟、头面红肿、咽喉肿痛等症。

用量用法
煎服，每次9～15克。

注意事项
脾胃虚寒者忌用。

来源
十字花科植物菘蓝的干燥根。

药材性状
根圆柱形，稍扭曲，长10～20厘米，直径0.5～1厘米。表面淡灰黄色或淡棕黄色，有纵纹及横生皮孔，并有支根或支根痕，根头略膨大，可见轮状排列的暗绿色或暗棕色叶柄残基、叶柄痕及密集的疣状突起。体实而稍软，折断面略平坦，皮部黄白色，占半径的1/2～3/4，木部黄色。气微，味微甜后苦涩。

药理作用
抗菌，抗病毒，抗内毒素，提高机体免疫力等。

♥ 应用指南

01 治疗急性传染性肝炎
板蓝根30克，茵陈50克，栀子9克，水煎服。

02 治疗感冒
板蓝根15克，水煎服。

03 治疗流脑
板蓝根注射液静滴。在医师的指导下应用。

04 治疗流行性腮腺炎
板蓝根12克，黄芩、连翘、柴胡、牛蒡子、玄参各9克，黄连、桔梗、陈皮、僵蚕各6克，升麻、甘草各3克，马勃、薄荷（后下）各4.5克，水煎服。

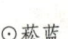

⊙菘蓝

● 清热解毒药

鱼腥草

《本草纲目》记载，鱼腥草，散热毒痈肿，疮痔脱肛，断痁疾，解硇毒。

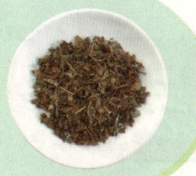

别名
岑菜、蕺、蕺菜、紫蕺、九节莲、肺形草、紫背鱼腥草、臭腥草。

性味归经
辛，微寒。归肺经。

传统功用
1. 清热解毒，消痈排脓：用于肺痈咳吐脓血、肺热咳嗽痰稠、热毒疮疡、痔疮肿痛等。
2. 利尿通淋：用于热淋涩痛等症。

用量用法
水煎或捣汁，每次15～25克，鲜品加倍。外用适量。

注意事项
本品含挥发油，不宜久煎。

⊙蕺菜

应用指南

01 治疗支气管炎
鱼腥草、厚朴、连翘各9克，研末；桑枝30克，煎水冲服药末。

02 治疗热淋
鱼腥草24～30克，水煎服。

03 治疗肾病综合征
鱼腥草100克，每日1剂，开水冲泡，随意饮服。

来源 三白草科植物蕺菜的干燥地上部分。

药材性状 茎扁圆形，皱缩而扭曲，长20～30厘米，表面棕黄色，具纵棱，节明显，下部节处有须根残存，质脆，易折断。叶互生，多皱缩，展平后心形，长3～5厘米，宽3～4.5厘米，上面暗绿或黄绿色，下面绿褐色或灰棕色，叶柄细长，基部与托叶合成鞘状。穗状花序顶生。搓揉有鱼腥气，味微涩。

药理作用 抗菌，抗病毒，提高机体免疫力，利尿。

● 清热解毒药

金荞麦

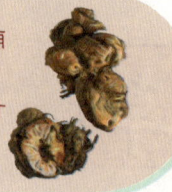

《本草拾遗》记载，金荞麦，主痈疽恶疮毒肿，赤白游疹，虫、蚕、蛇犬咬，并醋摩敷疮上，亦捣茎叶敷之。恐毒入腹，煮汁饮。

应用指南

01 治疗痢疾
金荞麦30克，水煎服。

02 治疗喉风喉毒
用醋磨金荞麦，漱喉。

别名 荞叶七。

性味归经
苦，平。归肺、脾、胃经。

传统功用
1. 清热解毒，消痈排脓：用于肺痈咳痰浓稠腥臭、瘰疬疮肿、毒蛇咬伤等。
2. 清肺化痰：用于肺热咳嗽、咽喉肿痛等。
3. 健脾消食：用于脾失健运所致的食积腹胀、疳积消瘦等。

用量用法
煎服，每次15～30克；亦可加水或黄酒隔水炖服。

来源 蓼科植物金荞麦的干燥根茎。

药材性状 根茎呈不规则团块或圆柱状，常有瘤状分枝，顶端有的有茎残基，长3～15厘米，直径1～4厘米。表面棕褐色，有横向环节及纵纹，密布点状皮孔，并有凹陷的圆形根痕及残存须根。质坚硬，不易折断，断面淡黄白色或淡棕红色，有放射状纹理，中央髓部色较深。气微，味微苦。

药理作用 抗菌，抗炎，解热，抗肿瘤，祛斑。

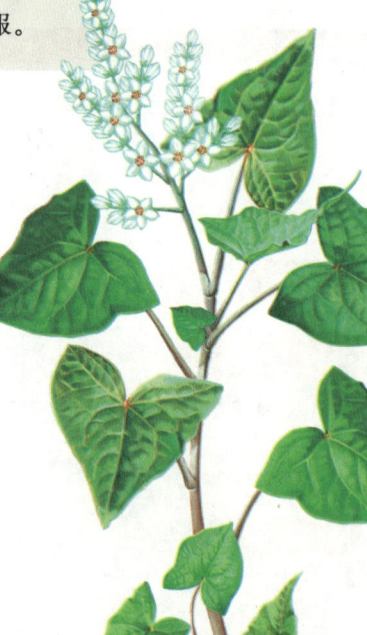

⊙金荞麦

金银花

清热解毒药

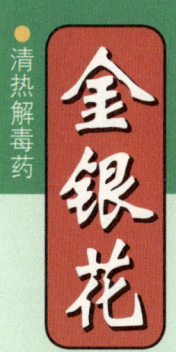

《滇南本草》记载，金银花，清热，解诸疮，痈疽发背，无名肿毒，丹瘤，瘰疬。

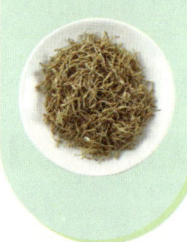

别名
忍冬花、银花、双花、二宝花。

性味归经
甘，寒。归肺、心、胃经。

传统功用
1. 清热解毒，疏散风热：用于风热感冒或温病初起，邪在卫分，热入气分，壮热烦渴或血分实热，高热发斑，热毒疮疖及肺痈、肠痈。
2. 凉血止痢：用于热毒血痢等症。

用量用法
煎服，每次6～15克；或入丸、散剂。外用研末调敷。

注意事项
脾胃虚寒及气虚疮疡脓清者忌用。

附药
忍冬藤 为忍冬科植物忍冬的干燥茎枝，又名银花藤。秋冬割取带叶的嫩枝，晒干，生用。味甘，性寒，归肺、胃经。其功效与金银花相似。本品解毒作用不及金银花，但有清热疏风、通络止痛的作用，常用于温病发热、风湿热痹、关节红肿热痛、屈伸不利等症。煎服，每次9～30克。

♥ 应用指南

01 治疗多发性疖肿
金银花15克，蒲公英20克，菊花、紫花地丁各10克，甘草6克，水煎服。

02 治疗乳腺炎
金银花45克，鹿角霜15克，王不留行12克，以黄酒1杯为引，水煎服。

03 治疗感冒
将金银花、连翘混合磨成粗末，每次18克，水煎服。

来源
忍冬科植物忍冬、红腺忍冬、山银花或毛花柱忍冬的干燥花蕾或带初开的花。

药材性状
① **忍冬** 花蕾细棒槌状，上粗下细，略弯曲，长1.3～5.5厘米，上部直径2～3毫米。表面淡黄色或淡黄棕色，密被粗毛或长腺毛。花萼细小，绿色，萼筒类球形，长约1毫米，无毛，先端5裂，萼齿卵状三角形，有毛，花冠筒状，上部稍开裂成二唇形，有时可见开放的花，雄蕊5枚，附于筒壁，雌蕊1枚，有一细长花柱。气清香，味淡、微苦。

② **红腺忍冬** 花蕾长1～5厘米，直径0.8～2毫米。黄棕或棕色，萼筒无毛，萼齿被毛，花冠外无毛或冠筒有少数倒生微伏毛，无腺毛。

③ **山银花** 花蕾长1.3～5厘米，直径0.5～2毫米。红棕或灰棕色，被倒生短粗毛，萼齿与萼筒均密被灰白或淡黄色毛。

药理作用
抗菌，抗病毒，提高机体免疫力，利尿。

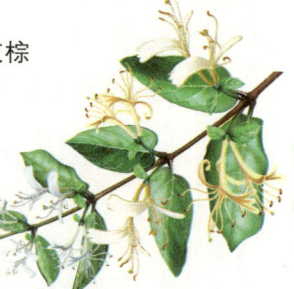

⊙忍冬

● 利湿退黄药

金钱草

《本草纲目》记载，金钱草，解诸毒，及大便不通，捣汁。疗痈肿，捣涂，并末服，能消毒排脓。

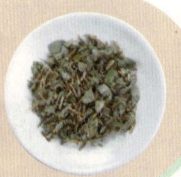

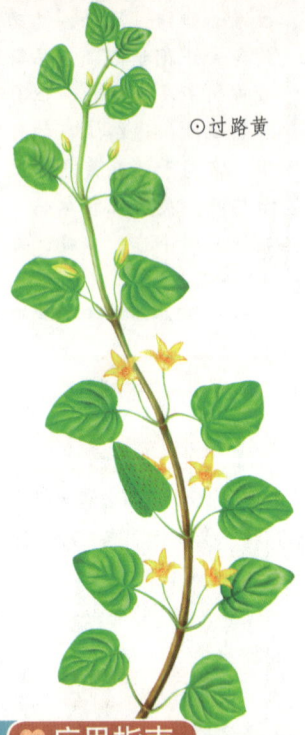

○过路黄

别名
遍地香、低钱儿、铜钱草、透骨风、过墙风、一串钱、十八缺草。

性味归经
甘、淡，微寒。归肝、胆、肾、膀胱经。

传统功用
1. 利尿通淋：用于热淋、石淋。常配伍软坚消石药。
2. 利湿退黄：用于湿热黄疸等。
3. 清热解毒：用于热毒疮疡及毒蛇咬伤等。

用量用法
煎服，每次15～60克；鲜品加倍。

来源
报春花科植物过路黄的干燥全草。

药材性状
常缠结成团，无毛或被疏柔毛。茎扭曲，表面棕色或暗棕红色，有纵纹，下部茎节上有时具须根，断面实心。叶对生，多皱缩，展平后呈宽卵形或心形，长1～4厘米，宽1～5厘米，基部微凹，全缘，上表面灰绿色或棕褐色，下表面色较浅，主脉明显突起，用水浸后，对光透视可见黑色或褐色条纹，叶柄长1～4厘米。有的带花，花黄色，单生叶腋，具长梗。蒴果球形。气微，味淡。

药理作用
促进胆汁分泌，促进胆管泥沙状结石排出，抗炎，抑制体液免疫和细胞免疫。

应用指南

01 治疗胆石症
金钱草50克，柴胡15克，大黄、芒硝、延胡索各10克，水煎服，早、晚各1次。

02 治疗泌尿系统结石
金钱草、海金沙各30克，鸡内金10克，滑石20克，石韦15克，车前子25克，生栀子12克，水煎，分3次服。

03 治疗慢性胆囊炎
金钱草、虎杖、玉米须、生大黄各适量，制成散剂，每次10～20克，每日3次，开水冲服。

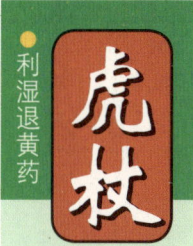

虎杖

· 利湿退黄药

《本草纲目》记载，虎杖，研末酒服，治产后瘀血血痛、坠扑昏闷有效；烧灰，贴诸恶疮，焙研炼蜜为丸，陈米饮服，治肠痔下血。

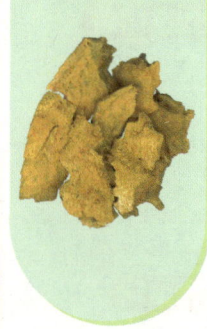

⊙虎杖

别名
苦杖、斑杖、花斑竹、紫金龙。

性味归经
微苦，微寒。归肝、胆、肺经。

传统功用
1. 利湿退黄，清热解毒：用于湿热黄疸、热淋、热结便秘等。外用治疗疮疡肿毒、毒蛇咬伤等。
2. 祛痰止咳，活血化瘀：用于肺热咳嗽、闭经、痛经等。外用治疗跌打损伤及火烧伤等。
3. 泻热通便：用于热结便秘。

用量用法
煎服，每次9~15克。外用适量，制成煎液或油膏涂敷。

传统功用
孕妇慎用。

来源
为蓼科植物虎杖的干燥根茎和根。

药材性状
根茎和根多为圆柱形短段或不规则厚片，长1~7厘米，直径0.5~2.5厘米。外皮棕褐色，有纵皱纹及须根痕，切面皮部较薄，木部宽广，棕黄色，射线放射状，皮部与木部较易分离，髓中有隔或呈空洞状。质坚硬。气微，味微苦、涩。

药理作用
抗炎，止血，改善微循环，抑制血小板聚集，镇咳，平喘，降血脂，降血压，抗氧化，抗菌，抗病毒，升高白细胞和血小板，镇静。

应用指南

01 治疗痛经

虎杖、香附各12克，乳香、没药各9克，水煎服。

02 治疗跌打瘀肿

虎杖30克，浓煎，以半量冲三七3克内服，半量外涂患处。

● 清热解毒药

知母

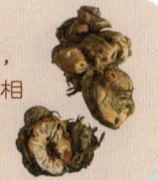

《本草纲目》记载，知母，安胎，止子烦，辟射工、溪毒。泻肺火，滋肾水，治命门相火有余。

别名 连母、水参、货母、韭逢、东根、苦心、儿草、兔子油草、山韭菜、虾草。

性味归经 苦，甘，寒。归肺、胃、肾经。

传统功用
1. 清热泻火：用于外感温热、壮热烦渴、脉洪大有力的气分实热证。
2. 滋阴润燥：用于肺燥干咳、内热消渴、阴虚火旺、骨蒸劳热、肠燥便秘。

用量用法 煎服，每次6～12克。

注意事项 本品性寒质润，能滑肠，故脾虚便溏者不宜使用。

♥ 应用指南

01 治疗前列腺增生
知母、黄柏、牛膝各12克，丹参20～30克，大黄10～15克，益母草30克，水煎服。

02 治疗糖尿病
知母18克，生山药30克，生黄芪15克，生鸡内金6克，葛根4.5克，五味子9克，水煎服。

03 治疗便秘
知母、生首乌、火麻仁各等份，水煎服，可用于阴虚肠燥所致的便秘。

来源 百合科植物知母的干燥根茎。

药材性状 ❶ **毛知母** 根茎扁圆长条状，微弯曲，偶有分枝，长3～15厘米，直径0.8～1.5厘米，一端有浅黄色的茎叶残痕，习称金包头。表面黄棕色至棕色，上面有一凹沟，具紧密排列的环状节，节上密生黄棕色的残存叶基，下面略凸起，有纵皱纹及凹点状或凸起的根痕及须根。质坚硬，易折断，断面黄白色，颗粒状。气微，味微甜、略苦，嚼之带黏性。

❷ **知母肉** 外皮大部分已除去，表面黄白色，有的残留少数毛须状叶痕及凹点状根痕。

药理作用 解热，降血糖，抗血小板聚集，抗病原微生物。

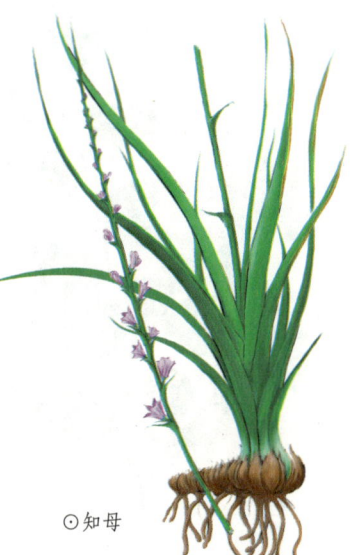

⊙知母

● 清热燥湿药

苦参

《神农本草经》记载，苦参，主治心腹结气，症瘕积聚，黄疸，溺有余沥，逐水，除痈肿，补中，明目止泪。

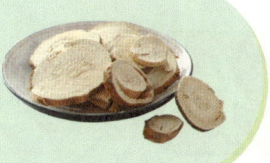

别名
苦骨、川参、牛参、地参。

性味归经
苦，寒。归心、肝、胃、大肠、膀胱经。

传统功用
1. 清热燥湿：用于湿热黄疸、泻痢、带下、阴部湿痒等症。
2. 利尿杀虫：用于湿热小便不利、淋沥涩痛及湿疹瘙痒、疮疥、皮癣等。

用量用法
煎服，每次5~10克。外用适量，煎汤洗患处。

注意事项
反藜芦。脾胃虚寒、阴虚津伤者忌用。

应用指南

01 防治耳疮
苦参、黄柏各15克，苍术、海螵蛸各9克，共研末，浸水调敷于患部。

02 治疗湿疹
将苦参制成100%注射液，每次2~4毫升，肌内注射。

03 治疗病毒性心肌炎
以苦参、丹参、炙甘草为基本方加减，水煎服。

来源
豆科植物苦参的干燥根。

药材性状
根长圆柱形，下部常分枝，长10~30厘米，直径1~2.5厘米。表面棕黄色至灰棕色，具纵皱纹及横生皮孔。栓皮薄，常破裂反卷，易剥落，露出黄色内皮。质硬，不易折断，折断面纤维性。切片厚3~6毫米，切面黄白色，具放射状纹理。气微，味极苦。

药理作用
抗病原微生物，抗炎，抗肿瘤，抗过敏，平喘，调节机体免疫力，强心，抗心律失常，抗心肌缺血，扩张血管，降血压，抑制中枢神经系统，升高白细胞。

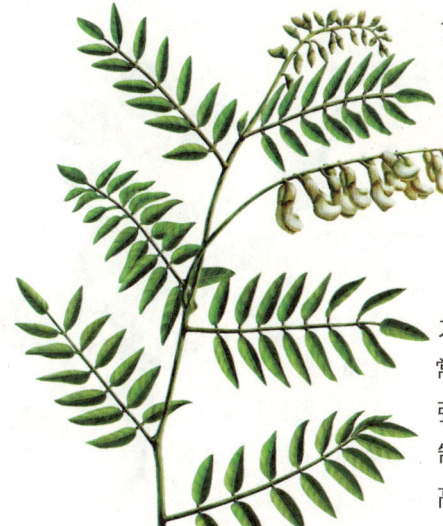

⊙苦参

● 止咳平喘药

苦杏仁

《本草纲目》记载，苦杏仁，杀虫，治诸疮疥，消肿，去头面诸风气、皶疱。

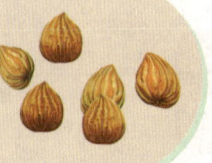

别名 杏核仁、杏子、木落子、杏仁。

性味归经
苦，微温；有小毒。归肺、大肠经。

传统功用
1. 止咳平喘：用于风寒咳喘等。适当配伍，还可用于风热、肺热、寒饮引起的咳喘。
2. 润肠通便：用于肠燥便秘等。

用量用法
煎服，每次4.5~9克，生品宜后下。

注意事项
有小毒，勿过量服用。婴儿慎用。

来源 蔷薇科植物山杏、西伯利亚杏、东北杏或杏的干燥成熟种子。

药材性状 种子呈扁心脏形，长1~1.9厘米，宽0.8~1.5厘米，厚5~8毫米，顶端略尖，基部钝圆，左右不对称。种皮薄，棕色至暗棕色，有不规则的皱纹，尖端稍下侧边缘有一短棱线痕（种脐），基部有一椭圆形点（合点），种脐与合点间有深色的线形痕（种脊）。用温开水浸润后剥去种皮，内有白色子叶2枚，富油性，其尖端可见小型的胚根与胚芽。气微，味苦。

药理作用 镇咳，平喘，抗炎，镇痛。

⊙山杏

♥ 应用指南

01 治疗肺癌
苦杏仁、北沙参、枇杷叶、黄芪、蒲黄、蜂房、漏芦各9克，石燕、半边莲各30克，水煎服。

02 治疗咳嗽气喘
苦杏仁、紫苏子各9克，麻黄、象贝、甘草各6克，水煎服。

03 治疗喉燥失音
苦杏仁3克，肉桂1克，捣和为泥，含咽其汁。

04 治疗肠燥便秘
苦杏仁、桃仁、当归、生地黄、火麻仁、枳壳各30克，共研细末，炼蜜为丸，如梧桐子大，每次9克，温开水送服。

05 治疗外阴瘙痒
苦杏仁90克，炒枯研末，加麻油45克，调成杏仁油糊。先取桑叶适量煎汤冲洗外阴，后涂擦杏仁油糊，每日1次。亦可用带线棉球蘸杏仁油糊塞入阴道，24小时换药一次。

● 止咳平喘药

枇杷叶

《本草纲目》记载，枇杷叶，和胃降气，清热解暑毒，疗脚气。

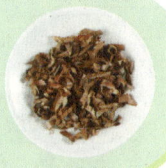

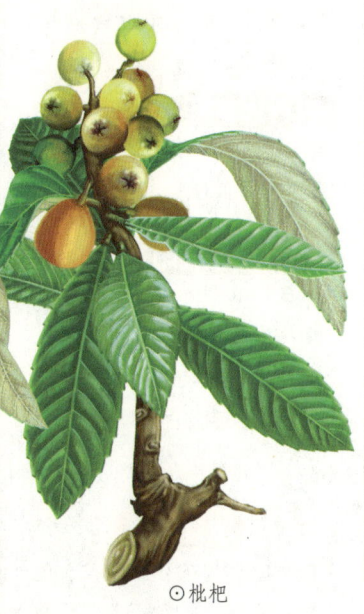

⊙ 枇杷

别名 杷叶、巴叶。

性味归经
苦，微寒。归肺、胃经。

传统功用
1. 清肺止咳：用于肺热燥热所致的咳痰黄黏、咯血咽干等。
2. 和胃止呕：用于胃热呕哕、烦渴等。适当配伍，还可用于胃虚气逆、恶心呕吐等。

用量用法
煎服，每次5~10克。

♥ **应用指南**

01 治疗急性支气管炎
枇杷叶20克，炙麻黄4.5克，杏仁、百部、半夏、沙参各12克，炙甘草、知母各6克，炙白前、川贝母、紫菀、款冬花各9克，水煎服。

02 治疗慢性支气管炎
枇杷叶15克，粳米50克，冰糖适量。先将枇杷叶布包水煎，去渣取浓汁，再加入粳米和水煮粥，粥将成时加入冰糖稍煮，每日早、晚食用。适用于痰热证。

03 治疗酒渣鼻
枇杷叶、桑白皮、黄芩、栀子各10克，生地黄15克，菊花12克，桔梗6克，黄连、甘草各5克，水煎服。

来源 蔷薇科植物枇杷的干燥叶。

药材性状 叶呈长椭圆形或倒卵形，长12~30厘米，宽4~9厘米。先端尖，基部楔形，边缘上部有疏锯齿，基部全缘，上表面灰绿色、黄棕色或红棕色，有光泽，新鲜叶深绿色，下表面淡灰色或棕绿色，密被黄色茸毛，主脉于下表面显著突起，侧脉羽状。叶柄极短，被棕黄色茸毛。革质而脆，易折断。气微，味微苦。

药理作用 镇咳，平喘，抗炎，降血糖。

侧柏叶

凉血止血药

八画

《名医别录》记载，侧柏叶，主治吐血衄血，痢血崩中赤白……令人耐寒暑，去湿痹，生肌。

别名 柏叶、扁柏叶。

性味归经 苦、涩、微寒。归肺、肝、大肠经。

传统功用
1. 凉血止血：用于血热妄行引起的吐血、咯血、鼻衄、尿血、崩漏等。
2. 祛痰止咳，生发乌发：近年多用于治疗痰咳气喘等。此外，取其凉血之功，可用于血热脱发。配伍补肾药，可治疗须发早白。

用量用法 煎服，每次6~12克。外用适量。

来源 为柏科植物侧柏的干燥枝梢及叶。

药材性状 枝长短不一，多分枝，小枝扁平。叶细小鳞片状，交互对生，贴伏于枝上，深绿色或黄绿色。质脆，易折断。气清香，味苦涩、微辛。

药理作用 止血，镇咳，祛痰，平喘，抗病原微生物，镇静，降血压。

应用指南

01 防治白血病
侧柏叶与猪殃、青黛、栀子等配伍，水煎服。

02 治疗崩漏
侧柏叶与蜂房、土茯苓、苦参等配伍，水煎服。

03 治疗虚寒性便血、咯血
侧柏叶与艾叶、干姜等温热药配伍，水煎服。

04 治疗斑秃
将侧柏叶阴干研末，用麻油调涂患处。

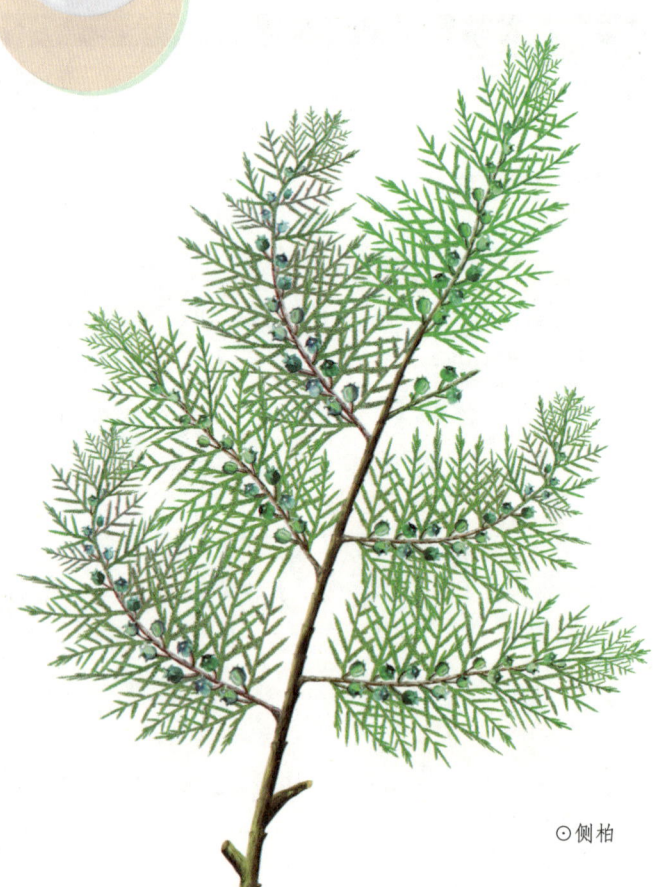

⊙侧柏

● 平肝潜阳药

刺蒺藜

《本草纲目》记载，刺蒺藜，治风秘及蛔虫心腹痛。

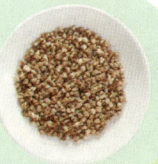

别名
蒺藜、杜蒺藜、八角刺、陀罗刺、蒺藜狗子、吉藜。

性味归经
辛、苦，微温；有小毒。归肝经。

传统功用
1. 疏肝平肝：主治肝郁气滞之胸胁胀痛，妇女闭经、乳闭不通，以及肝阳偏旺之眩晕、头痛等。
2. 祛风明目：主治风热目赤肿痛、多泪、风疹瘙痒等。

用量用法
煎服，每次6～9克。

传统功用
孕妇慎用。

应用指南

01 预防白癜风

刺蒺藜、红花、赤芍、山药、女贞子、当归、补骨脂各10克，甘草6克，水煎服，每日1剂，连用20日以上。

02 治疗荨麻疹

刺蒺藜20克，炒荆芥、炒防风、蝉蜕、蜂房、银柴胡、五味子、乌梅、地肤子、白鲜皮、当归、白芷、苦参、槐花各10克，甘草6克，水煎服。

03 治疗皮肤瘙痒

刺蒺藜、夜交藤、白鲜皮、土茯苓、生地黄各30克，炒酸枣仁15克，当归20克，水煎服。

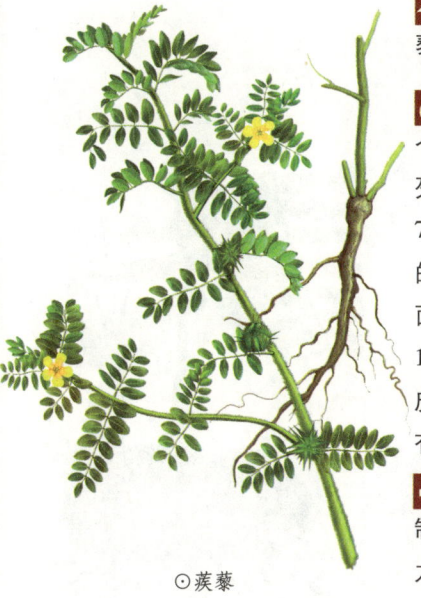

○蒺藜

来源 蒺藜科植物蒺藜的干燥成熟果实。

药材性状 复果多由5个分果瓣组成，放射状排列，呈五棱状球形，直径7～12毫米。常裂为单一的分果瓣，呈斧状三角形，长3～6毫米，淡黄绿色，背面隆起，有纵棱及多根小刺，并有对称的长刺和短刺各1对，呈八字形分开，两侧面粗糙，有网纹，灰白色，果皮坚硬，木质。内含种子3～4粒。种子卵圆形，稍扁，有油性。气微，味苦、辛。

药理作用 降血压，强心，抗动脉硬化，利尿，抑制血小板聚集，降血脂，延缓衰老，抗过敏，提高免疫力，有促性腺激素样作用。

● 祛风湿强筋骨药

狗脊

《本草纲目》记载，狗脊，强肝肾，健骨，治风虚，男子女人毒风软脚，肾气虚弱，续筋骨，补益男子（甄权）。

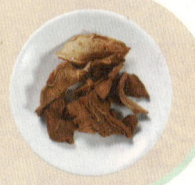

别名 百枝、狗青、扶盖、扶筋、苟脊。

性味归经
苦、甘，温。归肝、肾经。

传统功用
1. 补肝肾，强腰膝，祛风湿：用于肝肾亏虚兼风寒湿邪所致的腰痛脊强、不能俯仰、足膝软弱等。
2. 温补固摄：用于肾气不固之小便失禁、妇女白带过多等。此外，狗脊还有止血生肌之功。

用量用法
煎服，每次6～12克。

注意事项
肾虚有热者忌服。

来源 蚌壳蕨科植物金毛狗脊的干燥根茎。

药材性状 根茎呈不规则的长块状，长10～30厘米，少数可达50厘米。表面深棕色，密被光亮的金黄色茸毛，上部有数个棕红色叶柄残基，下部丛生多数棕黑色细根。

① **生狗脊片** 呈不规则长条形或圆形纵片，长5～20厘米，周边不整齐，外表深棕色，偶有未去尽的金黄色茸毛。

② **熟狗脊片** 全体呈黑棕色，木质部环纹明显。

药理作用 增加心肌血流量。其茸毛有止血作用。

应用指南

01 治疗肾阳亏虚型女性性欲低下

狗脊25克，金樱子30克，狗肉400克，葱、姜、盐、糖等调料各适量。将金樱子、狗脊去除杂质，洗净切片，狗肉洗净切块后和金樱子、狗脊一起放入沙锅内，投入葱、姜，加水1.5升，用大火煮沸后，改用小火炖至狗肉熟烂，拣去葱、姜，加入盐、糖等调料再煮5分钟即可，分次食狗肉。

02 治疗腿软无力

狗脊、丹参、黄芪、萆薢、牛膝、川芎、独活、制附子各18克，白酒1升。将上药捣碎，入布袋，置于容器中，加入白酒，密封，隔水以小火煮沸，离火待冷，再浸泡7日后，过滤去渣，每次20～30毫升，每日3次。

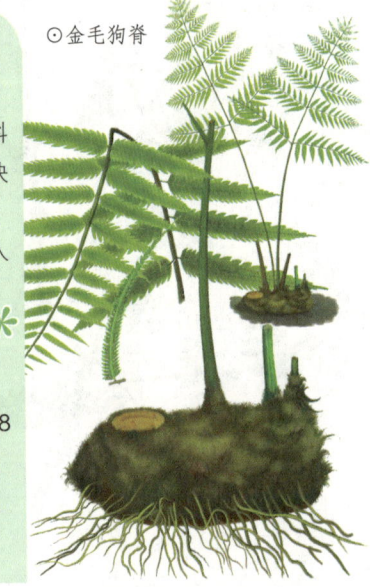

⊙金毛狗脊

● 祛风寒湿药

松节

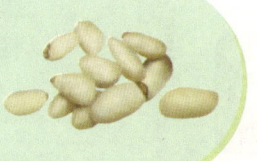

《本草纲目》记载，松节，治风蛀牙痛，煎水含漱，或烧灰日揩，有效……筋骨间风湿诸病宜之。

别名 黄松木节、油松节、松郎头。

性味归经
苦，温。归肝、肾经。

传统功用
祛风燥湿，止痛：用于风湿痹痛、跌打疼痛等。

用量用法
煎服，每次9～15克。外用适量。

传统功用
阴虚有热者慎用。

来源 松科植物油松或马尾松的干燥瘤状节或分枝节。

药材性状 呈不规则块状或片状，大小粗细不等，一般长5～10厘米，厚1～3厘米。表面红棕色至暗棕色，横切面较粗糙，中心为淡棕色，边缘为深棕色而油润。质坚硬，不易折断，断面呈刺状。有松脂特异香气，味微苦涩。

药理作用 镇痛，抗炎。

应用指南

01 治疗脚气

松节、牛蒡根各500克，干地黄、秦艽、牛膝各150克，桂心、防风各60克，丹参、萆薢、苍耳子、独活各90克，火麻仁100克，白酒3升。将上药捣碎，入布袋，置于容器中，加入白酒，密封，浸泡6～7日后，过滤去渣，每次20～30毫升，每日3次，空腹温服。

02 治疗风湿痹痛

松节9～15克，水煎服。

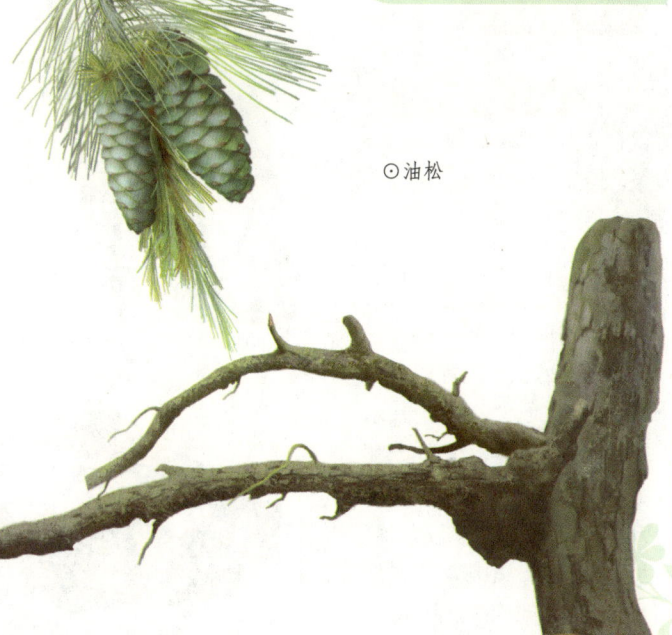

⊙油松

● 化痰药

昆布

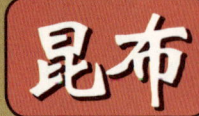

《名医别录》记载，昆布，主十二种水肿，瘿瘤聚结气，瘘疮。《药王论》记载，昆布，利水道，去面肿，去恶疮鼠瘘。

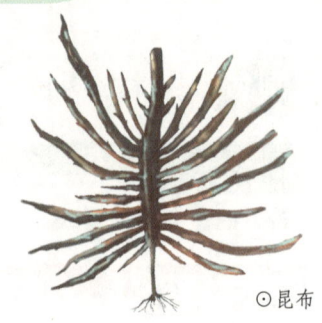

⊙昆布

别名
海昆布、海白菜、海带。

性味归经
咸，寒。归肝、肾经。

传统功用
1. 消痰软坚：用于瘰疬、瘿瘤等。
2. 利水：用于脚气、水肿等。

用量用法
煎服，每次6～12克。

注意事项
脾胃虚寒者忌食。身体消瘦者不宜食用。

应用指南

01 治疗水肿脚气
昆布、赤小豆各15克，鲤鱼1条，炖服。

02 治疗胃癌
昆布、海藻、水蛭各15克，三棱、莪术、枳实各12克，金银花90克，蜈蚣5条，水煎三次，去渣，浓缩，加糖浆至300毫升。每服30毫升，每日3次。开始几天可能会有恶心、饱胀等不良反应，继续服用，效果良好。

🌱 **来源** 海带科植物海带或翅藻科植物昆布的干燥叶状体。

🧪 **药材性状** ① **海带** 叶状体卷曲折叠成团状或缠结成把。全体呈黑褐色或绿褐色，表面附有白霜。用水浸软则展开成扁平长带状，长50～150厘米，宽10～40厘米，中部较厚，边缘较薄而呈波状。类革质，残存柄部扁圆柱状。气腥，味咸。

② **昆布** 叶状体卷曲皱缩成不规则团状。全体呈黑色，较薄。用水浸软则膨胀呈扁平的叶状，长、宽均为16～26厘米，厚约1.6毫米，两侧呈羽状深裂，裂片呈长舌状，边缘有小齿或全缘。质柔滑。

➕ **药理作用** 抗肿瘤，提高机体免疫力，增强心肌收缩力，降血压，降血脂，抗凝血，降血糖，抗放射损伤，松弛小肠平滑肌。

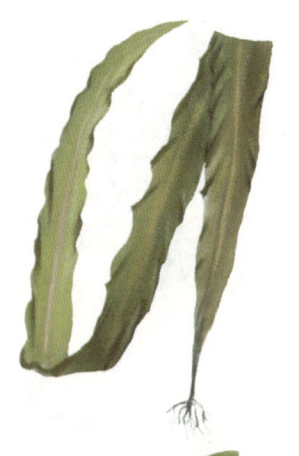

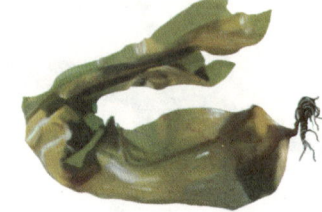

⊙海带

● 平肝潜阳药

罗布麻

《陕西中草药》记载，罗布麻，清凉泻火，强心利尿，降血压。治心脏病，高血压，神经衰弱，肾炎浮肿。

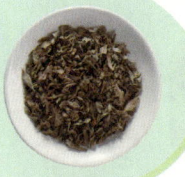

别名
吉吉麻、红花草、野茶、茶叶花、红麻、野茶叶、红柳子。

性味归经
甘、苦，凉。有小毒。归肝经。

传统功用
1. 平肝清热：用于肝火亢盛、肝阳上亢所致的头痛眩晕、烦躁失眠等。可单用本品煎服或用开水泡服，也可配伍其他平肝潜阳药。
2. 清热利尿：用于湿热蕴结、水肿胀满、小便不利等。

用量用法
煎服，每次6～12克。

注意事项
本品有类似毒毛旋花子甙的毒性反应，故不宜过量长期服用，以免中毒。

来源
夹竹桃科植物罗布麻的干燥叶。

药材性状
叶多皱缩卷曲，有的破碎，完整叶片展平后，呈椭圆状披针形或卵圆状披针形，长2～5厘米，宽0.5～2厘米。淡绿色或灰绿色，先端钝，具小芒尖，基部钝圆或楔形，边缘具细齿，常反卷，两面无毛，下面叶脉突起，叶柄细，长约4毫米。质脆。气微，味淡。

药理作用
降压，镇静，利尿，强心，降血脂，抑制血小板聚集，增强机体免疫力，延缓衰老，抗辐射，抗病毒。

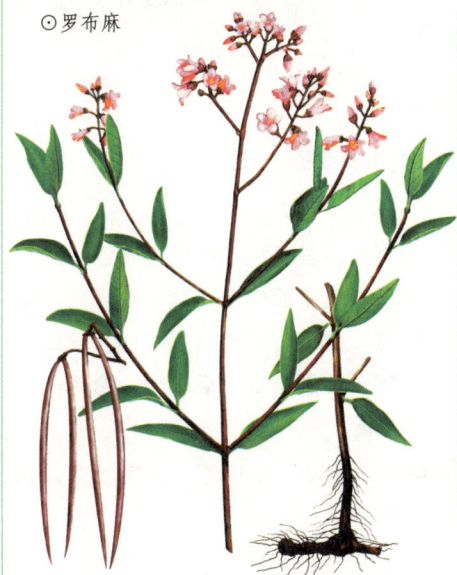
⊙罗布麻

应用指南

01 治疗肝炎腹胀

罗布麻、延胡索各10克，甜瓜蒂7.5克，公丁香5克，木香15克，共研细末，每次2.5克，每日2次，开水送服。

02 治疗神经衰弱、眩晕、心悸、失眠

罗布麻5～10克，开水冲泡当茶喝，不可煎煮。

03 治疗高血压、冠心病

罗布麻6克，山楂15克，五味子5克，加冰糖2～3块，用开水冲泡不拘量，代茶饮。

● 清虚热药

青蒿

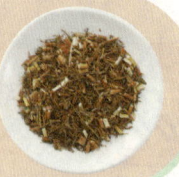

《本草纲目》记载，青蒿，治疟疾寒热。补中益气，轻身补劳，并捣汁服。亦暴干为末，小便入酒和服。生捣敷金疮，止血止疼良。

别名
香蒿、草蒿、臭蒿。

性味归经
苦、辛，寒。归肝、胆、肾经。

传统功用
1. 解暑：用于外感暑热、发热烦渴等。
2. 截疟：用于疟疾引起的寒热往来。
3. 凉血，退虚热：用于阴虚发热、骨蒸劳热、温热病后期、热入营血、夜热早凉等。

用量用法
煎服，每次6～12克，宜后下。

注意事项
脾胃虚弱、肠滑泄泻者忌服。

♥ 应用指南

01 预防中暑
鲜青蒿、鲜佩兰各5克，用开水冲泡，代茶饮服。

02 治疗脂溢性皮炎
青蒿（后下）、柴胡、黄芩、牡丹皮、橘叶、川楝子各10克，金钱草30克，水煎，分3次服。

03 治疗小儿夜咳
青蒿、地龙、前胡各10克，款冬花12克，甘草3克，杏仁、百部各5克，茯苓20克，水煎，分多次服。

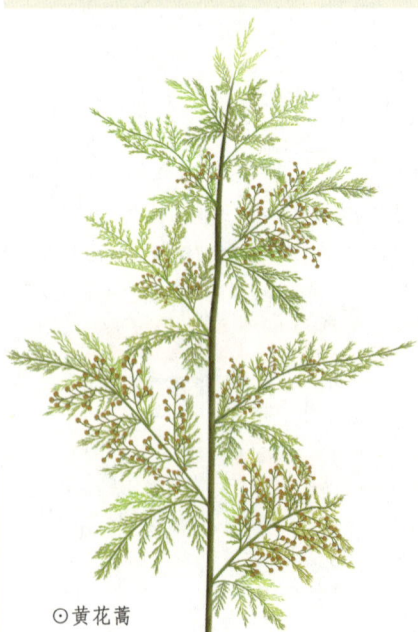

⊙黄花蒿

来源 菊科植物黄花蒿的干燥地上部分。

药材性状 茎圆柱形，上部多分枝，长30～80厘米，直径0.2～0.6厘米，表面黄绿色或棕黄色，具纵棱线，质略硬，易折断，断面中部有髓。叶互生，暗绿色或棕绿色，卷缩，易碎，完整者展平后为三回羽状深裂，裂片及小裂片矩圆形或长椭圆形，两面被短毛。气香特异，味微苦。

药理作用 解热，抗菌，抗病毒，抗寄生虫，调节免疫功能，抗肿瘤。

● 清热泻火药

青葙子

《药性论》记载，青葙子，治肝脏热毒冲眼，赤障青盲翳肿，恶疮疥疮。

别名 野鸡冠花、狗尾巴、牛尾巴花子。

性味归经
苦，微寒。归肝经。

传统功用
清肝明目退翳：用于肝火上炎、目赤肿痛、目生翳膜、视物昏暗等。还可治疗肝火亢盛型高血压。

用量用法
煎服，每次9～15克。

注意事项
本品清泻肝火之力较强，且能扩散瞳孔，故肝肾阴虚之目疾及青光眼患者忌用。

来源 苋科植物青葙的干燥成熟种子。

药材性状 种子扁圆形，中央微隆起，直径1～1.8毫米。表面黑色或红黑色，光亮。于放大镜下观察，可见网状纹理，侧边微凹处为种脐。种子易粘手，种皮薄而脆，胚乳类白色。气微，无味。

药理作用 降眼压，扩瞳，降血压，抑菌。

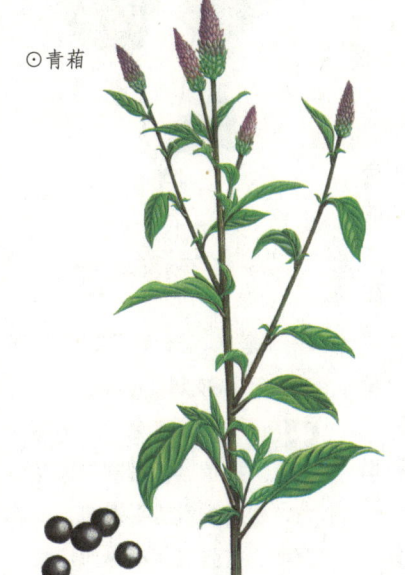

○青葙

应用指南

01 治疗肺结核

青葙子15～30克，水煎服。

02 治疗高血压

青葙子30克，夏枯草45克，葛根30克，草决明30克，制成片剂，分3次服。

03 治疗肝炎

青葙子15克，乌枣30克，开水冲泡，饭前服。

● 辛温解表药

细辛

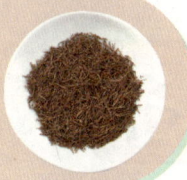

《本草纲目》记载，细辛，治口舌生疮，大便秘结，起目中倒睫。散浮热。《神农本草经》记载，细辛，主咳逆上气，头痛脑动，百节拘挛，风湿痹痛，死肌。久服明目利九窍，轻身长年。

别名
少辛、小辛、细草、细条。

性味归经
辛，温；有心毒。归心、肺、肾经。

传统功用
1. 祛风散寒：用于风寒感冒、恶寒发热、头痛、阳虚外感、发热无汗、脉反沉者。
2. 通窍止痛：用于外感风寒、偏正头痛、鼻塞不通、风寒牙痛、牙龈肿烂、风湿痹痛等症。
3. 温肺化饮：用于外感风寒、水饮内停之肺寒咳喘、痰多清稀者。

用量用法
煎服，每次1～3克；研末服，每次0.5～1克。外用适量。

注意事项
反藜芦。肺燥干咳、阴虚阳亢头痛患者禁用。

来源
马兜铃科植物北细辛、汉城细辛或华细辛的干燥全草。

药材性状
① **北细辛** 常卷曲成团。根茎呈不规则圆柱形，长3～10厘米，直径2～4毫米，表面灰棕色，有环形的节，节间长2～3毫米，分枝顶端有碗状的茎痕。根细长，密生节上，长10～20厘米，直径约1毫米，表面灰黄色，质脆，易折断。基生叶，叶柄长，光滑，完整叶展平后呈卵状心形或肾状心形，先端急尖或钝，基部深心形，长4～9厘米，宽5～13厘米，表面深绿色，上面脉上有毛，下面毛密。偶见花，紫褐色，半球状，花被裂片由基部反折与花被管相贴，气辛香，味辛辣，麻舌。

② **汉城细辛** 与华细辛相似，但通常叶背的毛较密，叶柄有毛。

③ **华细辛** 与辽细辛相似，但根茎细长，长5～15厘米，直径

应用指南

01 治疗小儿口疮

取细辛1.5克，研为细末，分作5包，每日1包，以醋调成糊状，敷于脐眼，外用布包，连用4～5日。

02 治疗复发性口腔溃疡

细辛10克，加水1升，煎煮5～10分钟，取液60毫升，分3次口含、漱口，每次10～15分钟（漱后吐出，不可吞咽入胃）。溃疡面愈合后即可停药，最多用药2周。

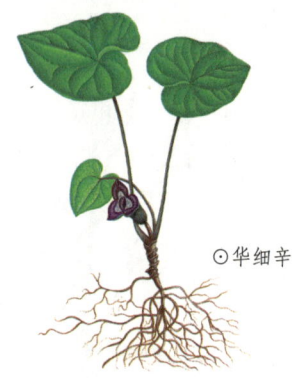

⊙ 华细辛

1～3毫米，节间长0.2～1厘米，叶片较薄，心形。

药理作用 解热，镇痛，抗炎，抗惊厥，抑制机体免疫力，松弛支气管平滑肌，局部麻醉，扩张冠状动脉血流量，抗变态反应。

● 补气药

饴糖

《本草纲目》记载，饴糖，解附子、草乌头毒。《名医别录》记载，饴糖，主补虚乏，止渴，去血。

别名
胶饴、软糖。

性味归经
甘，温。归脾、胃、肺经。

传统功用
1. 补脾益气，缓急止痛：用于脾胃气虚、中焦虚寒、纳少乏力、脘腹冷痛等。常与益气温中养血药同用。
2. 润肺止咳：用于肺虚久咳、气短气喘、干咳少痰等。常配伍止咳药。

用量用法
入汤剂须烊化冲服，每次15～20克；亦可熬膏或入丸剂。

♥ 应用指南

01 治疗小儿顿咳
萝卜500克，捣烂，绞汁，加饴糖20克，蒸化，趁热慢慢服用。

02 治疗腹痛、呕吐、不欲食
人参9克，干姜5克，花椒3克，煎汤取汁，加入饴糖15克，再煎溶化后服。

03 治疗气血不足、心悸不宁、面色无华
桂枝6克，白芍12克，生姜9克，大枣15克，甘草3克，煎汤取汁，加饴糖20克，再煎溶化后温服。

♥ 应用指南

04 治疗风寒咳嗽
饴糖适量，生姜10克。将生姜洗净，切丝，放入瓷杯内，用沸水冲泡，加盖温浸10分钟，再加入饴糖适量，代茶频频饮服，不拘时间和次数，无需出汗。

05 治疗脾虚食少、胃虚作痛
饴糖30克，大米50克。以大米煮粥，粥熟入饴糖调匀，空腹食之。

06 治疗外感风寒哮喘性支气管炎
饴糖250克，干姜30克，淡豆豉15克，植物油少许。将干姜、淡豆豉加水用小火煎煮，每30分钟取汁一次，共取两次。混合两次液汁，用小火煎浓，然后加饴糖搅匀，再继续用小火煎熬，至用筷子能挑起糖丝时停火。将浓汁倒入涂有植物油的陶瓷盘内，摊平，稍凉，用刀划成100小块即成。每次服食3小块，每日3次。

● 活血止痛药

郁金

《本草纲目》记载，郁金，治血气心腹痛，产后败血冲心欲死，失心癫狂，蛊毒。

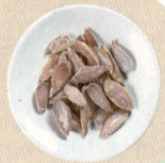

别名
黄郁、温郁金、广郁金、玉金。

性味归经
辛、苦，寒。归肝、胆、心经。

传统功用
1. 活血止痛，行气解郁：用于气滞血瘀引起的胸胁刺痛、痛经、闭经、症瘕痞块及肝脾肿大等。
2. 清心凉血，利胆退黄：用于温热病、高热谵语，湿温浊邪蔽窍、神志不清，痰热癫狂等。还可治疗血热妄行引起的吐血、衄血、尿血、崩漏、倒经，以及肝胆湿热黄疸、胆石症。

用量用法
煎服，每次5～12克。

应用指南

01 治疗胃脘痛
郁金、百合、柴胡、乌药、川楝子、黄芩、丹参各10克，甘草6克，水煎服。

02 治疗痛经
郁金、延胡索、香附、厚朴、赤芍各适量，水煎服，每日1剂，连用5剂。

03 治疗胁痛
郁金、鸡内金、海金沙、金钱草、茵陈、枳壳、莪术、炮山甲、皂角刺各适量，水煎服。

来源
姜科植物温郁金、姜黄、广西莪术或蓬莪术的干燥块根。前两者分别习称温郁金和黄丝郁金，其余按性状不同习称桂郁金或绿丝郁金。

药材性状
① **温郁金** 块根长圆形或卵圆形，稍扁，有的微弯曲，两端渐尖，长3.5～7厘米，直径1.2～2.5厘米。表面灰褐色或灰棕色，具不规则的纵纹，纵纹隆起处色较浅。质坚实。断面灰棕色或灰绿色，具蜡样光泽，内皮层环明显。气微香，味微苦。

② **姜黄** 块根纺锤形，有的一端细长，一端肥大，长2.5～4.5厘米，直径1～1.5厘米。表面棕灰色或灰黄色，具细纹。质坚硬，断面角质，中央橙黄色，外周棕黄色至棕红色。气芳香，味辛辣。

药理作用
抗肝损伤，镇静，抑菌，抗早孕。

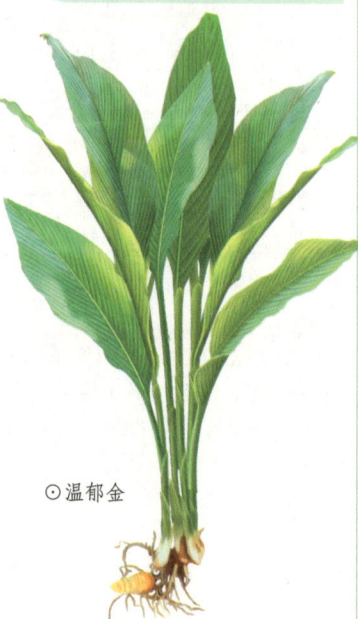

⊙温郁金

郁李仁

润下药

《本草纲目》记载，郁李仁，能下气利水。《神农本草经》记载，郁李仁，大腹水肿，面目四肢水肿，利小便水道，破癖气，下四肢水，酒服四十九粒，能泻结气。

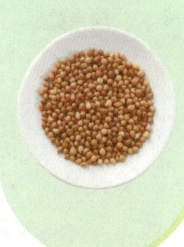

别名
郁子、郁里仁、李仁肉。

性味归经
辛、苦、甘，平。归大肠、小肠经。

传统功用
1. 润肠通便：用于津伤肠燥、大便不通，对兼有气滞腹胀者效果更佳。
2. 利水消肿：用于脚气水肿及水肿腹满者。

用量用法
煎服，每次6～12克。

注意事项
孕妇慎用。

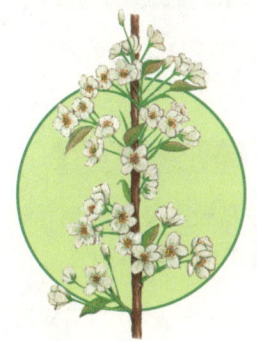

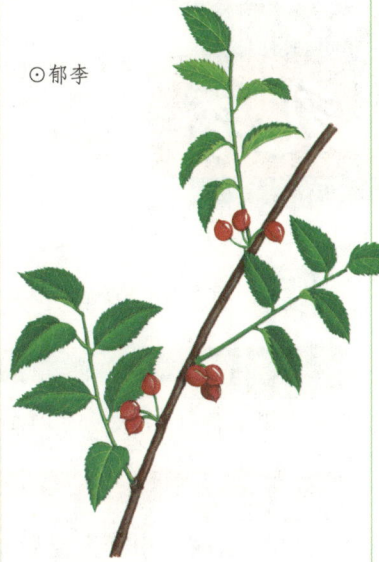

○郁李

来源
蔷薇科植物欧李、郁李或长柄扁桃的干燥成熟种子。

药材性状
① **欧李** 种子卵形至长卵形，少数圆球形，长6～7毫米，直径3～4毫米。种皮黄棕色，顶端尖，基部钝圆，尖端处有一线形种脐，合点深棕色，直径约7毫米，自合点处散出多条棕色维管束脉纹。种脊明显，种皮薄，温水浸泡后，种皮脱落，内面贴有白色半透明的残余胚乳，子叶2片，乳白色，富油质。气微，味微苦。

② **郁李** 种子卵形或圆球形，长约7毫米，直径约5毫米。种皮淡黄白色至浅棕色，合点深棕色，直径约1毫米。

③ **长柄扁桃** 种子圆锥形，长8～9毫米，直径约6毫米。种皮红棕色，具皱纹，合点深棕色，直径约2毫米。

药理作用
泻下、抗炎、镇痛等。

应用指南

 01 治疗老年人便秘

郁李仁10克，大米50克。先将郁李仁捣烂，水煎汁，加大米煮为稀粥服食，每日2次，连续3～5日。

 02 治疗便血

郁李仁8克，鸡蛋1只，藕汁适量。将郁李仁与藕汁调匀，装入鸡蛋内，用湿纸封口，蒸熟即可。每日2次，每次1剂。

● 活血止痛药

乳香

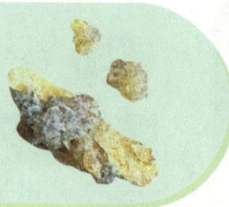

《本草纲目》记载，乳香，消痈疽诸毒，托里护心，活血定痛伸筋，治妇人产难，折伤。

别名
熏陆香、乳头香、天泽香、摩勒香、浴香、滴乳香。

性味归经
辛、苦，温。归心、肝、脾经。

传统功用
1. 活血止痛：用于血瘀诸痛，如血分瘀滞，心腹诸痛，妇女血瘀、闭经、痛经、症瘕；风湿痹证，肢节疼痛；外伤瘀肿疼痛等。
2. 消肿生肌：用于疮疡初起，红肿热痛；或疮疡溃破，久不收口；瘰疬，痰核坚硬不消等。

用量用法
煎服，每次3～10克，宜炒去油用。外用适量，生用或炒用，研末外敷。

注意事项
本品气浊味苦，入煎剂汤液混浊，多服易致呕吐，故用量不宜过多，胃弱者尤应慎用。孕妇及无瘀滞者慎用。

应用指南

01 治疗产后瘀滞不清、心腹作痛

乳香、没药各9克，五灵脂、延胡索、牡丹皮、桂枝各15克，黑豆30克，共研为末，每次9克，生姜泡汤送服。

02 治疗疮疡肿痛

乳香、没药各6克，冰片0.3克，寒水石（煅）、滑石各12克，共研细末，撒患处。

来源
橄榄科植物卡氏乳香树的油胶树脂。

药材性状
本品呈类球形或泪滴状颗粒，或不规则小块状，长0.5～2厘米，有的粘连成团块，淡黄色，微带蓝绿色或棕红色，半透明。质坚脆，断面蜡样。气芳香，味极苦，嚼之软化成胶块。

药理作用
镇痛，抗炎，抗胃、十二指肠溃疡，降低胆固醇。

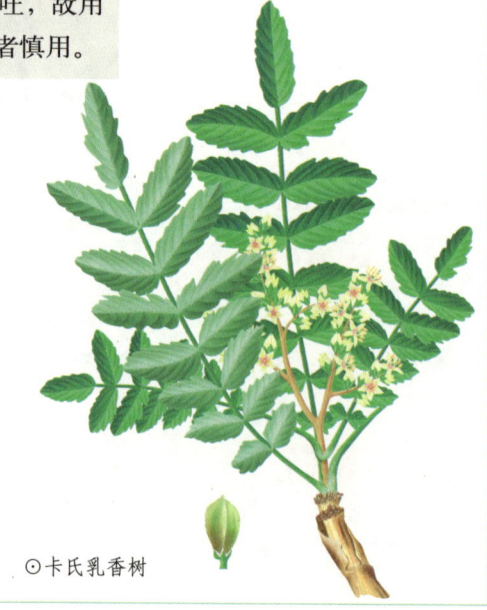

⊙卡氏乳香树

泽兰

活血调经药

《本草纲目》记载，泽兰，走血分，故能治水肿，涂痈毒，破瘀血，消癥瘕，而为妇人要药。

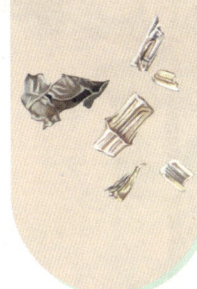

别名
虎兰、虎蒲、地瓜儿苗、红梗草、蛇王菊、接古草、草泽兰。

性味归经
苦、辛，微温。归肝、脾经。

传统功用
1. 活血散瘀：用于血滞痛经、闭经；产后瘀阻腹痛；外伤瘀肿，疮痈肿毒等。
2. 利水消肿：用于产后水肿、小便不利等。

用量用法
煎服，每次10~15克。

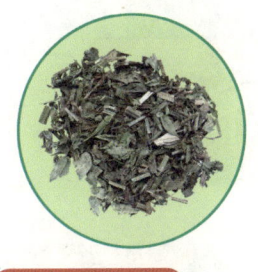

应用指南

01 治疗肝癌

泽兰、三棱、莪术、当归各9克，平地木、丹参各15克，猫人参、半边莲各30克，老鸦柿根60克，水煎服，能使肝区瘀痛明显减轻，体征消失，肿块逐渐软缩。

02 治疗痛经

泽兰、当归、生地黄各6克，白芍3克，甘草4.5克，生姜9克，大枣10枚，水煎，分3次服。

03 治疗肝硬化腹水

泽兰、防己各9克，葶苈子、椒目、大黄各6克，水煎，分3次服。

来源
唇形科植物毛叶地瓜儿苗的干燥地上部分。

药材性状
茎呈方柱形，四面均有浅纵沟，长50~100厘米，直径2~5毫米，表面黄绿色或稍带紫色，节明显，节间长2~11厘米，质脆，易折断，髓部中空。叶对生，多皱缩，展平后呈披针形或长圆形，边缘有锯齿，上表面黑绿色，下表面灰绿色，有棕色腺点。花簇生于叶腋成轮状，花冠多脱落，苞片及花萼宿存。气微，味淡。

药理作用
改善微循环，改善血液流变学，抗凝血，增强心肌收缩力。

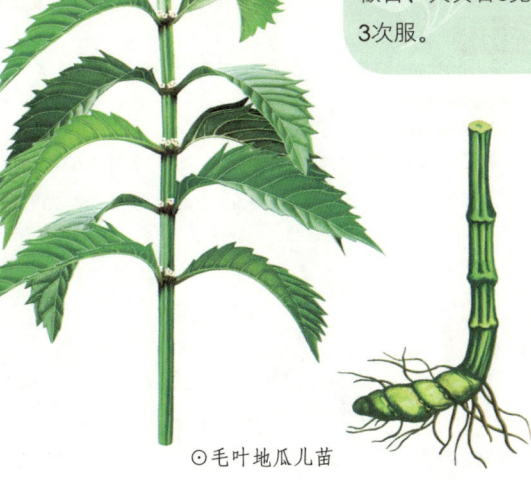

⊙毛叶地瓜儿苗

● 利水消肿药

泽漆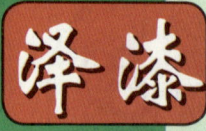

《神农本草经》记载，泽漆，主治皮肤热，大腹水气，四肢面目浮肿，丈夫阴气不足。

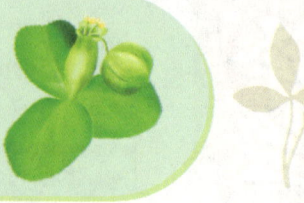

○泽漆

别名
漆茎、五凤草、五盏灯、五点草、乳浆草、马虎眼、猫儿眼睛草、五凤灵枝、绿叶绿花草、凉伞草。

性味归经
辛、苦，微寒；有毒。归肺、大肠、小肠经。

传统功用
1. 利水消肿：用于大腹水肿，四肢、面目浮肿，小便不利等。
2. 化痰止咳：用于肺热咳嗽、痰饮咳喘等。
3. 散结解毒：用于瘰疬痰核、癣疮、瘙痒等。内服、外敷均可。

用量用法
煎服，每次5～10克。外用适量。

注意事项
本品有毒，不宜过量或长期服用。脾胃虚弱者及孕妇不宜使用。

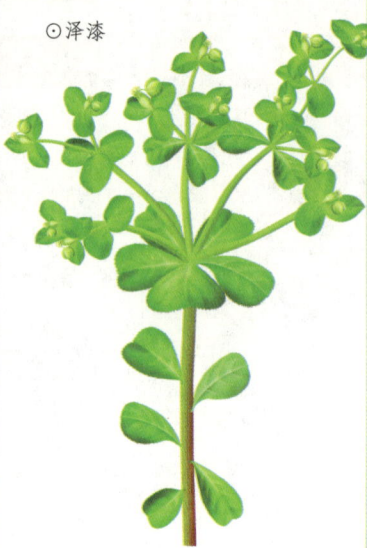

应用指南

01 治疗乳腺癌

泽漆、金银花、王不留行各30克，紫金锭12克，冰片0.6克。先将前三味制成浸膏干粉，再加入后两味研匀，每次2克，每日4次。能使肿核消除。

02 治疗水肿

泽漆、茯苓、党参各9克，麦冬、生姜、甘草各6克，赤小豆50克，500克鲤鱼1条。先将鲤鱼与赤小豆煮汤，去渣，再入其他药物煎数沸，吃鱼及汤。

🌿 **来源** 大戟科植物泽漆的干燥全草。

⚱ **药材性状** 全草长约30厘米。茎光滑无毛，多分枝，表面黄绿色，基部呈紫红色，具纵纹，质脆。叶互生，无柄，倒卵形或匙形，长1～3厘米，宽0.5～1.8厘米，先端钝圆或微凹，基部广楔形或突然狭窄，边缘在中部以上具锯齿，茎顶部具5片轮生叶状苞，与下部叶相似。多歧聚伞花序顶生，有伞梗，杯状花序钟形，黄绿色。蒴果无毛。种子卵形，表面有凸起网纹。气酸而特异，味淡。

➕ **药理作用** 镇咳，祛痰，抗肿瘤。

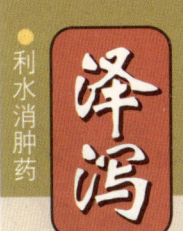

泽泻

● 利水消肿药

《本草纲目》记载，泽泻，渗湿热，行痰饮，止呕吐、泻痢、疝痛、脚气。

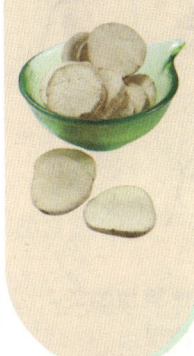

别名 水泻、芒芋、鹄泻、禹孙。

性味归经 甘，淡寒。归肾、膀胱经。

传统功用 利水渗湿，泻热：用于水湿停滞引起的水肿、小便不利、痰饮、头目眩晕、妇女白带过多及湿热淋痛等。

用量用法 煎服，每次5～10克。

来源 泽泻科植物泽泻的干燥块茎。

药材性状 块茎类球形、椭圆形或卵圆形，长2～7厘米，直径2～6厘米。表面黄白色或淡黄棕色，有不规则的横向环状浅沟纹及多数细小突起的须根痕，底部有的有瘤状芽痕。质坚实，断面黄白色，粉性，有多数细孔。气微，味微苦。

药理作用 利尿，降血脂，抗动脉粥样硬化，抗脂肪肝，抗炎，降血糖，松弛血管平滑肌，扩张冠状动脉。

♥ 应用指南

01 治疗膀胱癌

泽泻、车前草、生地黄、白英、蛇莓各15克，白花蛇舌草、金钱草、土茯苓各30克，水煎两次，早、晚分服。能使尿频、尿急等尿路刺激症状减轻，血尿及肿痛逐渐消失。

02 治疗尿路感染

泽泻、茯苓、牡丹皮各9克，桂枝、炮附子各3克，熟地黄、山药、山茱萸各12克，共研细末，炼蜜和为丸，每次9丸，每日3次。

03 治疗肝硬化腹水

泽泻、白术、茯苓、猪苓各9克，桂皮4.5克，水煎服。

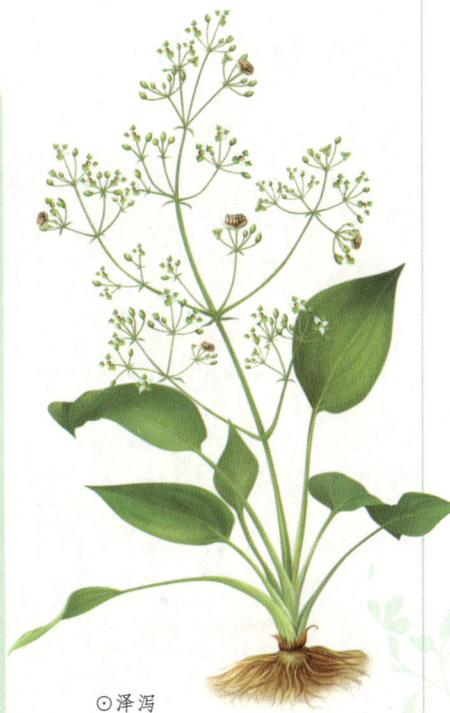

⊙泽泻

南沙参

补阴药 九画

《本草纲目》记载，南沙参，清肺火，治久咳肺痿。

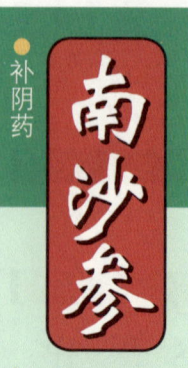

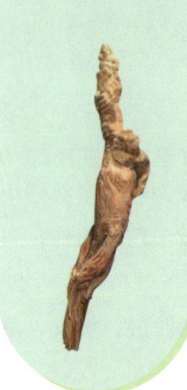

别名 白沙参、泡沙参、山沙参。

性味归经
甘，微寒。归肺、胃经。

传统功用
1. 清肺养阴：用于阴虚肺热、干咳少痰、舌红咽干及老嗽咯血。
2. 益胃生津：用于热病伤津、舌干口渴、食少干呕及内热消渴等。
3. 益气祛痰：用于气阴两伤及燥痰咳嗽。

用量用法
煎服，每次9~15克。

注意事项
反藜芦。虚寒证忌用。

应用指南

01 治疗胃癌
南沙参、藤梨根、白花蛇舌草、夏枯草、鱼腥草、望江南、紫草根各30克，炙穿山甲、炙鳖甲各15克，水煎服。

02 治疗肺热燥咳
南沙参、桑叶、麦冬各12克，苦杏仁、贝母、枇杷叶各9克，水煎服。

03 治疗失血之后脉微、手足厥冷之症
南沙参适量，浓煎，频频而少量饮服。

04 治疗产后无乳
南沙参根12克，猪肉适量，煮熟后服食。

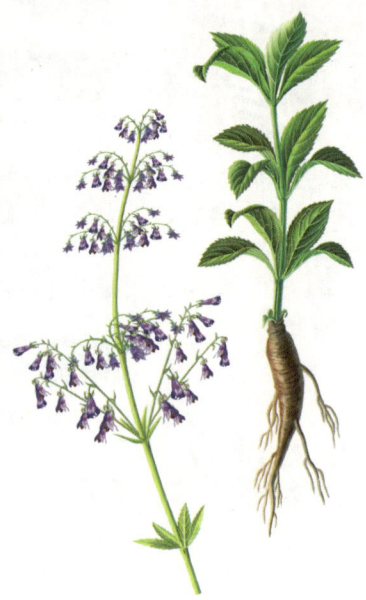

○轮叶沙参

来源 桔梗科植物轮叶沙参或沙参的干燥根。

药材性状 ① **轮叶沙参** 根圆柱形，少数有2个分枝，长5.5~14厘米，直径0.5~2厘米。表面无纵皱纹，上部具环纹。折断面不平坦，白色，中空。气微，味微甘。

② **沙参** 根圆柱形或圆锥形，有的弯曲或扭曲，少数有2~3个分枝，长8~27厘米，直径1~4.3厘米。表面黄白色或淡棕黄色，较粗糙，有不规则扭曲的皱纹，上部有细密横纹，凹陷处常有残留棕褐色栓皮。顶端芦头（根茎）单个，或多个，长2~7厘米，四周具多数半月形茎痕，呈盘节状。质硬脆，易折断，折断面不平坦，类白色。

药理作用 调节免疫功能，祛痰，强心，抗真菌。

● 补阴药

枸杞子

《本草纲目》记载，枸杞子，滋肾，润肺，明目。

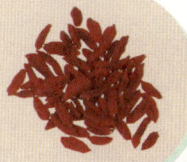

别名
枸杞芽子、甜菜子、枸杞果、地骨子、血枸子、枸杞豆、血杞子。

性味归经
甘，平。归肝、肾经。

传统功用
1. 滋补肝肾，益精明目：用于肝肾阴虚、腰膝酸软、头晕耳鸣、须发早白、遗精等，尤善治阴虚目暗、视物不清。还可用于肾气虚衰、未老先衰等，常配伍补肾药。
2. 滋阴润肺：用于阴虚劳嗽等。此外，本品还可用于治疗消渴。

用量用法
煎服，每次6～12克。

注意事项
脾虚便溏者不宜服用。

来源 茄科植物宁夏枸杞的干燥成熟果实。

药材性状 果实类纺锤形或椭圆形，略扁，长6～20毫米，直径3～8毫米。表面红色或暗红色，微有光泽，有不规则皱纹，顶端略尖，有小突起状的花柱痕，基部有白色的果梗痕。果皮柔韧，皱缩，果肉肉质，柔润而有黏性，内有种子20～50粒。种子扁肾形，长1.5～2毫米，直径约1毫米，表面浅黄色或棕黄色。气微，味甜。

药理作用 调节免疫功能，延缓衰老，美白抗皱，降血脂，抗脂肪肝，升高白细胞，抗肿瘤，抗遗传损伤。

♥ 应用指南

01 治疗肝肾不足之眼痛干涩
枸杞子、熟地黄、山茱萸、茯苓、山药、牡丹皮、泽泻、菊花各适量，炼蜜为丸，每次6～8丸，每日2次。

02 治疗乳腺癌
枸杞子、熟地黄、贝母各15克，山茱萸、山药、茯苓、炙甘草各9克，半枝莲30克，水煎，分2次服。

03 治疗眩晕目昏、高血压、神经衰弱
枸杞子、山茱萸、山药各12克，茯苓、牡丹皮、泽泻、菊花各9克，熟地黄24克，制为丸，每次9克，每日3次；亦可水煎，分2次服。

● 化痰药

胖大海

《全国中草药汇编》记载，胖大海，清肺热，利咽喉，清肠通便。治慢性咽炎，热结便秘。

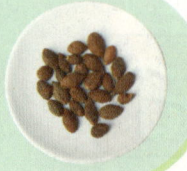

别名
安南子、大洞果、胡大海、大发、大海子、通大海。

性味归经
甘，寒。归肺、大肠经。

传统功用
1. 清宣肺气，利咽疗哑：用于肺热郁闭、声音嘶哑、咽喉肿痛、痰热咳嗽等。多单用代茶饮，亦常和牛蒡子、桔梗、蝉蜕、甘草配伍使用。
2. 清肠通便：用于热结便秘所致的头痛、目赤、牙痛等。

用量用法
沸水泡服或煎服，每次2～4枚。

注意事项
脾胃虚寒泄泻者慎服。

应用指南

01 治疗便秘

胖大海3～5枚，常与桔梗、生甘草、蝉蜕、薄荷、金银花、麦冬等配伍应用。轻症可单用泡水饮用，重症常配伍大黄、芒硝等清热利泻药。

02 治疗慢性咽炎

胖大海3克，杭菊花、生甘草各9克，水煎服。

来源
梧桐科植物胖大海的干燥成熟种子。

药材性状
种子椭圆形，状如橄榄，长2～3厘米，直径1.1～1.8厘米，两端稍尖。表面黄棕色或棕色，稍有光泽，具不规则的细纹，基部稍尖，有淡色的圆形种脐。种皮外层极薄，质脆，易脱落；中层种皮较厚，黑棕色，为薄壁组织，质松易碎，在水中浸泡后迅速膨胀呈海绵状而使外层种皮破裂，断面可见散在的树脂状小点；内层种皮红棕色，稍革质，可与中层剥离。胚乳肥厚，淡黄色，子叶2片，菲薄，黄色，紧贴于胚乳内侧。气微，味淡，嚼之有黏性。

药理作用
促进肠蠕动，降血压，利尿，镇痛。

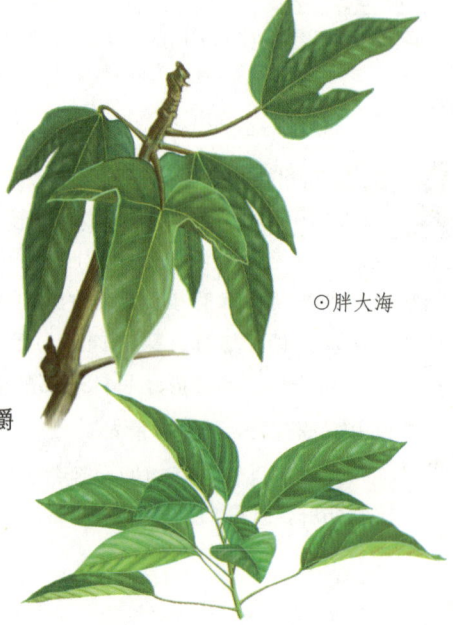

⊙胖大海

● 理气药

枳实

《名医别录》记载，枳实，除胸胁痰癖，逐停水，破结实，消胀满，心下急痞痛逆气，胁风痛，安胃气，止溏泄，明目。

别名
鹅眼枳实。

性味归经
苦、辛，微寒。归脾、胃、大肠经。

传统功用
1. 破气导滞：用于胃肠实热积滞、腹痛胀满、食积不消、食少、嗳腐、脘腹胀满。
2. 化痰消痞：用于痰湿中阻、胸闷痞满、纳呆倦怠等，胸阳不振、寒痰阻滞、胸痹绞痛。

用量用法
煎服，每次3～9克。

注意事项
脾胃虚弱者及孕妇慎用。据现代药理研究，枳实可以促进肠蠕动，弛缓肠平滑肌，故老年人不宜过量应用。

应用指南

01 治疗浅表性胃炎
枳实、黄连、半夏、厚朴、人参、白术、茯苓、麦芽各10克，生姜、炙甘草各6克，水煎服。

02 治疗便秘
枳实6～10克，水煎服。

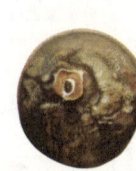

来源
为芸香科植物酸橙及其栽培变种或甜橙的干燥幼果。

药材性状
①**酸橙** 果实呈半球形、球形或卵圆形，直径0.5～2.5厘米。外表面黑绿色或暗棕绿色，具颗粒状突起和皱纹，顶部有明显的花柱基痕，基部有花盘残留或果梗脱落痕。切面光滑而稍隆起，灰白色，厚3～7毫米，边缘散有1～2列凹陷油点，瓤囊7～12瓣，中心有棕褐色的囊，呈车轮纹。质坚硬。气清香，味苦、微酸。

②**甜橙** 外皮黑褐色，较平滑，具微小颗粒状突起。切面类白色，厚2～4毫米，瓤囊8～11瓣。

药理作用
双向调节胃肠平滑肌，强心，抗炎，抗菌，抗病毒，抗变态反应，抗氧化。

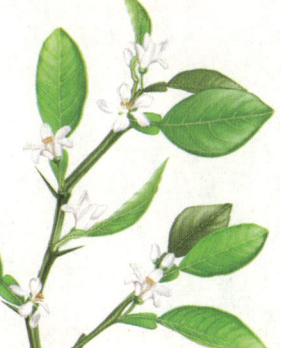
○酸橙

附药

枳壳 本品为芸香科植物酸橙及其栽培变种的干燥未成熟果实，生用或麸炒用。性味、归经、功用与枳实同，但作用较缓和，长于行气开胸，宽中除胀。用法用量同枳实，孕妇慎用。

姜黄

活血止痛药

《本草纲目》记载，姜黄，治风痹臂痛。

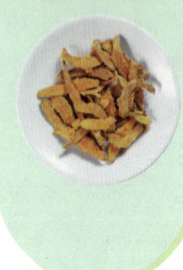

别名　宝鼎香、黄姜、毛姜黄、川姜黄、广姜黄。

性味归经　辛、苦，温。归肝、脾经。

传统功用

1. 破血行气，通经止痛：用于气滞血瘀引起的胸胁刺痛、心腹疼痛、痛经、闭经及外伤瘀肿疼痛等。
2. 祛风疗痹：用于风湿痹痛，尤以风湿肩臂痛为佳。外用可治疗疮痈肿痛等。

用量用法　煎服，每次3～10克。外用适量。

注意事项　孕妇慎用。

附药　**片姜黄**　片姜黄为温郁金根茎的纵切片，产于浙江，呈条片状。切面不平整，灰黄色或土黄色，边缘皱缩。质脆，易折断。断面灰白色至淡棕黄色。功效同姜黄。

来源　姜科植物姜黄的干燥根茎。

药材性状　呈不规则卵圆形、圆柱形或纺锤形，常弯曲，表面深黄色，粗糙，有皱缩纹理和明显环节，并有圆形分枝痕及须根痕。质坚实，不易折断，断面棕黄色至金黄色，角质样，有蜡样光泽。内皮层环纹明显，维管束呈点状散在。气香特异，味苦、辛。

药理作用　抗肝损伤，促进胆汁分泌，抗胃溃疡，抗凝血，抑制血小板聚集，降血压，降血脂，抗氧化，抗生育，抗肿瘤，抗突变，抗病原微生物。

○姜黄

应用指南

01　治疗脘腹胀满

姜黄与枳壳、白术、陈皮、延胡索、合欢皮等配伍，水煎服。

02　治疗关节不利

姜黄与牛膝、乳香、没药、羌活、防己等配伍，水煎服。

03　治疗咳喘

姜黄、僵蚕、黄芩、桑白皮、麦冬、五味子、桔梗、杏仁各10克，甘草、生大黄（后下）、蝉蜕、炙麻黄各6克，鱼腥草、太子参各15克，水煎服。

04　治疗臂背疼痛

姜黄、甘草、羌活各30克，白术60克，水煎服。若腰以下疼痛，可与海桐皮、当归、芍药配伍应用。

● 祛风寒湿药

威灵仙

《开宝本草》记载，威灵仙，主诸风，宣通五脏，去腹内冷滞，心膈痰水，久积症瘕，痃癖气块，膀胱宿脓恶水，腰膝冷疼，疗折伤。

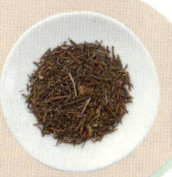

别名
铁脚威灵仙、灵仙、黑脚威灵仙、黑骨头。

性味归经
辛、咸，温。归膀胱经。

传统功用
1. 祛风湿，通经络：用于风寒湿痹、肢节疼痛、麻木重着、屈伸不利等。
2. 消痰水：用于痰饮积聚、凝滞而成的痃癖证。此外，本品单煎可用于诸骨鲠咽。

用量用法
煎服，每次6～9克；治骨鲠用30克。

注意事项
本品性善走窜，久服易伤正气，体弱者应慎用。

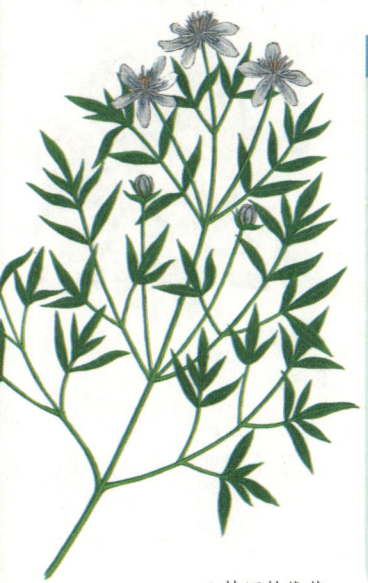
⊙棉团铁线莲

应用指南

01 治疗食管癌
威灵仙60克，板蓝根、猫眼草各30克，制南星9克，人工牛黄6克，硇砂3克，制成浸膏干粉，每次1.5克，每日4次，温开水送服。

02 治疗传染性肝炎
威灵仙9克，鸡蛋1枚，搅匀，用麻油煎服，每日2次，连服3日。

来源
毛茛科植物威灵仙、棉团铁线莲或东北铁线莲的干燥根及根茎。

药材性状
❶ **威灵仙** 根茎横长，呈圆柱状，长1.5～10厘米，直径0.3～1.5厘米，两侧及下方着生多条细根，表面淡棕黄色至棕褐色，皮部常脱裂而呈纤维状，节隆起，顶端常残留木质茎基，质较坚韧，断面纤维性。根长圆柱形，稍扭曲，长7～20厘米，直径1～3毫米，表面棕褐色或黑褐色，有细纵纹，有时皮部脱落而露出淡黄色木部，质硬脆，易折断，断面皮部较宽。气微，味淡。

❷ **棉团铁线莲** 根茎呈短柱状，长1～4厘米，直径0.5～1厘米。根较少，长4～20厘米，直径1～2毫米，表面棕褐色至棕黑色，断面木心圆形细小，占根直径的1/2以下。

❸ **东北铁线莲** 根茎呈柱状，长1～11厘米，直径0.5～2.5厘米。根很多，细长，密集如马尾状，表面棕黑色或棕褐色，有多条明显的细皱纹，断面皮部白色，木心近圆形，较细小。

药理作用
镇痛，促进胆汁分泌，利尿，抗病原微生物，引产。

● 祛风寒湿药

独活

《本草纲目》记载,独活,治诸中风湿冷,奔喘逆气,皮肤苦痒,手足挛痛劳损,风毒齿痛。

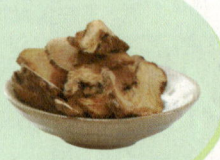

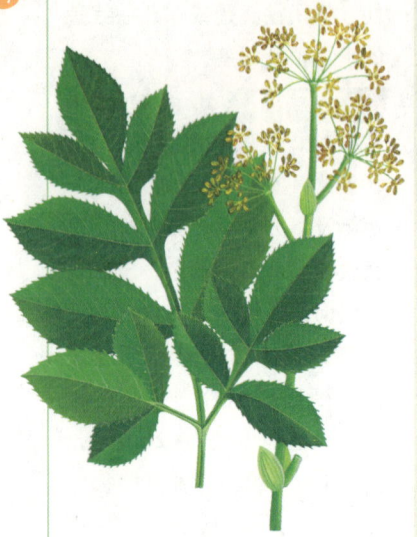

○独活

别名 独摇草、独滑、长生草。

性味归经
辛、苦,微温。归肝、膀胱经。

传统功用
1. 祛风除湿,通痹止痛:用于风寒湿痹、腰膝疼痛、少阴伏风头痛、缠绵不愈。
2. 解表:用于风寒外感,兼湿邪较盛,症见恶寒发热、头痛身重、舌苔白厚等。

用量用法
煎服,每次3~9克。

来源 伞形科植物重齿毛当归的干燥根。

药材性状 根头及主根粗短,略呈圆柱形,长1.5~4厘米,直径1.5~3.5厘米,下部有数条弯曲的支根,长12~30厘米,直径0.5~1.5厘米。表面粗糙,灰棕色,具不规则纵纹及横裂纹,并有多个横长皮孔及细根痕,根头部有环纹,具多列环状叶柄痕,中央为凹陷的茎痕。质坚硬,断面灰黄白色,形成层环棕色,皮部有棕色油点(油管),木部黄棕色,根头横断面有大型髓部,亦有油点。有特异香气,味苦、辛,微麻舌。

药理作用 镇痛,镇静,抗炎,降压,抗心律失常,抑制血小板聚集,抗血栓形成,解除肠平滑肌痉挛,抗菌,抗肿瘤。

应用指南

01 治疗类风湿

独活、防风、防己、白术、羌活、桂枝、当归、茯苓、甘草各10克,生黄芪30克,生姜2片,大枣5枚,水煎服。

02 治疗腰椎间盘突出症

独活9克,桑寄生、川牛膝、杜仲各15克,秦艽、当归、白芍、防风各10克,细辛3克,水煎两次,共取汁400毫升,每日早、晚各服200毫升,7日为一疗程。

● 清热解毒药

栀子

《本草纲目》记载，栀子，治吐血衄血，血痢下血，血淋，损伤瘀血，及伤寒劳复，热厥头痛，疝气，烫火伤。

别名 木丹、鲜支、卮子、越桃、山栀子、黄荑子、黄栀子。

性味归经
苦，寒。归心、肝、肺、胃、三焦经。

传统功用
1. 泻火除烦：用于外感热病，邪郁上焦，心胸烦闷不眠；火毒炽盛，高热烦躁，神昏谵语。
2. 凉血止血解毒：用于血热妄行、吐血、衄血、尿血；咽肿目赤、热毒疮疡。
3. 清利湿热：用于肝经湿热郁火、心烦易怒、胁痛口苦；湿热黄疸，及湿热下注、热淋涩痛。

用量用法
煎服，每次3～10克。外用生品适量，研末调敷。

注意事项
脾虚便溏者不宜用。

来源 茜草科植物栀子的干燥成熟果实。

药材性状 果实倒卵形、椭圆形或长椭圆形，长1.4～3.5厘米，直径0.8～1.8厘米。表面红棕色或红黄色，微有光泽，有翅状纵棱6～8条，每两翅棱间有纵脉1条，顶端有暗黄绿色残存宿萼，先端有6～8条长形裂片，裂片长1～2.5厘米，宽2～3毫米，多碎断，果实基部收缩成果柄状，末端有圆形果柄痕。果皮薄而脆，内表面鲜黄色或红黄色。有光泽，具隆起的假隔膜2～3条，折断面鲜黄色。种子多粒，扁椭圆形或扁长圆形，聚成球状团块，棕红色，表面有细而密的凹入小点，胚乳角质，胚长形，具心形子叶2片。气微，味微酸而苦。

药理作用 抗肝损伤，促进胆汁分泌，促进胰液分泌，泻下，镇静，降血压，抗菌，抗炎。

♥ 应用指南

01 防治尿血
鲜栀子60克，冰糖30克，水煎服。

02 治疗小便不通
栀子仁27枚，盐少许，独颗蒜1枚，捣烂，摊纸上贴脐，或涂阴囊上。

03 治疗急性胃肠炎
栀子9克，紫金皮15克，青木香6克，炒黑存性，加蜂蜜15克，水煎，分2次服。

04 治疗扭伤肿痛
栀子、白面共捣，涂于患处。

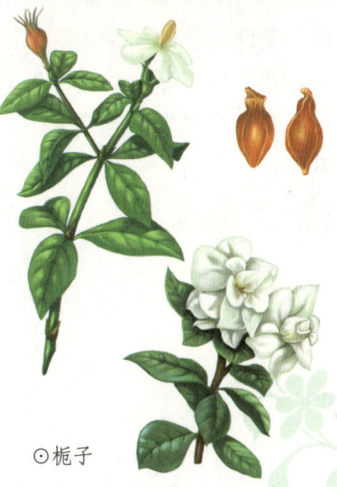
⊙栀子

● 养心安神药

柏子仁

《本草纲目》记载，柏子仁，养心气，润肾燥，安魂定魄，益智宁神；烧沥，泽头发，治疥癣。

别名 柏实、柏子、柏仁、侧柏子、侧柏仁。

性味归经
甘，平。归心、肾、大肠经。

传统功用
1. 养心安神：用于心阴不足、心血亏虚、心神失养之失眠多梦、惊悸怔忡以及体虚多汗等，常配伍补气养血药。
2. 润肠通便：用于阴血虚少、肠燥便秘等。

用量用法
煎服，每次10～20克。

注意事项
便溏及痰多者慎用。

来源 柏科植物侧柏的干燥成熟种仁。

药材性状 种仁长卵圆形至长椭圆形，长4～7毫米，直径1.5～3毫米。新鲜品淡黄色或黄白色，久置则颜色变深而呈黄棕色，显油性，外包膜质内种皮，顶端略光，呈三棱形，有深褐色的小点，基部钝圆，颜色较浅。断面乳白色至黄白色，胚乳较发达，子叶2枚或更多，富油性。气微香，味淡。

药理作用 催眠。

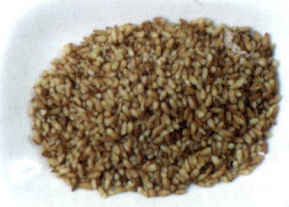

⊙柏子仁

应用指南

01 治疗面色萎黄

柏子仁15克，粳米100克，蜂蜜25克。将柏子仁去尽皮壳，捣烂，粳米淘净，一起放入锅中，加水600～800毫升，用大火煮沸，再用小火熬至汤浓米烂即成。每日1～2次，趁温热时服食。粥中以柏子仁佐蜂蜜，润肤泽面效果更好。

02 治疗失眠

柏子仁、党参、远志、龙眼肉、茯苓、大枣、当归、五味子各适量，水煎服。

03 治疗老年人虚性便秘

柏子仁、火麻仁、松子仁各等份，共研细末，熔白蜡制丸；如梧桐子大，每次20～30丸，饭前以少黄丹汤送服。

04 治疗脱发

柏子仁、当归各500克，共研细末，炼蜜为丸，每次6～9克，每日3次，饭后服。

● 峻下逐水药

牵牛子

《本草纲目》记载，牵牛子，逐痰消饮，通大肠气秘风秘，杀虫。

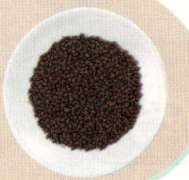

⊙裂叶牵牛

别名 黑丑、白丑、黑牵牛、白牵牛、草金铃、金铃。

性味归经
苦，寒；有毒。归肺、肾、大肠经。

传统功用
1. 泻下逐水：用于水饮停蓄、水肿胀满、二便不通的实证，热结便秘、气滞腹胀者。
2. 杀虫消积：用于蛔虫腹痛。适当配伍可治疗多种肠道寄生虫病。

用量用法
煎服，每次3～9克；入丸、散剂，每次1.5～3克。

注意事项
体虚者及孕妇忌用。不宜与巴豆、巴豆霜同用。

应用指南

01 治疗急、慢性肝硬化腹水
牵牛子与大腹皮、大黄、厚朴、八月札等配伍应用。

02 治疗虫积腹痛
牵牛子、槟榔各120克，雷丸、木香各30克，共研细末；另用苦楝皮、皂角刺各15克，茵陈30克，切碎，煎浓汁，泛制为丸，如绿豆大，每次9克，小儿3～6克，空腹糖水送服，连服3日。

🌿 **来源** 旋花科植物裂叶牵牛或圆叶牵牛的干燥成熟种子。

药材性状 种子似橘瓣状，略具三棱，长5～7毫米，宽3～5毫米。表面灰黑色（黑丑）或淡黄白色（白丑），背面弓状隆起，两侧面稍平坦，略具皱纹，背面正中有一条浅纵沟，腹面棱线下端为类圆形浅色种脐。质坚硬，横切面可见淡黄色或黄绿色皱缩折叠的子叶2片。气微，味辛、苦，有麻舌感。

⊙圆叶牵牛

➕ **药理作用** 泻下，利尿，促进肠蠕动，兴奋子宫平滑肌。

● 平肝潜阳药

珍珠母

《饮片新参》记载，珍珠母，平肝潜阳，安神魄，定惊痫，消热痞、眼翳。

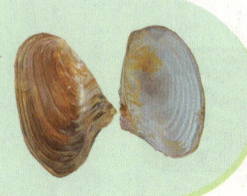

别名 珠牡、珠母、真珠母、明珠母。

性味归经
咸，寒。归肝、心经。

传统功用
1. 平肝潜阳，安神安惊：用于肝阴不足、肝阳上亢之头痛眩晕、耳鸣、烦躁失眠、惊风癫痫等。
2. 清肝明目：用于肝火上炎之目赤肿痛、肝虚雀盲、目暗不明等。
3. 燥湿收敛：用于湿疹、湿疮瘙痒等，宜煅后研末外敷。

用量用法
煎服，每次10～25克，宜打碎先煎。

♥ **应用指南**

01 治疗三叉神经痛
珍珠母20克，羚羊角18克，全蝎6克，蜈蚣3条，僵蚕15克，川芎、天麻各12克，羌活9克，钩藤18克，石决明、毛冬青各30克，水煎服。

02 治疗颈椎病
珍珠母、紫丹参、葛根各30克，三棱、莪术、桂枝各6克，炮山甲、片姜黄、川芎、白芍、枸杞子、淫羊藿、防风各10克，全虫3克，水煎服。

来源 为蚌科动物三角帆蚌、褶纹冠蚌或珍珠贝科动物马氏珍珠贝的贝壳。

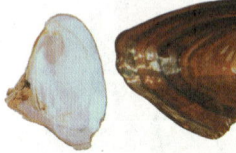
⊙三角帆蚌

药材性状 ① **三角帆蚌** 完整的贝壳略呈不等边三角形。壳面生长轮呈同心环状排列，后背缘向上突起，形成大的三角形帆状后翼，壳内面外套痕明显，前闭壳肌痕呈卵圆形，后闭壳肌痕略呈三角形，左右壳均具2枚拟主齿，左壳具2枚长条形侧齿，右壳具1枚长条形侧齿，具光泽。质坚硬。气微腥，味淡。

② **褶纹冠蚌** 完整的贝壳呈不等边三角形。后背缘向上伸展成大型的冠，壳内面外套痕略明显，前闭壳肌痕大，呈楔形，后闭壳肌痕呈不规则卵圆形，在后侧齿下方有与壳面相应的纵肋和凹沟，左右壳均具一枚短而略粗的后侧齿及一枚细弱的前侧齿，均无主齿。

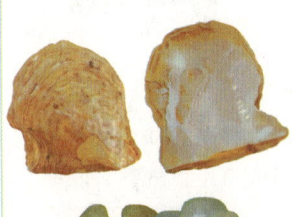
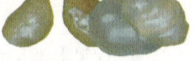
⊙马氏珍珠贝

③ **马氏珍珠贝** 呈斜四方形，后耳大，前耳小，背缘平直，腹缘圆，生长线极细密，片状。闭壳肌痕大，长圆形，具一凸起的长形主齿。

✚ **药理作用** 镇静，抗惊厥，明目，抗肝损伤，抗溃疡，抗过敏，增强免疫力，延缓衰老。

穿心莲

清热解毒药

《泉州本草》记载，穿心莲，清热解毒，消炎退肿。治咽喉炎症、痢疾、高热。

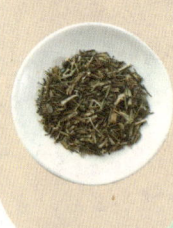

别名
春莲秋柳、一见喜、榄核莲、苦胆草、四方莲、日行千里、苦草。

性味归经
苦，寒。归肺、胃、大肠、小肠经。

传统功用
1. 清热解毒：用于肺热咳嗽、肺痈咳吐脓血、温病初起、发热头痛等病症。
2. 燥湿消肿：用于湿热下注淋痛及大肠湿热泻痢、胃火咽喉肿痛等病症。

用量用法
煎服，每次6~9克。外用适量。

注意事项
本品苦寒败胃，不宜多服、久服，脾胃虚寒者不宜用。煎剂易致呕吐。

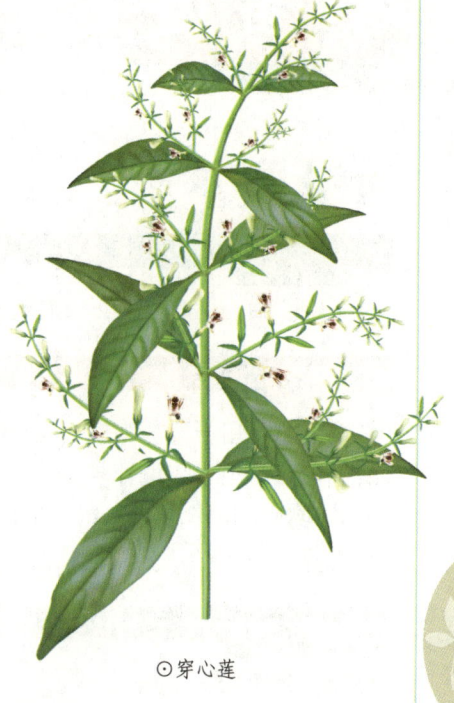

⊙穿心莲

来源 爵床科植物穿心莲的干燥地上部分。

药材性状 茎呈方柱形，多分枝，长50~70厘米，节稍膨大，质脆，易折断。单叶对生，叶柄短或近无柄，叶片皱缩、易碎，完整者展开后呈披针形或卵状披针形，长3~12厘米，宽2~5厘米，先端渐尖，基部楔形下延，全缘或波状，上表面绿色，下表面灰绿色，两面光滑。气微，味极苦。

药理作用 抑菌，解热，抗炎，增强机体免疫力，增强肾上腺皮质功能，抗肝损伤，抗肿瘤，抗生育，抗蛇毒，镇静。

应用指南

01 治疗鼻炎及鼻窦炎
将穿心莲制成浸膏片，每片0.3克，每次6片，每日3次。

02 治疗支气管炎
穿心莲9克，水煎服。

03 治疗感冒
将穿心莲研末，每次0.9克，每日3次，温水送服。

163

● 清虚热药

胡黄连

《本草纲目》记载，胡黄连，治久痢成疳、小儿惊痫、寒热、不下食、霍乱下痢、伤寒咳嗽温疟，理腰肾，去阴汗。

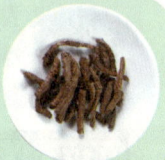

别名
胡连、假黄连。

性味归经
苦，寒。归心、肝、胃、大肠经。

传统功用
1. 清湿热：用于湿热泻痢、腹痛腹泻、下痢脓血等。
2. 退虚热：用于阴虚骨蒸、潮热盗汗等。
3. 除疳热：用于小儿疳积、消化不良、腹胀体瘦、下痢发热。

用量用法
煎服，每次1.5～9克。

注意事项
脾胃虚寒者忌服。

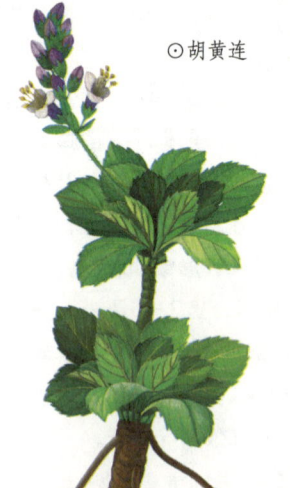
○胡黄连

来源 玄参科植物胡黄连的干燥根茎。

药材性状 根茎圆柱形，平直或弯曲，多不分枝，市售品多为小段，长2～9厘米，直径3～8毫米。表面灰黄色至黄棕色，有光泽，粗糙，具纵皱纹及横环纹，栓皮脱落处呈褐色，上端有残留的叶迹，密集呈鳞片状，暗红棕色，或脱落后呈半圆状的节痕，根痕圆点状，近节处较多。质硬而脆，易折断，棕黄色或棕黑色，断面可见维管束小点4～7个，排列成环，中央灰黑色（髓部）。气微，味极苦。

药理作用 抗肝损伤，促进胆汁分泌，抗真菌。

应用指南

01 治疗慢性胰腺炎
胡黄连、大黄、苍术各10克，龙胆、栀子、柴胡各15克，茵陈、金钱草、薏苡仁各30克，黄芩、白芍各12克，木香6克，水煎服。适用于肝胆湿热型胰腺炎。

02 治疗小儿疳积
胡黄连、甘草各3克，党参、白术、茯苓、炙蟾皮、神曲、山楂、麦芽各12克，水煎服。

03 治疗痢疾
胡黄连、山楂炒研为末，每次5～10克，拌入白糖，开水调匀，空腹服用。

● 化瘀止血药

茜草

《本草纲目》记载，茜草，通经脉，治骨节风痛。

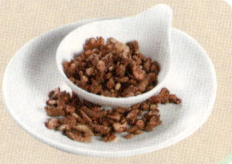

别名 茹芦、茜根、活血丹。

性味归经
苦，寒。归肝经。

传统功用
1. 凉血止血：用于血分瘀热引起的吐血、便血、衄血、崩漏出血等。还可治疗血痢、外伤出血等。
2. 祛瘀通经：用于妇女闭经、产后瘀阻腹痛，属血分瘀热者。

用量用法
煎服，每次6～9克。

来源 茜草科植物茜草的干燥根及根茎。

药材性状 根茎呈结节状，下面着生多条细长的根。根长10～30厘米，直径0.2～1厘米，表面红棕色，有细纵纹及少数须根痕，皮、木部较易分离，皮部脱落后呈黄红色。质脆，易折断，断面平坦，皮部狭，紫红色，木部宽广，浅黄红色，可见多个导管小孔。气微，味微苦，久嚼刺舌。

药理作用 止血，抑制血小板聚集，镇咳，祛痰，升高白细胞，抗菌，抗肿瘤。

♥ **应用指南**

01 治疗肝癌
茜草、当归、丹参、红花各9克，八月札、白芍、陈皮各6克，薏苡仁、漏芦各15克，半边莲、瓦楞子各30克，水煎，分2次服。

02 治疗血热出血
茜草、大蓟、小蓟、荷叶、侧柏叶、白茅根、大黄、栀子、牡丹皮、棕榈皮各等份，炒炭存性，用纸包裹后用碗将其覆盖于地上一个晚上，去火毒，每次9克，每日2～3次，温开水送服。

03 治疗痛经
茜草12克，丹参9克，水煎服。

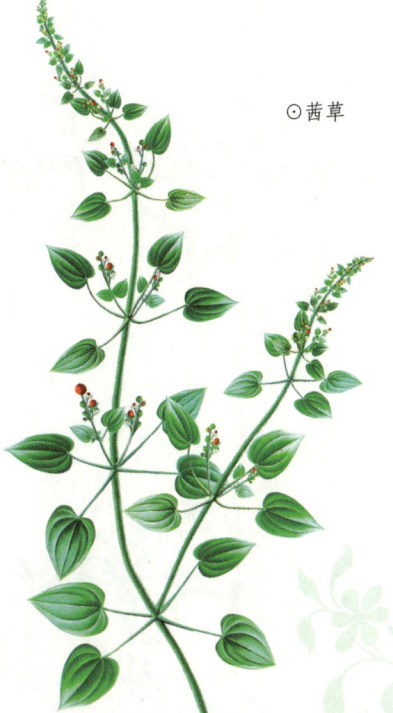

⊙茜草

● 利湿退黄药

茵陈

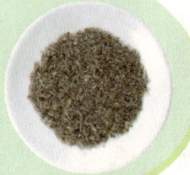

《神农本草经》记载，茵陈，主治风湿寒热邪气，热结黄疸。久服轻身益气耐老。面白悦。《本草拾遗》记载，茵陈，通关节，去滞热，伤寒用之。

别名 茵陈蒿、石茵陈、绵茵陈、绒蒿。

性味归经 苦，微寒。归脾、胃、肝、胆经。

传统功用 清热利湿退黄：用于湿热黄疸等。还可用于湿热淋痛及湿疮瘙痒。近年常用于各型肝炎及胆道系统感染。

用量用法 煎服，每次6~15克。外用适量，煎汤熏洗。

注意事项 蓄血发黄及血虚萎黄者慎用。

应用指南

01 治疗宫颈癌

茵陈、蜀羊泉、白花蛇舌草各30克，半边莲、蒲公英、石见穿、凤凰草根各15克，赤芍、丹参、黄柏各9克，水煎，分3次服。能使阴道出血、带多黄浊明显减少，精神郁闷、腰酸腹痛等症状缓解，局部病灶好转。

02 治疗胆囊炎、胆石症

茵陈、金钱草、郁金各15克，枳壳、木香各9克，生大黄6克，水煎服。有排石利胆作用。

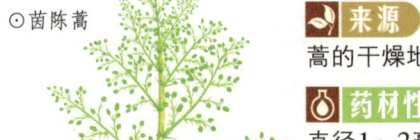

⊙茵陈蒿

来源 为菊科植物滨蒿或茵陈蒿的干燥地上部分。

药材性状

① **绵茵陈** 春采收的为绵茵陈。长1.5~2.5厘米，直径1~2毫米，除去表面白色茸毛后可见明显纵纹，质脆，易折断。叶具柄，展平后叶片呈1~3回羽状分裂，小裂片卵形或稍呈倒披针形、条形，先端锐尖。气清香，味微苦。

② **茵陈蒿** 秋采收的为茵陈蒿。茎呈圆柱形，多分枝，长30~100厘米，直径2~8毫米，表面淡紫色或紫色，有纵条纹，被短柔毛，体轻，质脆，断面类白色。叶密集，或多脱落；下部叶2~3回羽状深裂，裂片条形或细条形，茎生叶1~2回羽状全裂，裂片细丝状。头状花序卵形，多数集成圆锥状，有短梗，内层两性花2~10个。瘦果长圆形，黄棕色。

药理作用 促进胆汁分泌，抗肝损伤，利尿，抗动脉粥样硬化，降血压，解热，抗肿瘤。

● 利水消肿药

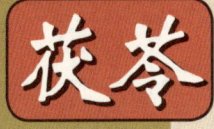

《神农本草经》记载，茯苓，主胸胁逆气，忧恚惊邪恐悸，心下结痛，寒热烦满，咳逆，口焦舌干，利小便。

别名
茯菟、茯灵、伏苓、松薯、松苓、松木薯。

性味归经
甘、淡，平。归心、脾、肾经。

传统功用
1. 利水渗湿：用于脾虚湿停、水肿胀满、小便不利、痰饮眩悸等。
2. 健脾宁心：用于脾胃虚弱、运化失职、食少便溏、健忘失眠等。

用量用法
煎服，每次9~15克。

来源
多孔菌科真菌茯苓的干燥菌核。

药材性状
菌核呈类圆形、椭圆形、扁圆形或不规则团块，大小不一。外皮薄，棕褐色或黑棕色，粗糙，具缢缩纹，有时部分剥落。内部白色略带粉红，由无数菌丝构成。子实体呈伞形，直径0.5~2毫米，口缘略有齿。质坚实，断面颗粒性，有的具裂隙，外层淡棕色，内部白色，少数淡红色，有的中间抱有松根。气微，味淡，嚼之粘牙。

药理作用
利尿，抗胃溃疡，抗肝损伤，抗肿瘤，增强机体免疫力。

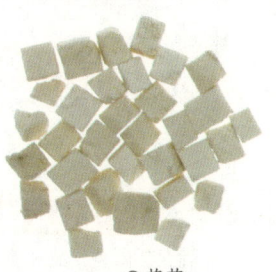

⊙茯苓

附药

茯苓皮 茯苓皮为削下的茯苓外皮，形状大小不一。外面棕褐色至黑褐色，内面白色或淡棕色。质较松软，略具弹性。性能同茯苓。利水消肿，应用于行皮肤水湿，多治皮肤水肿。用量每次15~30克。

茯神 茯神为茯苓菌核中间带松根的部分。性能同茯苓。功效为宁心安神，专治心神不安、惊悸、健忘。用量同茯苓。

应用指南

01 治疗胃癌
茯苓、龙葵、半边莲各15克，红参、白术、黄芪各9克，诃子肉6克，干姜、丁香、炙甘草各3克，水煎服。

02 治疗急性白血病
茯苓、喜树根皮各15克，白花丹、白花蛇舌草、马鞭草、葵树子各9克，水煎服。能使症状缓解，延长生存期。

● 利水消肿药

荠菜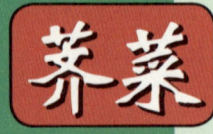

《本草纲目》记载，荠菜，明目益胃，利肝和中，利五脏。根可治目痛。

别名
荠、靡草、护生草、鸡心菜、净肠草、清明草、香田荠、枕头草、假水菜、地地菜。

性味归经
甘，凉。归肝、胃经。

传统功用
清热利尿，明目，凉血止血；现代多用于肾结核尿血、产后子宫出血、月经过多、肺结核咯血、高血压、感冒发热、肾炎水肿、泌尿系结石、乳糜尿、肠炎等。

用量用法
煎服，每次15～60克。

 来源 十字花科植物荠菜的干燥带根全草。

药材性状 主根圆柱形或圆锥形，有的有分枝，长4～10厘米，表面类白色或淡褐色，有许多须状侧根。茎纤细，黄绿色，易折断。根出叶羽状分裂，多卷缩，展平后呈披针形，顶端裂片较大，边缘有粗齿，表面灰绿色或枯黄色，有的棕褐色，纸质，易碎；茎出叶长圆形或线状披针形，基部耳状抱茎。果实倒三角形，扁平，顶端微凹，具残存短花柱。种子细小倒卵圆形，着生在假隔膜上，成2行排列。搓之有清香气，味淡。

药理作用 兴奋子宫平滑肌，小剂量缩短凝血时间，大剂量延长出血时间，抗肿瘤。

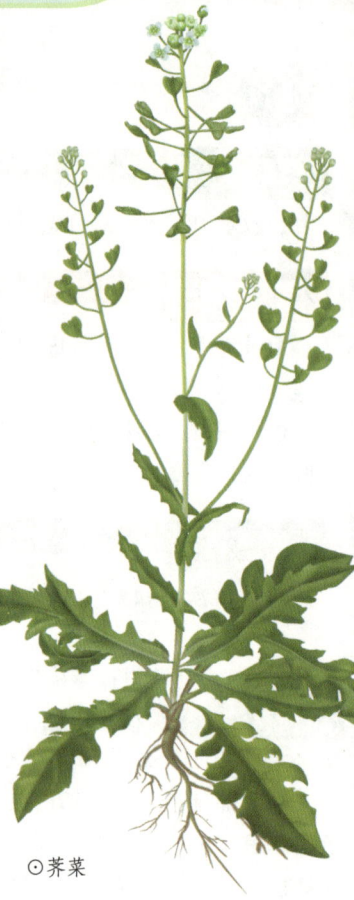

⊙荠菜

 应用指南

01 治疗乳糜血尿
荠菜500克，洗净煮汤，每日2次，连服4日。

02 治疗肾结核尿血
鲜荠菜240克（或干品30克）加水三碗于瓦锅中煎煮，至剩一碗汁时，打入鸡蛋1个煮熟，然后加盐少许，将菜、蛋一起吃下；如菜老了，可嚼食吐渣。轻者每日1次，重者每日2次，连吃1个月为一疗程，至症状消失后仍可吃一两个疗程。

● 利水消肿药

香加皮

《四川中药志》（1960年版）记载，香加皮，强心镇痛，除风湿。治风寒湿痹，脚膝拘挛及筋骨疼痛，少量能强心。

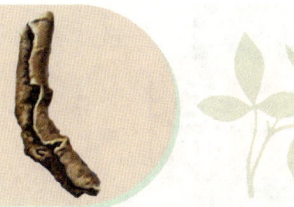

 别名 北五加皮、杠柳皮、臭五加、山五加皮、香五加皮。

性味归经
辛、苦，微温。有毒。归肝、肾、心经。

传统功用
祛风湿，强筋骨，利尿消肿：用于风湿性关节炎，小儿筋骨软弱、脚痿行迟，水肿，小便不利等。

用量用法
煎服，每次3～6克；浸酒或入丸、散剂，酌量。

注意事项
本品有毒，用量不宜过大。

 来源 萝藦科植物杠柳的干燥根皮。

药材性状 根皮呈卷筒状或槽状，少数呈不规则碎片状，长3～12厘米，直径0.7～2厘米，厚2～5毫米。外表面灰棕色至黄棕色，粗糙，有横向皮孔，栓皮常呈鳞片状剥落，露出灰白色皮部，内表面淡黄色至灰黄色，稍平滑，有细纵纹。体轻，质脆，易折断，断面黄白色，不整齐。有特异香气，味苦。

 药理作用 强心、升压、抗炎等。

♥ 应用指南

01 治疗风湿性关节炎
香加皮、穿山龙、白鲜皮各15克，用白酒泡24小时，每日服10毫升。

02 治疗小儿筋骨软弱
香加皮、木瓜、牛膝各等份，共研为末，每次3克，每日3次。

03 治疗小便不利
香加皮6克，陈皮、生姜皮、茯苓皮、大腹皮各9克，水煎服。

04 治疗水肿
香加皮4.5～9克，水煎服。

○杠柳

● 辛温解表药

香薷

《本草纲目》记载，香薷，主脚气寒热。《名医别录》记载，香薷，主霍乱腹痛吐下，散水肿。《食物本草》记载，香薷，春月煮饮代茶，可无热病，调中温胃。含汁漱口，去臭气。

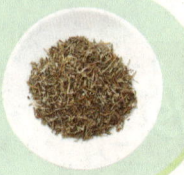

别名
香薷草、石香薷、香菜。

性味归经
辛，微温。归肺、脾、胃经。

传统功用
1. 发汗解表，化湿和中：用于夏月乘凉饮冷、外感风寒、内伤暑湿、恶寒发热、头痛无汗、呕吐腹泻的阴暑证。
2. 利水消肿：用于小便不利及脚气水肿等。

用量用法
煎服，每次3～9克。用于脚气水肿，量稍大且须浓煎。

注意事项
本品辛温发汗之力较强，表虚有汗及阳暑证当忌用。

来源 唇形科植物石香薷的干燥地上部分。

药材性状 全体长30～50厘米，基部紫红色，上部黄绿色或淡黄色，全体密被白色茸毛。茎方柱形，基部类圆形，直径1～2毫米，节明显，节间长4～7厘米，质脆，易折断。叶对生，多皱缩或脱落，叶片展平后呈长卵形或披针形，暗绿色或黄绿色，边缘有3～5个锐浅锯齿。穗状花序顶生及腋生，苞片圆卵形或倒卵形，脱落或残存，花萼宿存，钟状，淡紫红色或灰绿色，先端5裂，密被茸毛。气清香而浓，味微辛而凉。

药理作用 解热，镇痛，镇静，抗菌，抗病毒，抑制肠蠕动，增强免疫功能。

♥ 应用指南

01 治疗水肿
香薷叶480克，加水10升，熬煮极烂后去渣，再熬成膏状，加白术末210克，和丸如梧桐子大，每次10丸，每日6次，用米汤送下。

02 治疗心烦胁痛
香薷加水1～2升捣汁，随量饮服。

03 治疗鼻衄不止
香薷研末，每次5克，温开水送服。

04 治疗口臭
香薷1把，水煎取汁含漱。

05 治疗小儿头发稀少
陈香薷60克，加水200毫升，煎汁至12克，加猪油15克和匀，每日涂擦头上。

⊙石香薷

● 破血消瘀药

虻虫

《神本草经》记载，虻虫，主逐瘀血，破下血积，坚痞癥瘕，寒热，通利血脉及九窍。

别名 牛虻、牛蚊子、牛苍蝇、瞎虻虫、牛魔蚊、牛蝇子。

性味归经
苦，微寒；有小毒。归肝经。

传统功用
破血逐瘀消癥：用于血滞经闭、癥瘕积聚、跌打损伤等血瘀重证。

用量用法
煎服，每次1～1.5克；研末服，每次0.3克。

注意事项
孕妇及体虚无瘀、腹泻、月经过多者忌服。

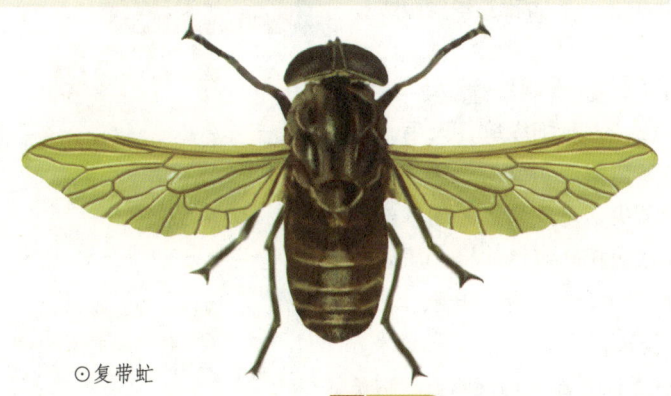
⊙复带虻

应用指南

01 治疗胃癌
虻虫、水蛭、没药、川楝子、黄柏各6克，乳香、蜂房、全蝎各9克，白花蛇2条，共研细末，煎水为丸，雄黄末为衣，每次9克，每日2次，温开水送服。

02 治疗宫颈癌
虻虫、水蛭、制乳香、制没药、黄连各6克，全蝎、蜂房、黄柏各9克，牡丹皮12克，龙胆15克，共研细末，拌匀，用金银花90克煎汤，泛制成丸，雄黄9克为衣，每次3克，每日2次。

03 治疗甲状腺癌
虻虫、水蛭、王不留行、桃仁、红花、赤芍、郁金、夏枯草、七叶一枝花、白芷、陈皮各30克，当归、生牡蛎各60克，共研细末，炼蜜为丸，每丸6克，早、晚各服1～2丸。

来源 虻科昆虫复带虻等的雌虫体。

药材性状 虫体黄绿色。眼大型，中央有1条细横的黑色带。翅透明，翅脉黄色。腹部暗灰黄色，有较多的金黄色毛茸及少数黑色毛茸。气臭，味苦、咸。

药理作用 抗凝血，抗炎，镇痛，抑制肠蠕动，兴奋子宫平滑肌。

● 息风止痉药

钩藤

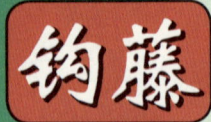

《本草纲目》记载，钩藤，治大人头旋目眩，平肝风，除心热，小儿内钓腹痛，发斑疹。

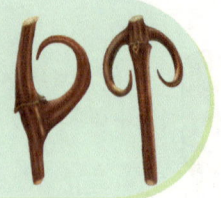

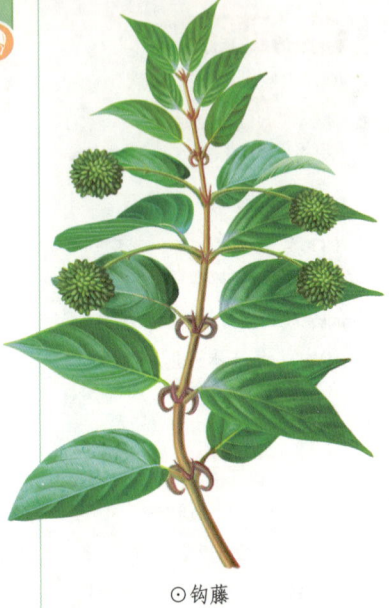

⊙钩藤

别名 钩藤、钩藤钩子、双钩藤。

性味归经
甘，凉。归肝、心包经。

传统功用
1. 平肝阳：主治肝阳上亢、头晕头痛等。
2. 清肝热：主治肝火内盛、目赤肿痛等。
3. 息肝风：主治热动肝风、小儿急惊风等。近年来还常用于治疗肝阳上亢型高血压。

用量用法
煎服，每次3～12克，入煎剂宜后下。

🍃**来源** 茜草科植物钩藤、大叶钩藤、毛钩藤、华钩藤或无柄果钩藤的干燥带钩茎枝。

⚗️**药材性状** ❶ **钩藤** 茎枝圆柱形或类方柱形，直径2～6毫米。表面红棕色至紫棕色或棕褐色，上有细纵纹，无毛。茎上具略突起的环节，对生两个向下弯曲的钩或仅一侧有钩，钩长1～2厘米，形如船锚，先端渐尖，基部稍圆。钩基部的枝上可见叶柄脱落后的凹点及环状的托叶痕。体轻，质硬，横切面外层棕红色，髓部淡棕色或淡黄色。气微，味淡。
❷ **大叶钩藤** 茎枝方柱形，两侧有较深的纵沟，直径2～5毫米。表面灰棕色至浅棕色，被褐色毛，尤以节部及钩端明显。钩长1.7～3.5厘米，向内深弯，几乎呈半圆形，末端膨大成小球。
❸ **华钩藤** 茎枝方柱形，四角有棱，直径2～5毫米。表面黄绿色或黄棕色，钩长1.3～2.8厘米，弯曲成长钩状。钩基部枝上常留有半圆形反转或不反转的托叶，基部扁阔。
❹ **无柄果钩藤** 钩枝四面有浅纵沟，具稀疏的褐色柔毛，叶痕明显。表面棕黄色或棕褐色，折断面髓部浅黄白色。

❤️ **应用指南**

01 治疗新生儿破伤风
钩藤、蜈蚣、防风各3克，附子、全蝎各2克，僵蚕5克，水煎服。

02 治疗新生儿惊厥
钩藤、桑叶、菊花、川贝母、白芍各6克，水牛角10克，甘草3克，水煎服。

➕ **药理作用** 解热，镇痛，镇静，抗菌，抗病毒，抑制肠蠕动，增强免疫功能。

活血疗伤药

骨碎补

《本草纲目》记载，骨碎补，治耳鸣及肾虚久泄，牙疼。

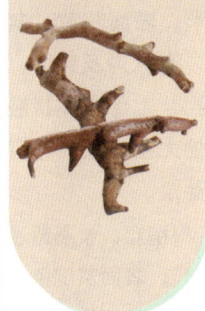

别名
猴姜、过山龙、石良姜、猴掌姜、申姜、爬岩姜、岩姜。

性味归经
苦，温。归肝、肾经。

传统功用
1. 补肾强骨：用于腰膝酸软、肾虚久泻、耳鸣、牙痛等。外用可治疗斑秃。
2. 接骨活血：用于关节疼痛、跌打损伤、筋断骨折、瘀肿疼痛等。

用量用法
煎服，每次10~15克。外用鲜品适量。

注意事项
血虚风燥、阴虚火旺、无瘀血者慎用。

应用指南

01 治疗斑秃、脱发
骨碎补30克，金银花、侧柏叶各9克，丹参20克，白酒500毫升。将上药捣碎，置于容器中，加入白酒，密封，浸泡7日后过滤去渣，用药棉签蘸取后涂抹于患处，每日3~5次。

02 治疗骨折
骨碎补15克，枸杞子、续断各10克，薏苡仁50克。将骨碎补与续断先煎去渣，再入其余两味煮粥服食，每日1次，7日为一疗程。每一疗程间隔3~5日，可用三四个疗程。

03 治疗腰膝酸软
骨碎补与益智仁、补骨脂、三棱、莪术等配伍，水煎服。

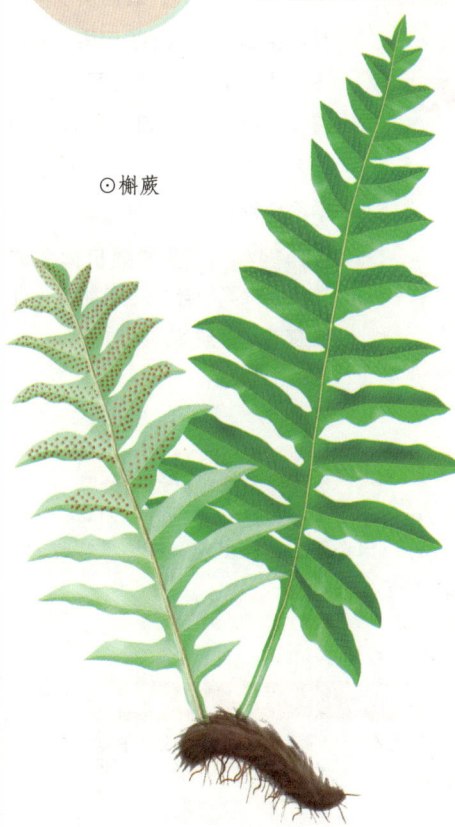

⊙槲蕨

来源 水龙骨科植物槲蕨的干燥根茎。

药材性状 根茎为不规则背腹扁平的条状、块状或片状，多弯曲，两侧常有缢缩和分枝，长3~20厘米，宽0.7~1.5厘米。表面密被棕色或红棕色细小鳞片，紧贴者呈膜质盾状；直伸者披针形，先端尖，边缘流苏状（睫毛），并于叶柄基部和根茎嫩端较密集。鳞片脱落处显棕色，可见细小纵向纹理和沟脊。上面有叶柄痕，下面有纵脊纹及细根痕。质坚硬，断面红棕色，有白色分体中柱，排成长扁圆形。气微，味淡、微涩。

药理作用 促进骨对钙的吸收，促进骨钙化和骨质的形成，促进钙磷的沉积，降血脂，增强心肌收缩力，抑制链霉素的耳毒性。

● 补气药

党参

《药性集要》记载，党参，能补脾肺，益气生津。《本草从新》记载，党参，补中益气，和脾胃，除烦渴。

别名
上党人参、黄参、狮头参、中灵草。

性味归经
甘，平。归脾、肺经。

传统功用
1. 补中益气：用于脾胃虚弱、中气不足、纳少便溏、肺虚咳喘、短气乏力等。
2. 养血生津：用于血虚萎黄或气血两虚，常与补血药同用；热伤气津，常配伍生津敛汗药。

用量用法
煎服，每次9~30克。

注意事项
反藜芦。

来源
桔梗科植物党参、素花党参或川党参的干燥根。

药材性状
① **党参** 根略呈圆柱形、纺锤状圆柱形或长圆锥形，少分枝或中部以下有分枝，长15~45厘米，直径0.5~2.5厘米。表面灰黄、灰棕或红棕色，有纵沟及皱缩，疏生横长皮孔，上部多环状皱纹，近根头处尤密，根头有突起的茎痕及芽痕。

② **素花党参** 根稍短，长不超过30厘米，少分枝。表面灰棕色，栓皮粗糙，上部环纹密集，油点多。质坚韧，断面不甚平整。

③ **川党参** 根下部很少分枝。表面灰棕色，栓皮常局部脱落。断面皮部肥厚，裂隙较少。

药理作用
增强机体免疫功能，提高机体抗应激能力，延缓衰老，抗溃疡，抗肿瘤。

应用指南

01 治疗元气虚弱、语音低微、四肢无力

党参（切片）500克，沙参（切片）250克，龙眼肉120克，水煎浓汁，滴水成珠，用瓷器盛贮，每次一酒杯，空腹沸水冲服，冲入煎药亦可。

02 治疗因服寒剂而损伤脾胃、口舌生疮

党参（焙）、炙黄芪各6克，茯苓3克，生甘草1.5克，白芍2.1克，水煎，温服。

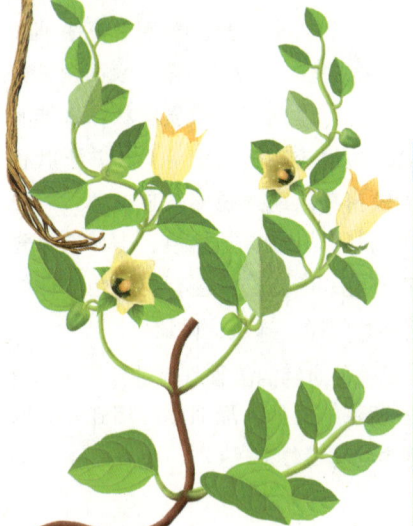
⊙ 党参

夏枯草

清热泻火药

《本草纲目》记载，夏枯草，能解内热，缓肝火。

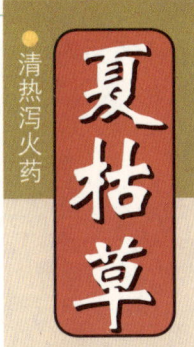

别名
夕句、乃东、铁色草、棒槌草、灯笼头、六月干等。

性味归经
辛、苦，寒。归肝、胆经。

传统功用
1. 清肝明目：用于肝火上炎、目赤肿痛、目珠夜痛、眩晕头痛等病症。
2. 消肿散结：用于痰火凝结、瘰疬、瘿瘤等病症。

用量用法
煎服，每次9～15克。

注意事项
脾胃虚弱者慎用。

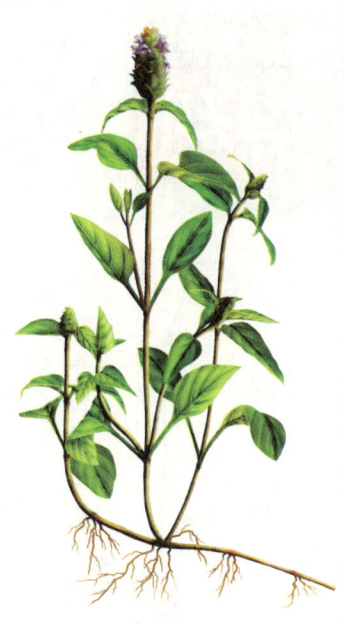

⊙夏枯草

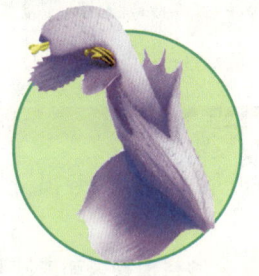

应用指南

01 治疗肺结核
夏枯草60克，煎服，或将其水煎后收膏服。

02 治疗高血压
将夏枯草制片服用。

03 治疗肝炎
夏枯草60克，大枣30克，加水1.5升，小火煎至300毫升，分3次服。

来源 唇形科植物夏枯草的干燥果穗。

药材性状 果穗呈圆棒状，略压扁，长1.5～8厘米，直径0.8～1.4厘米，淡棕色或棕红色，少数基部带有短茎。全穗由4～13轮宿存苞片和花萼组成，每轮有对生苞片2枚，呈横肾形，长约8毫米，宽约1.2厘米，膜质，先端尖尾状，脉纹明显，外有白色粗毛。每一苞片内有花2～3朵，花冠多脱落，残留花冠长约13毫米，宿萼二唇形，上唇3齿裂，下唇2裂，闭合，内有小坚果4枚。果实卵圆形，尖端有白色突起。体轻。气微，味淡。

药理作用 降压，抗炎，抑制机体免疫力，降血糖，抗菌，抗病毒。

● 辛凉解表药

柴胡

《本草纲目》记载，柴胡，治阳气下陷，平肝、胆、三焦、包络相火，及头痛眩晕，目昏赤痛障翳，耳聋鸣，诸疟，及肥气寒热，妇人热入血室，经水不调，小儿痘疹余热，五疳羸热。

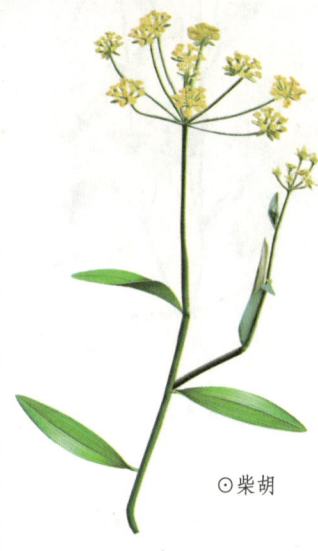
⊙柴胡

别名
地薰、茈胡、茹草、柴草。

性味归经
苦，辛，微寒。归肝、胆经。

传统功用
1. 和解退热：用于邪犯少阳、寒热往来、感冒发热及疟疾寒热。
2. 疏肝解郁：用于肝郁气滞、胸胁胀满、妇女月经不调。
3. 升举阳气：用于气虚下陷、久泻脱肛、子宫下垂。
4. 退热截疟：用于疟疾寒热。

用量用法
煎服，每次3～9克。

注意事项
本品性升散，故真阴亏损、肝阳上亢之证忌用。

来源
伞形科植物柴胡或狭叶柴胡的干燥根。

药材性状
① 柴胡 根圆锥形或圆柱形，有时略弯曲，长6～15厘米，直径0.3～1.2厘米，常有分枝，根头膨大，顶端残留数个茎基或短纤维状叶基。表面灰褐色或棕褐色，具纵皱纹、枝根痕及皮孔。质坚硬，不易折断，断面纤维性，横断面皮部淡棕色，木部黄白色。气微香，味微苦。

② 狭叶柴胡 根长圆锥形，少分枝，长5～14厘米，直径3～8毫米；表面红棕色或深褐色，有纵纹，近根头处具多个横向疣状突起，有的近于环纹，顶端密被纤维状叶基。质硬脆，易折断，断面较平坦，淡棕色，形成层环色略深。具败油气。

药理作用
解热，镇痛，镇静，抗惊厥，镇咳，抗炎，抗肝损伤，抗胃溃疡，降压，降血脂，抗肿瘤。

♥ 应用指南

01 治疗普通感冒
以柴胡、防风、陈皮、白芍、甘草、生姜组成正柴胡饮，每次12克，每日3次。

02 治疗高脂血症
柴胡3克，罗汉果适量，每日3次口服，3周为一疗程。对降低甘油三酯效果显著。

03 治疗传染性肝炎
甘柴合剂（甘草、柴胡各等份），每次10毫升，小儿减半，每日3次。对降低丙氨酸氨基转移酶效果显著。

● 辛温解表药

桂枝

《珍珠囊》记载，桂枝，主伤风头痛，开腠理，解表发汗，去皮肤风湿。

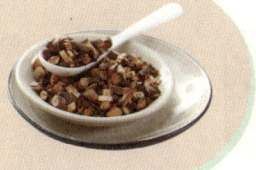

别名
柳桂、肉桂枝。

性味归经
辛、甘，温。归心、肺、膀胱经。

传统功用
1. 发汗解肌：用于外感风寒、表实无汗，或表虚有汗及阳虚受寒。
2. 温通经脉：用于胸痹心痛、肩背肢节酸痛等，寒凝血滞诸痛均可应用。
3. 助阳化气：用于痰饮、蓄水证、心悸等。

用量用法
煎服，每次3～9克。

注意事项
本品辛温助热，容易伤阴动血，外感热病、阴虚火旺、血热妄行者忌用，孕妇及月经过多者慎用。

♥ 应用指南

01 治疗子宫脱垂症
补中益气汤加桂枝、白芍、黄芩，适用于阴挺而寒冷、发热汗出，小便黄者。

02 治疗奔豚气
桂枝、白芍各12克，炙甘草9克，肉桂1.5克，生姜6克，大枣10枚，水煎服。用于体虚受寒，阵阵酸痛，气由少腹上冲，粗如小臂，硬如木棒，咬牙闭目，手足发冷者。

03 治疗原发性低血压
以桂枝20克，炙甘草10克为基本方，血虚者加当归，阴虚者加五味子、麦冬，水煎服。

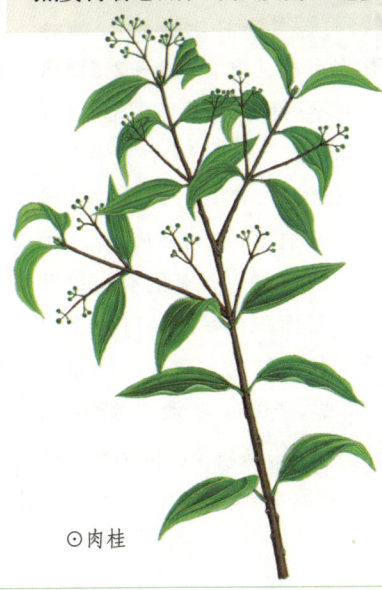

⊙肉桂

来源 樟科植物肉桂的干燥嫩枝。

药材性状 枝长圆柱形，多分枝，长30～70厘米，粗端直径0.3～1厘米。表面棕红色或红棕色，有细皱纹及小疙瘩状叶痕、枝痕和芽痕，皮孔点状或点状椭圆形。质硬而脆，易折断，断面皮部红棕色，可见一淡黄色石细胞环带，木部黄白色至浅黄棕色，髓部略呈方形。有特异香气，味甜、微辛，皮部味较浓。

药理作用 解热，镇痛，抗炎，抗菌，抗病毒，镇静，抗惊厥。

● 辛凉解表药

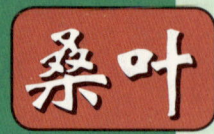

《本草纲目》记载，桑叶，治劳热咳嗽，明目，长发。除寒热，出汗。汁可解蜈蚣毒。

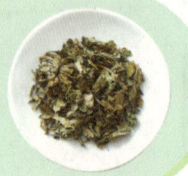

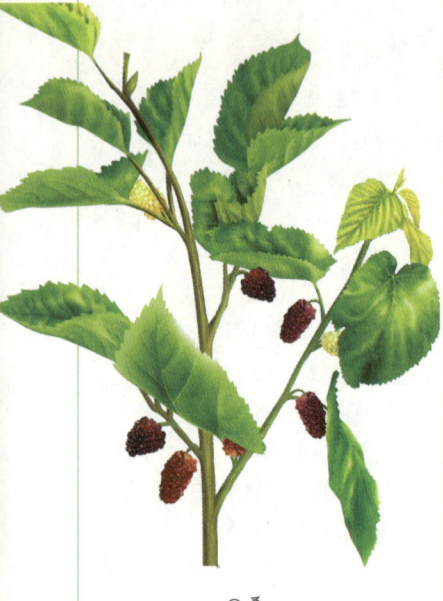

⊙桑

别名
铁扇子、蚕叶。

性味归经
甘、苦，寒。归肺、肝经。

传统功用
1. 疏散风热：用于风热感冒或温病初起、温邪犯肺、发热、头痛、咽痒、咳嗽等症。
2. 清肺润燥：用于燥热伤肺、干咳少痰。
3. 平肝明目：用于肝阳上亢，头痛眩晕；肝火上攻，目赤涩痛、多泪；肝肾不足、眼目昏花等症。此外，本品甘寒，能凉血止血，还可治疗血热妄行的吐血、衄血等。

用量用法
煎服，每次5～9克。蜜制能增强润肺止咳功效。

♥ 应用指南

01 治疗结膜炎

桑叶、白菊花各15克，水煎去渣，澄清洗脸。

02 治疗银屑病

25%～50%桑叶注射液肌内注射，每次4毫升，每日2次，7日为一疗程。

03 治疗下肢象皮肿

25%～50% 桑叶注射液肌内注射，每次4毫升，每日1～2次，结合弹力绷带绑扎，并加用利尿、软坚、消肿的中草药，一般15～20日为一疗程，约用三疗程。

来源
为桑科植物桑的干燥叶。

药材性状
叶多皱缩、破碎，完整者有柄，叶柄长1～2.5厘米。叶片展平后呈卵形或宽卵形，长8～15厘米，宽7～13厘米，先端渐尖，基部圆形或心形，边缘有锯齿或钝锯齿，有的不规则分裂。上表面黄绿色或浅黄棕色，有的有小疣状突起，下表面颜色稍浅，叶脉突出，小脉网状，脉上被疏毛，脉基具簇毛。质脆。气微，味淡，微苦涩。

药理作用
抗菌，降血糖，促进蛋白质合成，降血脂。

● 止咳平喘药

桑白皮

《本草纲目》记载，桑白皮，泻肺，利大小肠，降气散血。

别名 桑根白皮、桑皮、桑根皮、白桑皮。

性味归经
甘，寒。归肺经。

传统功用
1. 泻肺平喘：用于肺热喘咳、痰多等。
2. 利水消肿：用于水肿胀满、小便不利、肺气壅滞的实证。本品还有一定的降压作用，可用于肝火偏旺型高血压。

用量用法
煎服，每次5～15克。

注意事项
肺虚无火、小便多及风寒咳嗽者忌服。

 来源 桑科植物桑的干燥根皮。

药材性状 根皮呈扭曲的卷筒状、槽状或板片状，长短宽窄不一，厚1～4毫米。外表面白色或淡黄白色，平坦，偶有残留未除净的橙黄色或红棕色鳞片状栓皮，内表面黄白色或淡黄棕色，有细纵纹，有时纵向裂开，露出纤维。体轻，质韧，纤维性强，难折断，纤维层易成片地纵向撕裂，撕裂时有白色粉尘飞扬。气微，味微甘。

药理作用 利尿，降压，镇静，镇痛，抗惊厥。

⊙桑白皮

应用指南

01 防治肺癌
桑白皮、白花蛇舌草、仙鹤草、地锦草各30克，大蓟、小蓟、薏苡仁各15克，炙百部9克，水煎两次，早、晚分服，每次冲服牛黄0.3克。

02 治疗胃癌

桑白皮30克，米醋90克，炖1小时，可1次服完，亦可分3次用葡萄糖调服。

03 治疗喘咳痰热

桑白皮、地骨皮各3克，甘草1.5克，研末，水煎，饭前服。

04 治疗水肿胀满

桑白皮、大腹皮、茯苓皮、陈皮、生姜皮各9克，研末，水煎服。

05 治疗小儿流涎

桑白皮10克，水煎服，每日1剂，连服3～7日。

● 祛风湿热药

桑枝

《本草图经》记载，桑枝，主治遍体风痒干燥，水气脚气风气，四肢拘挛，上气眼晕，肺气咳嗽，消食，利小便……疗口干及痈疽后渴，用嫩条细切一升，熬香煎饮，亦无禁忌。久服，终身不患偏风。

别名
桑条。

性味归经
微苦，平。归肝经。

传统功用
祛风通络：用于风湿肢节疼痛、四肢拘挛、关节不利，尤以上肢风湿热痹者多用。

用量用法
煎服，每次9～15克。

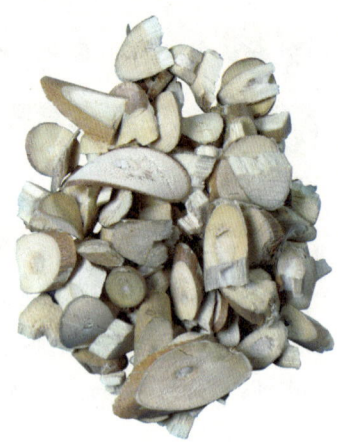
⊙桑枝

来源
桑科植物桑的干燥嫩枝。

药材性状
嫩枝呈长圆柱形，少有分枝，长短不一，直径0.5～1.5厘米。表面灰黄色或黄褐色，有多个黄褐色点状皮孔及细纵纹，并有灰白色略呈半圆形的叶痕和黄棕色的腋芽。质坚韧，不易折断，断面纤维性。切片厚2～5毫米，皮部较薄，木部黄白色，射线放射状，髓部白色或黄白色。气微，味淡。

药理作用
增强机体免疫功能。

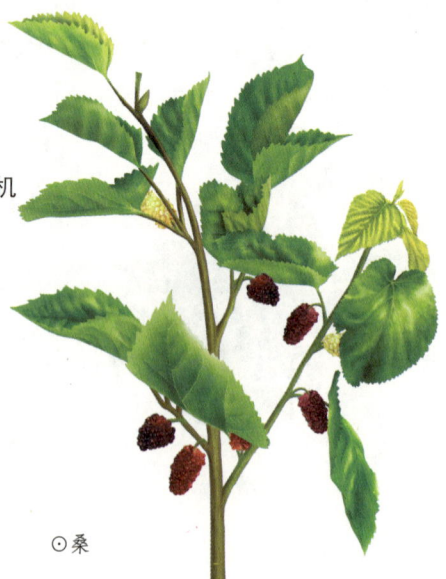
⊙桑

应用指南

01 治疗肩周炎
桑枝、当归、川芎、木香、乳香、羌活、独活、桂枝、秦艽各10克，海风藤15克，甘草6克，水煎服。

02 治疗高血压
桑枝、桑叶各30克，芹菜50克，加水4升，煎煮取液，先熏足后浸足，每日1次，重者每日2次。每剂可用2～3次，10日为一疗程。

03 治疗风湿性关节炎
桑枝30克，黄柏10克，水煎服。

桑寄生

祛风湿强筋骨药

《神农本草经》记载，桑寄生，主治腰痛，小儿背强，痈肿，充肌肤，坚发齿，长须眉，安胎。《日华子本草》记载，桑寄生，助筋骨，益血脉。

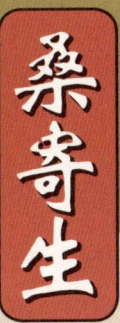

别名 桑上寄生、寄生树、寄生草、蔦木。

性味归经

苦、甘，平。归肝、肾经。

传统功用

1. 祛风湿，强筋骨：用于风湿痹痛、腰膝酸软、筋骨无力等。
2. 补肝肾，安胎：用于肝肾亏虚、胎动不安、胎漏下血、习惯性流产等。

用量用法

煎服，每次9～15克。

来源 桑寄生科植物桑寄生的干燥带叶茎枝。

药材性状 带叶茎枝圆柱形，有分枝，长30～40厘米，粗枝直径0.5～1厘米，细枝或枝梢直径2～3毫米。表面粗糙，嫩枝顶端被有棕色毛绒，红褐色或灰褐色，有多个圆点状、黄褐色或灰黄色皮孔和纵向细纹，粗枝表面红褐色或灰褐色，有突起的枝痕和叶痕。坚脆，易折断，断面不平坦，皮部薄，深棕褐色，易与木部分离，木部宽阔，占茎的大部，淡红棕色，髓射线明显，呈放射状，髓部小形，色稍深。叶片常卷缩、破碎，完整者卵圆形至长卵形，长3～6厘米，宽2.5～4厘米，先端钝圆，基部圆形或宽楔形，茶褐色或黄褐色，全缘，侧脉3～4对，略明显。气微，味涩。

药理作用 扩张冠状动脉，增加冠脉血流量，降血压；利尿；抗病原微生物等。

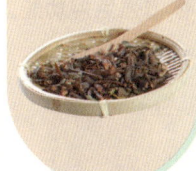

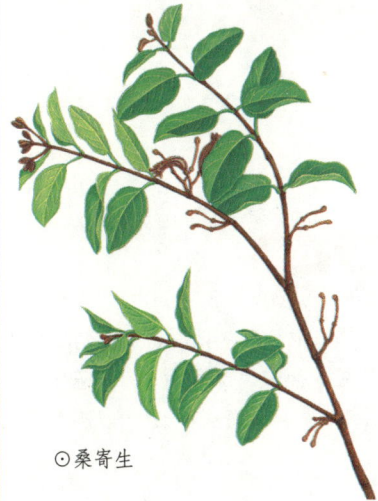

○桑寄生

应用指南

01 治疗风湿腰痛

桑寄生12克，党参、秦艽、熟地黄、杜仲、牛膝各9克，独活、防风、当归、白芍、茯苓各6克，川芎、甘草各3克，细辛、桂心各1.5克，水煎服。

02 治疗习惯性流产属肾虚者

桑寄生、川续断、阿胶、菟丝子各45克，椿根皮15克，共研细末，每次9克，每月第1、2、3日，第11、12、13日，第21、22、23日各服1次。

● 补阴药

桑葚

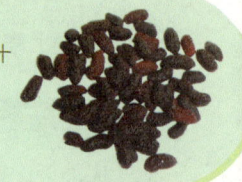

《本草纲目》记载，桑葚，捣汁饮，解中酒毒。酿酒服，利水气，消肿。

别名 桑仁、桑实、桑果、乌椹、桑枣、桑葚子、桑粒。

性味归经
甘、寒。归肝、肾经。

传统功用
1. 滋阴补血：用于肝肾不足、精血亏虚、头晕目暗、耳鸣失眠、须发早白等。
2. 生津润燥：用于津伤内热消渴、阴虚肺燥干咳、津伤肠燥便秘等。

用量用法
煎服，每次9～15克。

来源
桑科植物桑的干燥果穗。

药材性状
聚花果由多粒小瘦果集合而成，呈长圆形，长1～2厘米，直径5～8毫米。黄棕色、棕红色至暗紫色，有短果序梗，小瘦果卵圆形，稍扁，长约2毫米，宽约1毫米，外具肉质花被片4枚。气微，味微酸而甜。

药理作用
增强免疫功能。

应用指南

01 治疗心肾衰竭之失眠、习惯性便秘

鲜桑葚30～60克，水煎服。

02 治疗腹痛

桑葚绢包风干，过伏天为末，每次9克，热酒送下，取汗。

03 治疗须发早白、脱发

将鲜桑葚1000克（或干品500克）洗净，加水适量煎煮，每30分钟取煎液一次，共取煎液两次，合并两次煎液后，再以小火煎熬浓缩，至较为黏稠时，加蜂蜜300克煮沸，停火，待冷后装瓶备用。每次1汤匙，以沸水冲化饮用，每日2次。

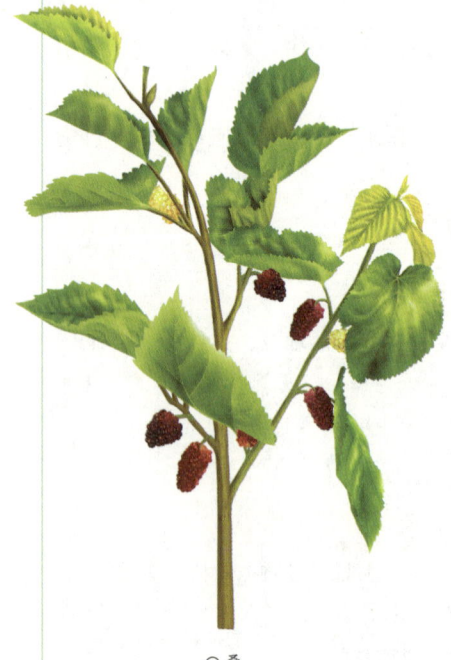

⊙桑

● 活血调经药

桃仁

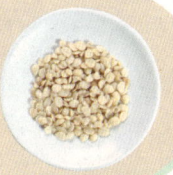

《本草纲目》记载，桃仁，主血滞风痹，骨蒸，肝疟寒热，鬼疰疼痛，产后血病。

别名
桃核仁、山桃仁、毛桃仁。

性味归经
苦、甘，平；有小毒。归心、肝、大肠经。

传统功用
1. 活血祛瘀：用于血瘀诸证及内痈，如妇女血分瘀滞所致之闭经、痛经、产后瘀阻腹痛、癥瘕及外伤瘀肿疼痛等；肺痈咳吐脓血、肠痈腹痛等，常与清热凉血解毒药配伍应用。
2. 润肠通便：用于津伤肠燥、大便秘结等。还可用于痰咳气喘等。

用量用法
煎服，每次5~10克。

注意事项
本品有毒，不可过量服用。孕妇忌服。便溏者慎用。

♥应用指南

01 治疗便秘

桃仁、当归、杏仁各9克，枳壳6克，生地黄、火麻仁各12克，水煎服。

02 治疗哮喘

桃仁、杏仁、白胡椒各6克，生糯米10粒，研为细末，用鸡蛋调匀后外敷于双脚心和手心。

🍃 **来源** 蔷薇科植物桃或山桃的干燥成熟种子。

💧 **药材性状** 种子呈扁椭圆形，顶端具尖，中部略膨大，基部钝圆而偏斜，边缘较薄，长1.2~1.8厘米，宽0.8~1.2厘米，厚2~4毫米。表面红棕色或黄棕色，有细小颗粒状突起，尖端一侧有一棱线状种脐，基部有合点，并自该处分散出多条棕色维管束脉纹，形成布满种皮的纵向凹纹，种皮薄。子叶肥大，富油质。气微，味微苦。

➕ **药理作用** 抗凝血，抑制血栓形成，改善微循环，抗炎，抗过敏，镇痛。

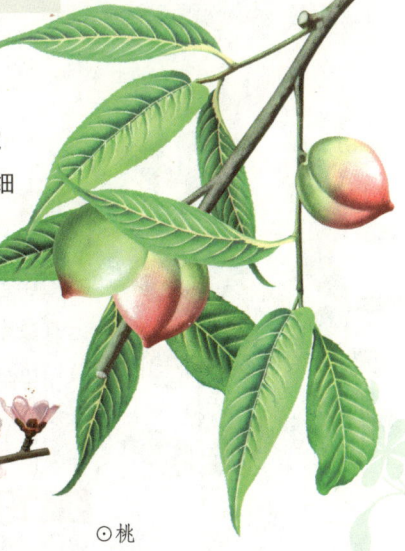

⊙桃

● 化痰药

桔梗

《本草纲目》记载，桔梗，主口舌生疮，赤目肿痛。伏砒。

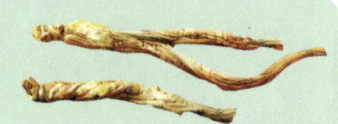

别名 荠苨、梗草、苦梗、苦桔梗、大药、苦菜根。

性味归经
苦、辛，平。归肺经。

传统功用
1. 宣肺祛痰：用于风寒、风热咳嗽、痰阻气滞、咳嗽胸闷等。
2. 排脓：用于肺痈吐脓、咳喘胸痛等，常配伍生甘草、鱼腥草、金荞麦等。
3. 利咽：用于咽痛音哑等，常配伍生甘草、蝉蜕、牛蒡子等。

用量用法
煎服，每次3～10克。

注意事项
气机上逆、呕吐、眩晕、阴虚火旺、咯血等患者不宜用。用量大易致恶心呕吐。

♥ **应用指南**

01 预防肺癌
桔梗与鱼腥草、蒲公英、栝楼皮、葵树子等配伍，水煎服。

02 治疗胸胁胀满
桔梗与牡蛎、瓦楞子、郁金、海蛤壳等配伍，水煎服。

03 治疗咽喉疼痛
桔梗与甘草、山豆根、牛蒡子、板蓝根等配伍，水煎服。

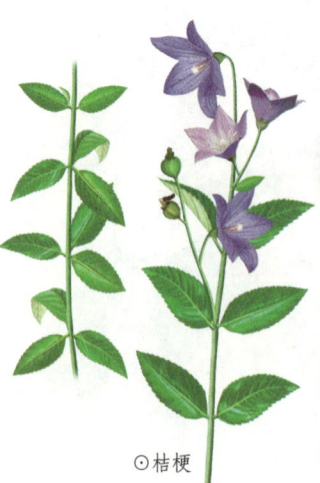
⊙桔梗

来源 桔梗科植物桔梗的干燥根。

药材性状 根呈圆柱形或长纺锤形，略扭曲，偶有分枝，长7～20厘米，直径0.7～2厘米；顶端有较短的根茎（芦头），其上有数个半月形的茎痕。表面白色或淡黄白色，不去外皮的表面黄棕色至灰棕色，全体有不规则纵纹及沟纹，并有横向皮孔样的瘢痕。质硬脆，易折断，折断面略不平坦，可见放射状裂隙，皮部类白色，形成层环纹明显，木部淡黄色。气微，味微甜后苦。

药理作用 祛痰，镇咳，抗炎，提高机体免疫力，抗消化性溃疡，扩张冠状动脉，降血糖，镇静，镇痛，解热，利尿。

● 辛凉解表药

浮萍

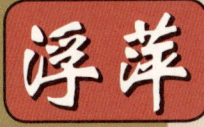

《本草纲目》记载，浮萍，主风湿麻痹，脚气，打扑伤损，目赤翳膜，口舌生疮，吐血、衄血，癜风、丹毒。

别名
萍、水萍、水花、萍子草、水白、水苏、小萍子、浮萍草、水藓、水帘、九子萍、田萍。

性味归经
辛，寒。归肺经。

传统功用
1. 发汗解表：用于外感风热，发热无汗。
2. 透疹止痒：用于麻疹不透，风疹瘙痒。
3. 利水消肿：用于水肿、小便不利，兼有表证。

用量用法
煎服，每次3～9克。外用适量，煎汤浸洗。

注意事项
体弱多汗者慎用。

来源 浮萍科植物紫萍的干燥全草。

药材性状 叶状体呈卵形、卵圆形或卵状椭圆形，直径3～6毫米。单个散生或2～5片集生，上表面淡绿至灰绿色，下表面紫绿至紫棕色，边缘整齐或微卷，上表面两侧有一小凹陷，下表面生有数条须根。质轻，易碎。气微，味淡。

药理作用 解热、抗菌、强心等。

应用指南

01 治疗风疹
浮萍120克，洗净，加水多量煎汤，去渣，趁温洗浴。

02 治疗急性肾炎
浮萍60克，黑豆30克，水煎服。

03 治疗吐血不止
浮萍15克，生姜少许，共捣烂绞汁，调蜜服。

04 治疗水肿尿少
浮萍9克，水煎服。

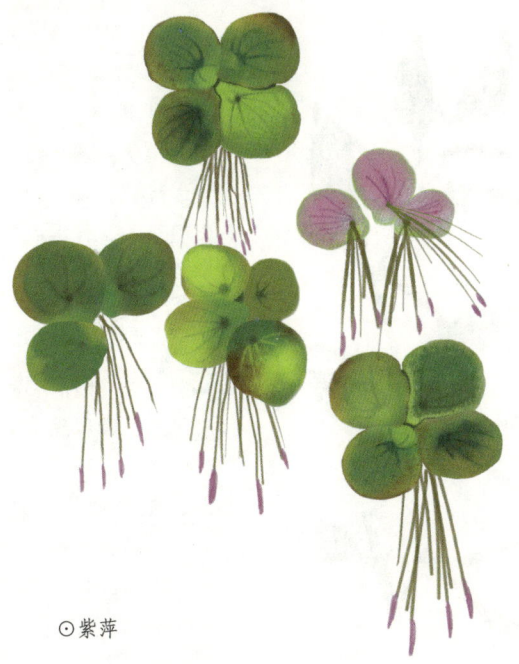

⊙紫萍

● 祛风寒湿药

海风藤

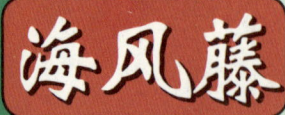

《本草再新》记载，海风藤，行经络，和血脉，宽中理气，下湿除风，理腰脚气，治疝，安胎。

别名
大风藤、岩胡椒。

性味归经
辛、苦，微温。归肝经。

传统功用
祛风湿，通经络，止痹痛：用于风湿痹痛、关节不利、四肢拘挛、腰膝疼痛等。还可用于跌打伤痛。

用量用法
煎服，每次6~12克。外用适量。

来源
胡椒科植物风藤的干燥藤茎。

药材性状
茎藤扁圆柱形，微弯曲，长短不一，直径0.3~2厘米。表面灰褐色或褐色，粗糙，有纵向棱状纹理及明显的节，节间长3~12厘米，节部膨大，有不定根。体轻，质脆，易折断，断面不整齐，皮部窄，木部宽广，有灰黄色与灰白色相间的反射状纹理及多个小孔，皮部与木部交界处常有裂隙，中心有灰褐色髓。气香，味微苦、辛。

药理作用
减轻肺水肿，增加心肌血流量，降低心肌缺血区侧支循环阻力。

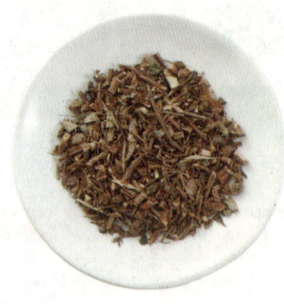
⊙风藤

应用指南

01 治疗风湿性关节炎

海风藤、鸡血藤、桂枝各9克，水煎服。

02 治疗痛风

海风藤、宽筋藤、络石藤、当归、白芍、桑寄生各20克，生地黄、川芎、鸡血藤、党参、威灵仙各15克，独活10克，加清水五碗，慢火煎至一碗，饭后饮服，每周3次。

03 治疗肩周炎

海风藤、青风藤、桑枝、马钱子、伸筋草、透骨草、防己、威灵仙、五加皮、羌活、独活、川芎、赤芍、红花、木瓜、鸡血藤、千年健各30克，水煎服。

海金沙

利尿通淋药

《本草纲目》记载，海金沙，治湿热肿满，小便热淋、膏淋、血淋、石淋茎痛。解热毒气。

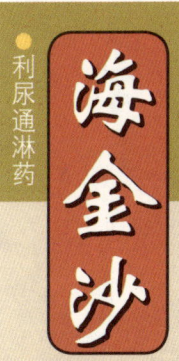

别名 左转藤灰。

性味归经
甘、咸，寒。归膀胱、小肠经。

传统功用
1. 清利湿热，通淋止痛：用于热淋、石淋、血淋、膏淋等，症见尿热、尿道疼痛者。
2. 利水消肿：用于湿热肿满等。

用量用法
煎服，每次6～15克，宜包煎。

来源 海金沙科植物海金沙的干燥成熟孢子。

药材性状 孢子呈粉末状，棕黄色或浅棕黄色。体轻，手捻有光滑感，置手中易由指缝滑落。气微、味淡。撒于火上易燃烧发出爆鸣声且有闪光，无残留灰渣。

药理作用 抑菌，促进胆汁分泌。

应用指南

01 治疗泌尿系结石

海金沙（包）、滑石、鸡内金各15克，金钱草、石见穿、穿破石各20克，石韦、郁金、川牛膝各12克，木香、枳壳、甘草各6克，水煎服。

02 治疗尿路感染

海金沙（包）9克，金银花、板蓝根各15克，鱼腥草30克，车前子、泽泻、瞿麦各12克，甘草6克，水煎，分2次服。

03 治疗带状疱疹

海金沙鲜叶（连孢子）适量，洗净捣烂，外敷患处，每日换药1次，配服龙胆泻肝汤加减，治疗效果满意。

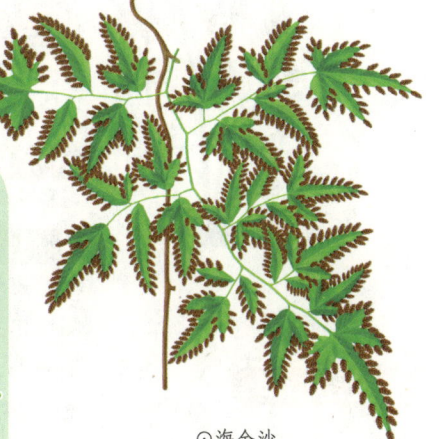

⊙海金沙

附药

海金沙藤 为海金沙科植物海金沙的干燥地上部分（带羽片的叶轴）。性能功效与海金沙相似，兼能清热解毒。除治淋证外，亦用于痈肿疮毒、痄腮和黄疸。煎服，每次15～30克。外用适量，煎汤外洗或捣敷。

● 化痰药

海藻

《本草纲目》记载，海藻，咸能润下，寒能泄热引水，故能消瘿瘤、结核、阴溃之坚聚，而除浮肿、脚气、留饮、痰气之湿热，使邪气自小便出也。

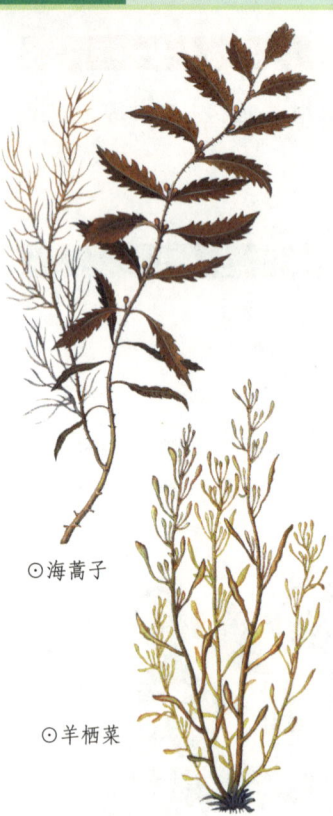

⊙海蒿子

⊙羊栖菜

别名
海带花、马尾藻、乌菜、海藻菜。

性味归经
咸，寒。归肝、肾经。

传统功用
1. 消痰软坚：用于瘿瘤、瘰疬等，常配伍软坚散结药。
2. 利水消肿：用于脚气水肿等。

用量用法
煎服，每次6～12克。

注意事项
反甘草。

来源
马尾藻科植物海蒿子或羊栖菜的干燥藻体。前者习称大叶海藻，后者习称小叶海藻。

药材性状
① **大叶海藻** 皱缩卷曲，黑褐色，长30～60厘米。主干呈圆柱状，具圆锥形突出，主枝自主干两侧生出，侧枝自主枝叶腋生出，具短小的刺状突出。初生叶披针形或倒卵形，全缘或具粗锯齿；次生叶条形或披针形，叶腋间有着生条状叶的小枝。气囊黑褐色，球形或卵圆形，有的有柄，顶端钝圆，有的具细短尖。质脆，潮湿时柔软；水浸后膨胀，肉质，黏滑。气腥，味微咸。

② **小叶海藻** 长15～40厘米。分枝互生，无刺状突起。叶条形或细匙形，先端稍膨大，中空。气囊腋生，纺锤形或球形，囊柄较长。质硬。

药理作用
抗甲状腺肿大，降血压，降血脂，抗凝血，抗血栓形成，改善微循环，抗病原微生物。

应用指南

治疗早期肝硬化

海藻、昆布、茵陈、夏枯草、郁金、薏苡仁、生地黄、党参、地骨皮、制鳖甲、漏芦、丹参各15克，八月札、桃仁、川楝子、延胡索、当归、广木香各9克，白花蛇舌草、半边莲各30克，水煎，分3次服。

● 补阳药

海狗肾

《日华本草》记载，海狗肾，补中，益肾气，暖腰膝，助阳气，破症结，疗惊狂痫疾。

⊙斑海豹

别名 腽肭脐。

性味归经
咸，热。归肾经。

传统功用
暖肾壮阳，益精补髓：用于肾阳虚衰所致的阳痿、宫冷不孕、精少不育以及肾阳衰微，心腹冷痛。

用量用法
研末服，每次1～3克，每日2～3次；或入丸、散剂。

注意事项
阴虚有热者忌服。

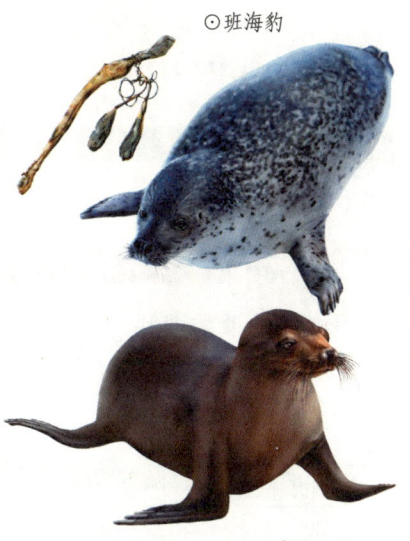
⊙海狗

来源 海狗科动物海狗，或海豹科动物斑海豹的雄性外生殖器。

药材性状 海狗肾来源不一，药材品种复杂，一般所用进口海狗肾为干燥的阴茎和睾丸。阴茎呈圆柱形，先端较细，长28～32厘米，干缩，有不规则的纵沟及凹槽，有一条纵向的筋。外表黄棕色或黄色，杂有褐色斑块。后端有一长圆形、干瘪的囊状物，约4厘米×3厘米，或有黄褐色毛。睾丸2枚，扁长圆形，棕褐色，半透明，各有一条细长的输精管与阴茎末端相连。输精管黄色，半透明，通常绕在阴茎上。副睾皱缩，附在睾丸的一侧，乳黄色。以形粗长、质油润、半透明、无腥臭者为佳。

药理作用 有雄性激素样作用。

应用指南

01 治疗下腹冷痛不可忍

海狗肾（焙炒，切碎）、吴茱萸（汤洗，焙炒）、甘松（汤洗，焙炒）、陈皮（汤浸去白，焙炒）、高良姜各等份，捣碎为末，先用猪腰（去脂膏）1个，葱白3段，花椒14粒，盐一捻，同细锉银石器中炒，再入无灰酒3盏，煮令熟，去渣。每次3.5克，每日3次。

02 治疗中老年人元气不足、肾阳虚衰所致的阳痿

海狗肾1具，红参1根，高粱酒1.5升。先将海狗肾洗净，切碎，入布袋，与红参一同置于容器中，加入高粱酒，密封，浸泡10～15日后即可取用，酒尽添酒，味薄即止。每次10毫升，每日2次。

● 补阳药

海马

《本草纲目》记载，海马，暖水藏，壮阳道，消瘕块，治疗疮肿毒。

别名 水马、马头鱼、龙落子。

性味归经
甘，温。归肝、肾经。

传统功用
补肾壮阳，散结消肿：用于肾阳不足、阳痿遗精、尿频遗尿、腰膝酸痛及症瘕积块、痈肿疮毒、外伤瘀血肿痛等。

用量用法
研末服，每次3～9克。外用适量，研末敷患处。

注意事项
孕妇及阴虚火旺者忌用。

♥ 应用指南

01 治疗症瘕积块

海马1对（雌者黄色，雄者青色），木香30克，大黄（炒、锉）、青橘皮（汤浸，去白，焙）、白牵牛（炒）各60克，巴豆49粒。以童子尿浸软青橘皮，裹巴豆，以线系定，入尿内再浸7日，取出，麸炒黄，去巴豆，只使青橘皮并余药粗捣筛。每取1.5克，加水一盏，煎三五沸，去渣，临睡前温服。

02 治疗发背诸恶疮，兼治疔疮

海马（炙）1对，穿山甲（黄土炒）、水银、朱砂各6克，雄黄9克，轻粉3克，麝香少许。上药除水银外，均研为末和合，入水银再研至无星。针破疮口，点药入内，每日1点。

 来源 海龙科动物线纹海马、三斑海马、刺海马、大海马或小海马（海蛆）的干燥体。

药材性状 ❶ **线纹海马** 呈扁长形而弯曲，体长约30厘米。表面黄白色。头略似马头，有冠状突起，具一管状长吻，口小，两眼深陷。躯干部七棱形，尾部四棱形，渐细卷曲，体上有瓦楞形的节纹并具短棘。体轻，骨质坚硬。气微腥，味微咸。

❷ **三斑海马** 体侧背部第1、4、7节的短棘基部各有一黑斑。

❸ **刺海马** 体长15～20厘米，头部及体上环节间的棘细而尖，其尖端呈黑褐色。

❹ **大海马** 体长20～30厘米，黑褐色，头部及体侧有细小暗色或银白色斑点。

❺ **小海马** 体形小，长7～10厘米，黑褐色，节纹及短棘均较细小。

 ⊙刺海马

药理作用 有性激素样作用，延缓衰老，抗血栓形成。

补阳药

核桃仁

《本草纲目》记载，核桃仁，补气养血，润燥化痰，益命门，利三焦，温肺润肠。治虚寒喘嗽，腰脚重痛，心腹疝痛，血痢肠风，散肿毒，发痘疮，制铜毒。

别名 胡桃肉、胡桃仁、羌桃。

性味归经
甘，温。归肾、肺、大肠经。

传统功用
1. 补肾助阳：用于肾虚腰痛、筋骨无力等。
2. 温肺止咳：用于肺虚或肺肾两虚之久咳气喘、虚寒喘咳等。
3. 润肠通便：用于肠燥便秘。

用量用法
煎服，每次10～30克。

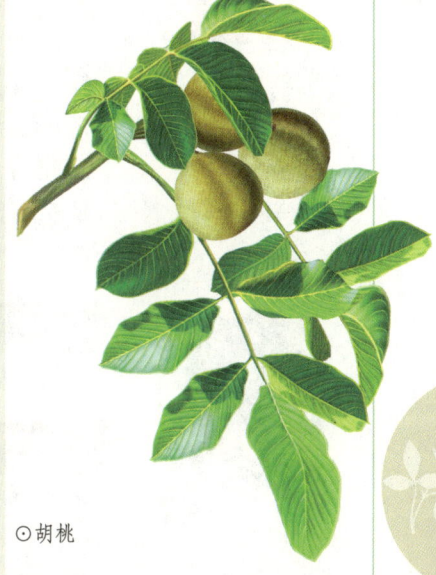
⊙胡桃

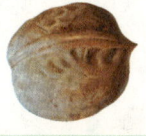 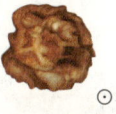
⊙核桃

应用指南

01　治疗肾虚腰痛，或虚寒咳喘、便秘
核桃仁10克，炒香嚼食。

02　治疗肾虚阳痿
核桃仁200克，马蹄150克，老鸭1只，鸡肉泥120克，鸡蛋清适量，玉米粉、黄酒、食盐、葱、姜各少许。将老鸭宰杀后，去内脏洗净，用沸水烫一遍，装入盘内，放葱、姜、食盐、黄酒，上笼蒸熟后取出。将老鸭对半切开，另用鸡蛋清、玉米粉、黄酒调成糊状，再把核桃仁、马蹄剁碎加入糊中，拌匀后，铺在鸭腹内。将鸭子放入大油锅中用温火炸成金黄色捞出，用刀切成条块，放入盘内，以蔬菜围边，随量食用。

 来源 胡桃科植物胡桃的干燥成熟种子。

 药材性状 种子完整者类球形，由两片呈脑状的子叶组成，直径1～3厘米，一端可见三角状突起的胚根。通常两瓣裂或破碎成不规则块状。种皮菲薄，淡棕色至深棕色，有深色纵脉纹。子叶黄白色，碎断后内部黄白色或乳白色，富油性。气微，味甘；种皮味涩、微苦。

药理作用 抗氧化，抗衰老，镇咳，抗肿瘤。

益智仁

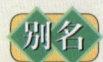补阳药

《本草纲目》记载，益智仁，治冷气腹痛，及心气不足，梦泄，赤浊，热伤心系，吐血、血崩。

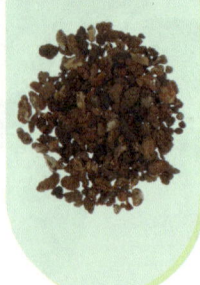

别名 益智子、摘芐子。

性味归经 辛，温。归肾、脾经。

传统功用
1. 温脾开胃摄唾：用于中焦虚寒、食少、多唾及腹痛便溏等，常与温中益气药配伍。
2. 暖肾固精缩尿：用于肾阳不足、下元虚冷所致遗精、遗尿、尿频、尿有余沥等。

用量用法 煎服，每次3～10克。

注意事项 阴虚火旺及有湿热者忌服。

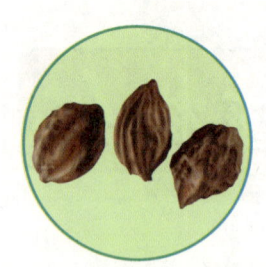

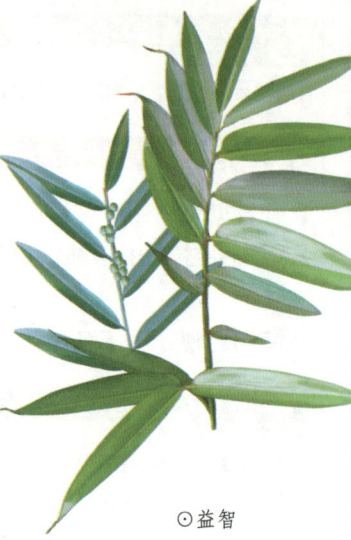

⊙益智

来源 姜科植物益智的干燥成熟果实。

药材性状 果实纺锤形或椭圆形，两端略尖，长1.2～2厘米，直径1～1.3厘米，表面棕色或灰棕色，有纵向凹凸不平的突起棱线13～20条，顶端有花被残基，基部常残存果梗，果皮薄而稍韧，与种子紧贴，种子团中间有淡棕色隔膜，将其分成3室，每室有种子6～11粒。种子呈不规则的多面形，直径3～4毫米，灰褐色，具淡黄色假种皮，腹面中央有凹陷的种脐，种脊沟状。有特异香气，味辛、微苦。

药理作用 抗胃损伤，强心。

应用指南

01 治疗泌尿系统感染
益智仁、栀子、黄芩、木通、乌药、甘草各10克，败酱草、赤小豆、蒲公英各30克，车前草15克，水煎服。

02 治疗小儿遗尿
益智仁、补骨脂、山茱萸、菟丝子、白果各10克，茯苓、桑螵蛸各15克，五味子6克，肉桂3克，水煎服。

03 治疗老年痴呆症
益智仁、黄芪、熟地黄、山茱萸、鹿角胶、丹参、川芎、郁金、石菖蒲、远志各适量，水煎服。

● 活血调经药

益母草

《本草纲目》记载，益母草，活血破血，调经解毒。治胎漏，产难，胎衣不下，血晕，血风，血痛，崩中漏下，尿血，泻血，疔痈痔疾，打扑内损，瘀血，大便、小便不通。

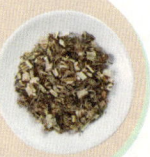

别名 益母、茺蔚、益母蒿、月母草、地母草。

性味归经 苦、辛，微寒。归肾、肝、心包经。

传统功用
1. 活血祛瘀：用于妇女血分瘀热、闭经、痛经、产后瘀阻腹痛等。还可治疗外伤瘀肿疼痛等。
2. 利水消肿：用于水肿、小便不利等。近年多用于治疗肾炎水肿。
3. 清热解毒：用于疮毒、乳痈等。外用、内服均可。

用量用法 煎服，每次10～30克，鲜品15～40克。

注意事项 孕妇忌服。血虚无瘀者慎用。

应用指南

01 治疗痛经
益母草30克，延胡索20克，鸡蛋2个，加水同煮，鸡蛋熟后去壳再煮片刻，去药渣，吃蛋饮汤，经前每日1次，连服5～7日。

02 治疗闭经
益母草30克，橙子30克，红糖50克，水煎服，每日1次，连服数日。

03 治疗崩漏
益母草30克，香附15克，鸡蛋2个，加水适量同煮，鸡蛋熟后去蛋壳再煮片刻，去药渣，吃蛋饮汤，每日1次，连服4～5日。

04 治疗产后腹痛
益母草30克，生姜30克，大枣20克，红糖15克，水煎服。

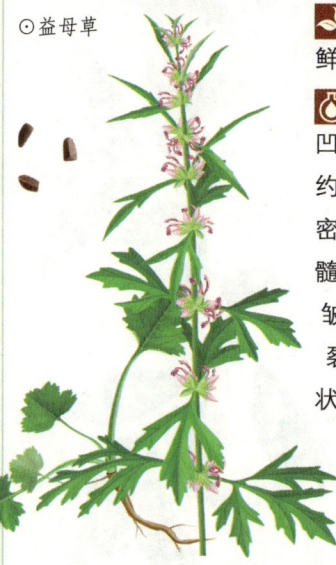
⊙益母草

来源 唇形科植物益母草的新鲜或干燥地上部分。

药材性状 茎呈方柱形，四面凹下成纵沟，长30～60厘米，直径约5毫米，表面灰绿色或黄绿色，密被糙伏毛，质脆，断面中部有髓。叶交互对生，多脱落或残存，皱缩破碎，完整者下部叶掌状3裂，中部叶分裂成多个长圆形线状裂片，上部叶羽状深裂或浅裂成3片。轮伞花序腋生，花紫色，多脱落。花序上的苞叶全缘或具稀齿，花萼宿存，筒状，黄绿色，萼内有4个小坚果。气微，味微苦。

药理作用 抗胃损伤，强心。

● 清热燥湿药

秦皮

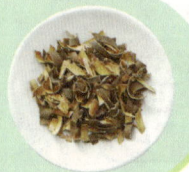

《神农本草经》记载，秦皮，主治风寒湿痹，洗洗寒气，除热，目中青翳白膜。久服头不白，轻身。

别名 秦白皮、蜡树皮。

性味归经
苦、涩，寒。归肝、胆、大肠经。

传统功用
1. 清热燥湿止带：用于热毒泻痢，里急后重；湿热下注，带下阴痒等。
2. 清肝明目：用于肝火目赤肿痛，目生翳膜。

用量用法
煎服，每次6～12克。外用适量，煎洗患处。

注意事项
脾胃虚寒者忌用。

应用指南

01 治疗目赤肿痛
秦皮、黄连、竹茹各等份，水煎，温服。

02 治疗细菌性痢疾
秦皮12克，水煎服。

⊙白蜡树

来源 为木犀科植物白蜡树、苦枥白蜡树、尖叶白蜡树或宿柱白蜡树的干燥枝皮或干皮。

药材性状 枝皮呈卷筒状或槽状，长10～60厘米，厚1.5～3毫米。外表面灰白色、灰棕色至黑棕色或相间呈斑状，平坦或稍粗糙，并有灰白色圆点状皮孔及细斜皱纹，有的具分枝痕。内表面黄白色或棕色，平滑。质硬而脆，断面纤维性，黄白色。干皮为长条状块片，厚3～6毫米。外表面灰棕色，有红棕色圆形或横长的皮孔及龟裂状沟纹。质坚硬，断面纤维性较强。气微，味苦。

药理作用 抗菌，抗炎，镇痛，利尿。

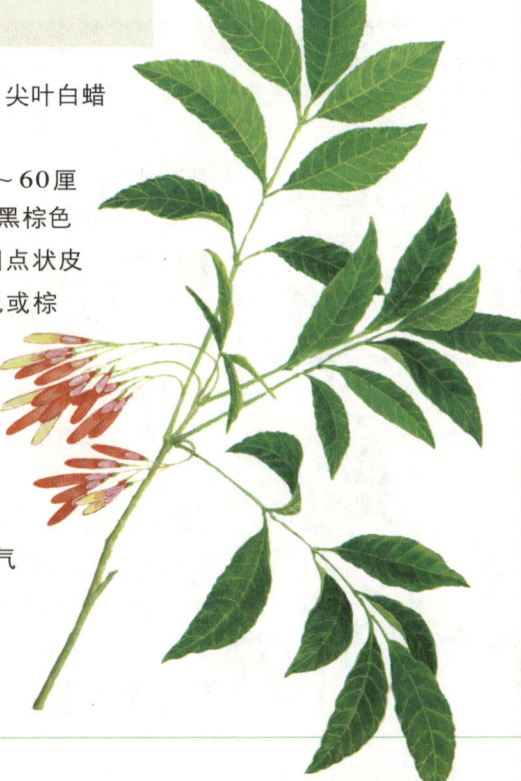

● 祛风湿热药

秦艽

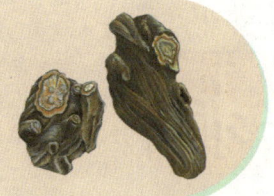

《本草纲目》记载，秦艽，治胃热，虚劳发热。手足不遂，黄疸烦渴之病须之。

别名
大艽、左宁根、左扭、左秦艽、秦纠、秦胶。

性味归经
辛、苦，微寒。归胃、肝、胆经。

传统功用
1. 祛风湿：用于风湿痹证，寒痹、热痹均可使用。
2. 退虚热：用于阴虚发热、骨蒸劳热等。
3. 除黄疸：用于湿热发黄等。

用量用法
煎服，每次3~9克。

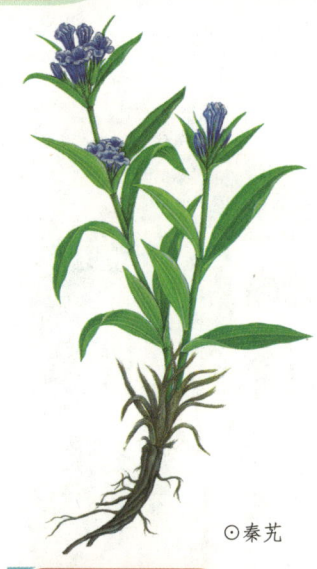

⊙秦艽

来源
龙胆科植物秦艽、麻花秦艽、粗茎秦艽或小秦艽的干燥根。

药材性状
① **秦艽** 根略呈圆锥形，上粗下细，长7~30厘米，直径1~3厘米。表面灰黄色或棕黄色，有纵向或扭曲的纵沟。根头部常膨大，多由数个根茎合生，质坚脆，易折断，断面皮部黄色或棕黄色，木部黄色。气特异，味苦、微涩。

② **麻花秦艽** 根略呈圆锥形，长8~18厘米，直径1~3厘米。主根下部多分枝，或多数相互分离后又连合，略成网状或麻花状。质松脆，易折断，断面多呈枯朽状。

③ **粗茎秦艽** 根略呈圆柱形，较粗大，多个分枝，很少互相扭绕，长12~20厘米，直径1~3.5厘米。表面黄棕色或暗棕色，有纵向扭转的皱纹，根头有淡黄色叶柄残基及纤维状的叶基维管束。

④ **小秦艽** 根略呈长纺锤形或圆柱形，长8~20厘米，直径2~9毫米。表面棕黄色或棕褐色，有纵向或扭曲的沟纹，已去外皮者表面黄色，根头较细，单一，表面有横向纹理，主根通常一个或数个分枝。质松脆，易折断，断面黄白色。

药理作用
抗炎，镇痛，抗过敏。

应用指南

01 治疗类风湿关节炎

秦艽12克，羌活、防风、甘草各6克，姜黄、当归、赤芍、茯苓各9克，黄芪、桑寄生、牛膝各15克，细辛3克，水煎服。

02 治疗偏寒瘀型肩周炎

秦艽、川乌、草乌各6克，广郁金、羌活、川芎各10克，木瓜20克，全蝎2克，红花8克，透骨草、鸡血藤各30克，60度白酒1升。将上药捣碎或切片，置于容器中，加入白酒，密封，浸泡15日后过滤去渣，每晚临睡前服15~30毫升。

● 祛风湿热药

臭梧桐

《本草纲目拾遗》记载，臭梧桐，治独脚杨梅疮，洗鹅掌风、一切疮疥，煎汤洗汗斑。湿火腿肿久不愈者，同苍耳子浸酒服。并能治一切风湿，止痔肿，煎酒服。治㿉疮，捣烂作饼，加桐油贴。

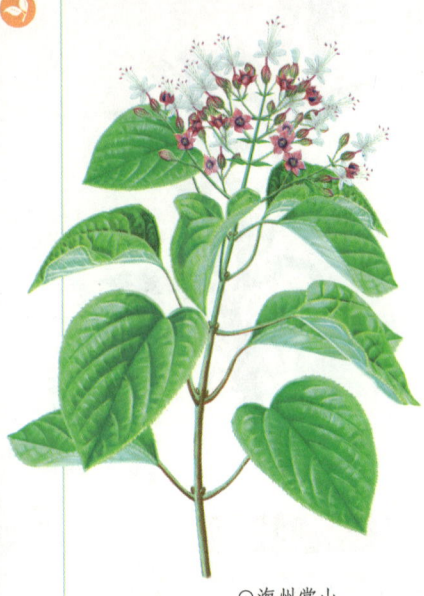

○海州常山

别名 八角梧桐、楸叶常山、矮桐子、岩桐子、凤眼子、臭芙蓉。

性味归经 辛、苦、甘、凉。归肝经。

传统功用
1. 祛风除湿：用于风湿痹痛、肢体麻木、半身不遂等。
2. 平肝潜阳：用于肝阳上亢、眩晕头痛等。煎水外洗，还可用于皮肤湿痒。

用量用法 煎服，每次5～15克；研末服，每次3克。

来源 马鞭草科植物海州常山的干燥嫩枝及叶。

药材性状 小枝类圆形或略带方形，直径约3毫米，黄绿色，有纵向细纹，具黄色点状皮孔，密被短茸毛，稍老者茸毛脱落，质脆，易折断，断面木部淡黄色，髓部白色。叶对生，多皱缩卷曲，或破碎，完整者展平后呈广卵形或椭圆形，长7～25厘米，宽5～9厘米，先端渐尖，基部阔楔形或截形，全缘或具波状齿，上面灰绿色，下面黄绿色，两面均有短柔毛，叶柄长2～8厘米，密被短柔毛。花多枯萎，黄棕色，具长梗，雄蕊突出于花冠外，已经结实者，花萼宿存，枯黄色，内有一果实，三棱状卵形，灰褐色，具皱缩纹理。气异臭，味苦、涩。

药理作用 抗炎，镇痛，降血压，镇静。

♥ 应用指南

01 治疗高血压
臭梧桐、夏枯草、黄芩各9克，山楂15克，桑寄生12克，水煎服。

02 治疗慢性风湿性关节炎
臭梧桐、豨莶草各15克，水煎服。

03 治疗痛风
臭梧桐、豨莶草各25克，水煎服。

蚕沙

祛风湿热药

《本草纲目》记载，蚕沙，治消渴、症结，及妇人血崩、头风、风赤眼，去风除湿。

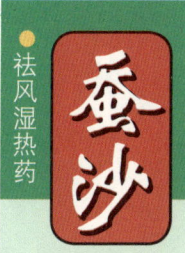

别名
原蚕沙、蚕砂、晚蚕沙、蚕屎、原蚕屎、晚蚕矢、马鸣肝。

性味归经
甘、辛，温。归肝、脾、胃经。

传统功用
1. 祛风除湿：用于风湿痹痛、肢体不遂、湿痹拘挛、湿疹瘙痒等。
2. 化湿和胃：用于暑湿伤中之吐泻转筋。

用量用法
煎服，每次5~15克，宜布包入煎。

来源
蚕蛾科昆虫家蚕的干燥粪便。

药材性状
呈颗粒状六棱形，长2~5毫米，直径1.5~3毫米。表面灰黑色或黑绿色，粗糙，有6条明显的纵沟及横向浅沟纹。气微，味淡。

药理作用
抗肿瘤，抗凝血酶，延长纤维蛋白原凝聚时间。有光敏作用。

应用指南

01 防治类风湿

蚕沙（包）20~30克，防己、苍术、防风、黄柏、怀牛膝各10克，生薏苡仁、土茯苓、萆薢各30克，水煎服。

02 治疗面瘫

蚕沙、白附子各50克，川芎30克，白酒500毫升。将上药捣碎，入布袋，置于容器中，加入白酒，密封，浸泡5~7日后，过滤去渣，每次10毫升，每日3次。

03 治疗身痒

蚕沙、云茯苓各126克，大豆250克，黄酒1.5升。将上药捣碎，置于容器中，加入黄酒，密封，浸泡7日后，过滤去渣，每次温服10~20毫升，每日5~7次，出汗则佳。

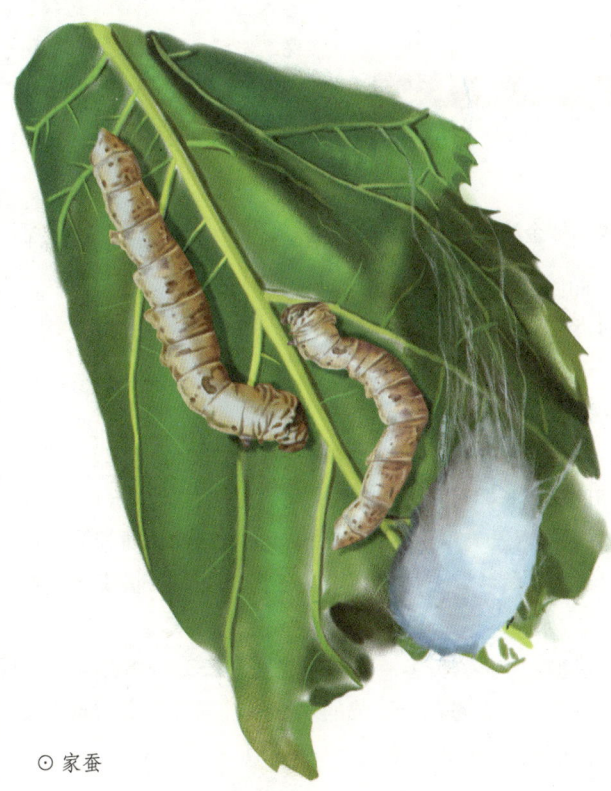

⊙ 家蚕

● 破血消瘀药

莪术

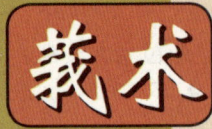

《本草纲目》记载，莪术，治一切气，开胃消食，通月经，消瘀血，止扑损痛下血，及内损恶血。

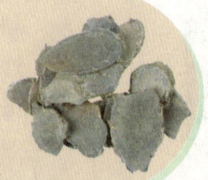

别名 蓬莪术、青姜、广术、蓬术。

性味归经
辛、苦，温。归肝、脾经。

传统功用
1. 破血祛瘀：用于妇女闭经，或痰湿瘀血凝结而成的症瘕痞块等。
2. 行气止痛：用于食积、脘腹胀满、疼痛等。若适当配伍，虚证、实证均可使用。

用量用法
煎服，每次6～9克。

注意事项
孕妇及月经过多者忌用。

来源 姜科植物蓬莪术、广西莪术或温郁金的干燥根茎。

药材性状
① 蓬莪术 根茎类圆形、卵圆形、长圆形，顶端多钝尖，基部钝圆，长2～5厘米，直径1.5～2.5厘米。表面土黄色至灰黄色，上部环节明显，两侧各有一列下陷的芽痕和类圆形的侧生根茎痕。体重，质坚实，断面深绿黄色至棕色，常附有棕黄色粉末。皮层与中柱易分离。气微香，味微苦而辛。
② 广西莪术（桂莪术） 根茎类圆形、卵圆形或长卵形，顶端钝尖，基部钝圆，长3.5～6.5厘米，直径2～4.5厘米。表面土黄色或土棕色，环节明显或不见，两侧各有一列下陷的芽痕和侧生根茎痕，侧生根茎痕较大。质坚重，断面棕绿或棕黄色，皮层易与中柱分离，可见条状或点状维管束。气香，味微苦、辛。
③ 温郁金（温莪术） 根茎长卵圆形或长圆形，顶端长尖，基部多钝圆，长3.5～8厘米，直径2～4厘米。表面灰棕色或灰黄色，上部环节凸起，基部有下陷的须根痕，有刀削痕。质坚实，断面灰黄色或黄棕色，可见点状或条状维管束。气香或微香。

药理作用 抑制血小板聚集，抗血栓形成，抗肿瘤，抗早孕，抗肝损伤，抗炎。

应用指南

01 治疗膀胱癌
莪术、三棱各12克，青皮、桔梗、藿香、香附、甘草各6克，生姜3片，大枣2枚，水煎，分3次服。可消除膀胱刺激症状，缩小肿瘤。

02 治疗闭经
莪术（醋炒）、三棱（醋炒）各30克，牛膝、红花、苏木各15克，研末，每次30克，水煎，空腹服。

03 治疗气滞引起的胃痛
莪术（煨）、砂仁、丁香皮、甘草（炒）各60克，益智仁（炒）180克，甘松（炒）240克，研末，水浸蒸饼制为丸，如梧桐子大，每次9克，每日3次。

● 利尿通淋药

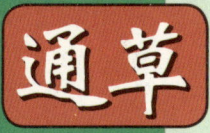
通草

《本草纲目》记载，通草，入太阴肺经，引热下降而利小便；入阳明胃经，通气上达而下乳汁。

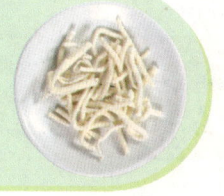

别名 大通草、白通草、通大海、五加风、大木通。

性味归经
甘、淡，微寒。归肺、胃经。

传统功用
1. 清热利尿：用于湿热淋痛、小便不利等。
2. 下乳：用于产后乳汁不下。适当配伍，虚证、实证均可使用。

用量用法
煎服，每次3～15克。

注意事项
气阴两虚、内无湿热者及孕妇慎用。

来源 为五加科植物通脱木的干燥茎髓。

药材性状 茎髓呈圆柱形，长20～40厘米，直径1～2.5厘米。表面白色或淡黄色，有浅纵沟纹。体轻，质松软，稍有弹性，易折断，断面平坦，显银白色光泽，中部有直径0.3～1.5厘米的空心或半透明的薄膜，纵剖面呈梯状排列，实心者少见。气微，味淡。

药理作用 利尿。

⊙通脱木

应用指南

01 治疗水肿、小便不通
通草、酒曲各适量。取通草煎汁，按常法酿酒，随量饮之，不醉为度。

02 治疗产妇乳汁少
通草与王不留行、穿山甲配伍，水煎服。

03 治疗产后乳汁不下
通草5克，猪蹄2个，漏芦15克，粳米100克，葱白2茎。先把猪蹄取浓汤，再煎通草、漏芦取汁，然后用猪蹄汤、药汁、粳米同煮粥，待粥将熟时放入葱白稍煮即可。每日2次，温热食用。

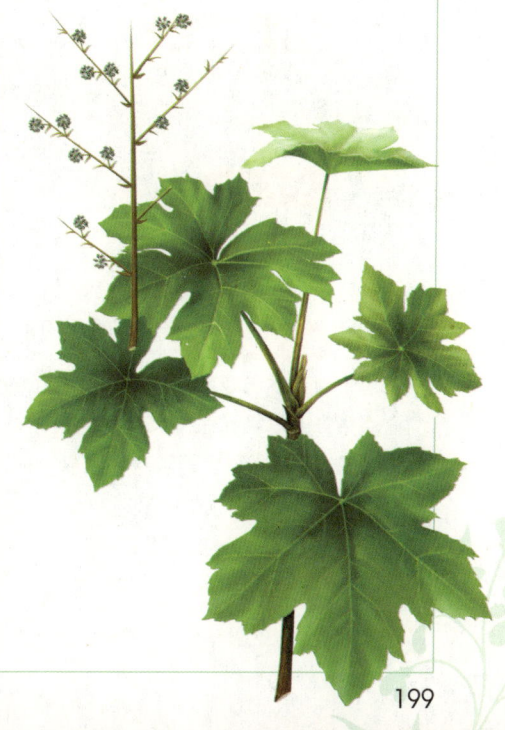

● 清热泻火药

鸭跖草

《本草纲目》记载，鸭跖草，消喉痹。《日华子本草》记载，鸭跖草，和赤小豆煮食，下水气湿痹，利小便。

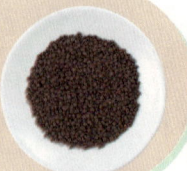

别名
翠蝴蝶、竹节菜、竹鸡草、竹叶菜、碧蝉花、竹节草、水竹子、露草、帽子花、竹叶兰。

性味归经
甘、淡，寒。归肺、胃、小肠经。

传统功用
1. 清热泻火解毒：用于温病初起、邪在卫分、热入气分、高热烦渴，以及疮痈肿毒、咽喉肿痛、毒蛇咬伤等。
2. 利水消肿：用于热淋涩痛、小便短赤及水肿有热兼有表证者。

用量用法
煎服，每次15～30克，鲜品60～90克。

来源
鸭跖草科植物鸭跖草的干燥地上部分。

药材性状
全体长约60厘米，茎直径约2毫米，表面黄绿色或黄白色，有纵棱，节稍膨大，节上留有须根，质柔软，断面中间有髓。叶互生，多皱缩、破碎，完整叶片卵状披针形或披针形，平行脉，黄绿色，长3～9厘米，宽1～2.5厘米，先端尖，全缘，基部下延成膜质叶鞘。气微，味淡。

药理作用
抗菌。

应用指南

01 治疗小便不利

鸭跖草和赤小豆共煮，服之。

02 治疗流感

鸭跖草60～90克，水煎，分2～3次服。

03 治疗麦粒肿

先用生理盐水洗净患处，然后将洗净的鲜鸭跖草以一端放在酒精灯上烘烤（保持45度倾斜角），另一端即有水珠泡沫状液体溢出，取无菌玻璃杯收取，将之涂于患处。

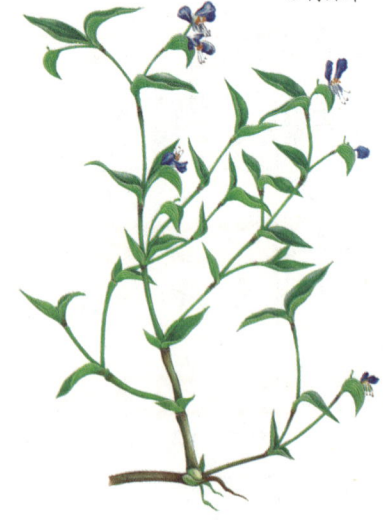

⊙鸭跖草

● 峻下逐水药

商陆

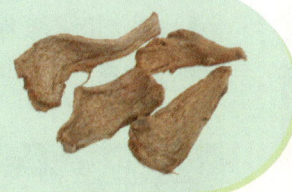

《名医别录》记载，商陆，疗胸中邪气，水肿，痿痹，腹满洪直，疏五脏，散水气。

别名
章陆、当陆、白昌、章柳根、见肿消、山萝卜、牛萝卜、湿萝卜、下山虎。

性味归经
苦，寒；有毒。归肺、肾、大肠经。

传统功用
1. 泻下利水：用于水肿胀满，二便不通的实证。
2. 消肿散结：外用可治痈肿疮毒。

用量用法
煎服，每次5～10克。外用鲜品捣烂或干品研末涂敷。

注意事项
脾虚水肿者及孕妇忌用。

应用指南

01 治疗踝关节水肿

商陆150克，精羊肉（切碎）250克，带须葱白7根，豆豉1盒。以三碗水煮商陆，取两碗汁，去渣，下精羊肉及葱、豆豉等，煮成粥，空腹食之。

02 治疗水肿胀满

商陆24克，黄酒250毫升。将商陆切薄片，入布袋，置于容器中，加入黄酒，密封，浸泡3～5日，去渣，每次20～40毫升，每日3次。

来源
商陆科植物商陆或垂序商陆的干燥根。

药材性状
根圆锥形，有多数分枝。表面灰棕色或灰黄色，有明显的横向皮孔及纵沟纹。商品多为横切或纵切的块片，横切片为不规则圆形，边缘皱缩，直径2～8厘米，厚2～6毫米，切面浅黄色或黄白色，有多个凹凸不平的同心状环纹，纵切片为不规则长方形，弯曲或卷曲，长10～14厘米，宽1～5厘米，表面凹凸不平，木部呈多数隆起的纵条纹。质坚硬，不易折断。气微，味稍甜，久嚼麻舌。

药理作用
利尿，抗炎，抗菌，抗病毒，增强机体免疫力，抗肿瘤，抑制应激性溃疡。

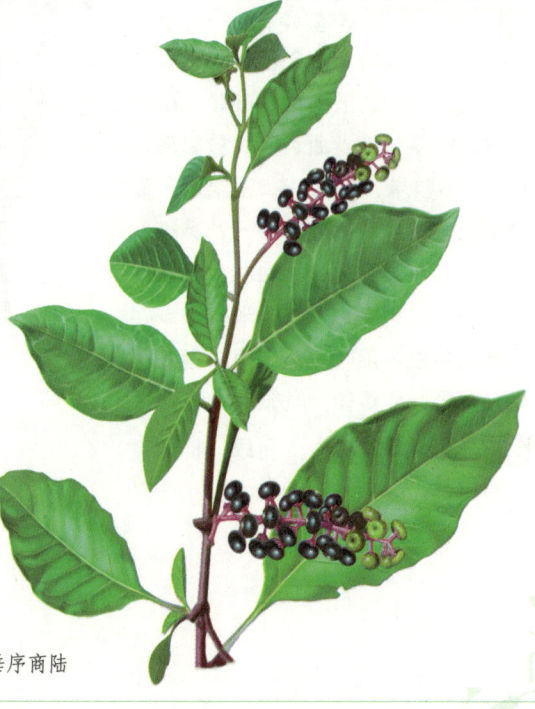

⊙垂序商陆

清热泻火药

淡竹叶

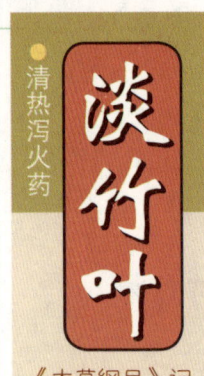

《本草纲目》记载，淡竹叶，去烦热，利小便，清心。

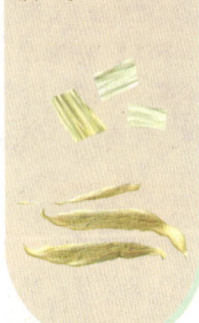

别名 竹叶门冬青、迷身草、山鸡米、长竹叶、山冬、地竹、林下竹等。

性味归经 甘、淡，寒。归心、胃、小肠经。

传统功用
1. 清心泻火，除烦：用于心火口疮、热病津伤、心烦口渴。
2. 利尿通淋：用于热淋涩痛、水肿黄疸。

用量用法 煎服，每次6~9克。

♥ 应用指南

01 治疗尿血
淡竹叶、白茅根各15克，水煎服。

02 治疗热淋
淡竹叶20克，灯芯草、海金沙各10克，水煎服。

03 治疗心火旺盛之暑热
淡竹叶、木通各12克，生地黄18克，甘草梢6克，水煎服。

来源 禾本科植物淡竹叶的干燥茎叶。

药材性状 茎圆柱形，长25~30厘米，直径1.5~2毫米，表面淡黄绿色，有节，节上抱有叶鞘，断面中空。叶多皱缩卷曲，叶片披针形，长5~20厘米，宽1~3.5厘米，表面浅绿色或黄绿色，叶脉平行，具横行小脉，形成长方形的网格状，下表面尤为明显，叶鞘长约5厘米，开裂，外具纵条纹，沿叶鞘边缘有白色长柔毛。体轻，质柔韧。气微，味淡。

药理作用 解热，利尿，抑菌，升高血糖。

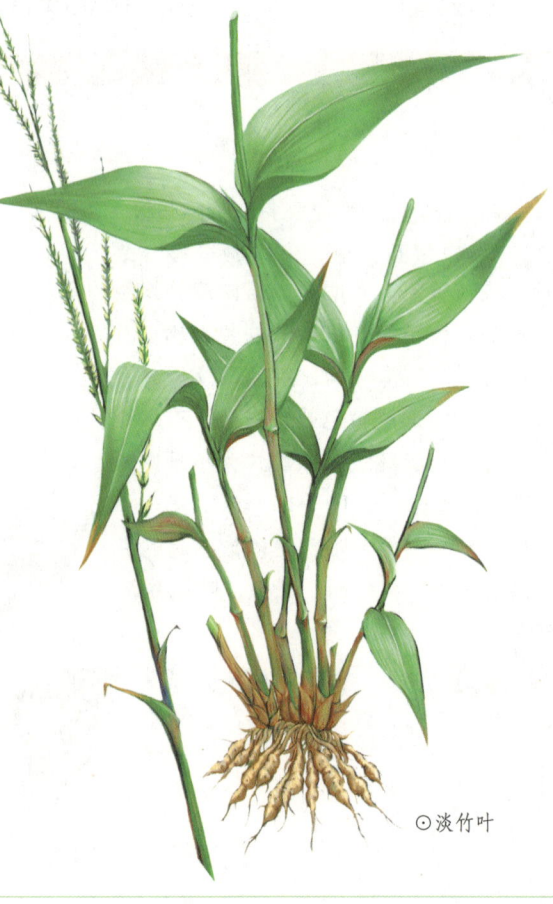

○淡竹叶

● 辛凉解表药

淡豆豉

《本草纲目》记载，淡豆豉，下气，调中。治伤寒温毒发动，呕逆。

别名
香豉、淡豉、豆豉、豉。

性味归经
苦、辛，凉。归肺、胃经。

传统功用
1. 解表：用于外感风寒或风热引起的发热、恶寒、头痛。
2. 除烦：用于热病胸中烦闷，虚烦不眠。

用量用法
煎服，每次6～12克。

♥ 应用指南

01 治疗哮喘

淡豆豉80克，白砒3克，研末，以早米饭90克和药捣丸，每次1丸，每日3次。用于哮喘经常发作，咳逆气急，不能平卧，咳白色泡沫样痰，无实热者。

02 治疗断奶乳胀

淡豆豉240克，水煎，服一小碗，余下者洗乳房。

03 治疗小儿丹毒

焦炒淡豆豉，令烟绝，研为末，油调敷于患处。

 来源 豆科植物大豆的成熟种子的发酵加工品。

 药材性状 本品呈椭圆形略扁，长0.6～1厘米，直径5～7毫米。表面黑色，皱缩不平，无光泽，一侧有棕色的条状种脐，珠孔不明显，子叶2片，肥厚。质柔软，断面棕黑色。气香，味微甘。

+ 药理作用 促进汗腺分泌，抗炎。

⊙大豆

● 辛温解表药

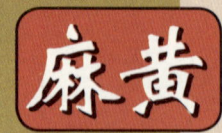

《本草纲目》记载，麻黄，散赤目肿痛，水肿，风肿，产后血滞。《神农本草经》记载，麻黄，主治中风伤寒头痛，温疟，发表出汗，去邪热气，止咳逆上气，除寒热，破症坚积聚。

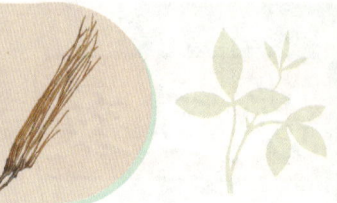

别名 龙沙、卑相、卑盐。

性味归经
辛、微苦，温。归肺、膀胱经。

传统功用
1. 发汗解表：用于外感风寒、恶寒无汗、发热头痛、脉浮而紧的感冒重证。
2. 宣肺平喘：用于肺气壅遏的喘咳实证。
3. 利水消肿：用于水肿、小便不利兼有表证的风水证。

用量用法
煎服，每次2～9克。

注意事项
本品辛温发汗力强，凡表虚自汗、阴虚盗汗及肺肾虚喘者当慎用。

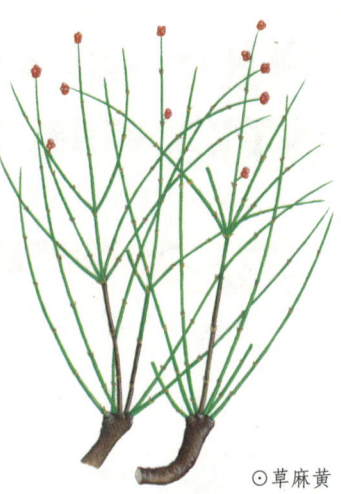

⊙ 草麻黄

来源 为麻黄科植物草麻黄或中麻黄的干燥草质茎。

药材性状 ①**草麻黄** 茎细长呈圆柱形，略扁，少分枝，直径1～2毫米，带少量棕色木质茎。表面浅绿或黄绿色，有细纵棱线，节上有膜质鳞叶，长3～4毫米，下部约1/2合生成鞘状，上部2裂，裂片锐三角状披针形，先端灰白色，反曲。

②**中麻黄** 分枝较多，直径1.5～3毫米，有粗糙感。节间长3～6厘米。膜质鳞叶长2～3毫米，下部约1/3合生成鞘状，裂片3，先端锐尖，微反曲。断面髓部常呈三角状圆形。

药理作用 促进汗腺分泌，解热，抗炎，镇咳，平喘，增强心肌收缩力，升压，抗病原微生物，抗变态反应，兴奋中枢神经。

♥ 应用指南

01 治疗流感初起
麻黄2份，甘草1份，共为细末，每次6克，小儿酌减，温开水送下。一服汗出热退，勿再服。

02 治疗小儿腹泻
麻黄2～4克，前胡4～8克，水煎后稍加白糖频服。

03 治疗冻疮
麻黄、附子、细辛各25克，大黄、生姜各15克，桂枝10克，制成酊剂，用棉签蘸药小心涂在患处。

● 利水消肿药

猪苓

《本草纲目》记载，猪苓，开腠理，治淋，肿，脚气，白浊，带下，妊娠子淋，胎肿，小便不利。

别名 猪茯苓、地乌桃、猪屎苓、野猪食。

性味归经 甘、淡、平。归肾、膀胱经。

传统功用 利水渗湿：用于水肿、小便不利、泄泻、妇女带下、热淋等。

用量用法 煎服，每次6～12克。

注意事项 肾虚、遗精、滑泄者慎服。

来源 多孔菌科真菌猪苓的干燥菌核。

药材性状 菌核呈不规则块状、条形、类圆形或扁块状，有的有分枝，长5～25厘米，直径2～6厘米。表面黑色、灰黑色或棕黑色，皱缩或有瘤状突起。质硬，断面类白色或黄白色，略呈颗粒状。气微，味淡。

药理作用 利尿，增强机体免疫力，抗肿瘤，抗肝损伤，抗菌。

应用指南

01 治疗肾盂肾炎
猪苓、茯苓、滑石各15克，泽泻、阿胶各10克，水煎服。

02 治疗支气管肺癌
猪苓、栝楼各15克，川贝母、甘草各6克，陈皮、半夏、葶苈子、山豆根、半边莲、人参、当归、川芎、苍术各10克，红花9克，白花蛇舌草20克，败酱草50克，芫花、甘遂各3克，水煎服。

03 治疗肝硬化腹水
猪苓、茯苓、泽泻、黄芪、柴胡、白术、当归、赤芍、丹参、水蛭、枳实、鳖甲、枸杞子、郁金、马鞭草、白花蛇舌草各适量，水煎服。

04 治疗原发性胆管炎
猪苓15克，茵陈60克，茯苓20克，泽泻、牡丹皮、木香、板蓝根各15克，木通、连翘、黄芩、栀子、桃仁、川厚朴、鸡内金各10克，白茅根30克，甘草6克，水煎服。

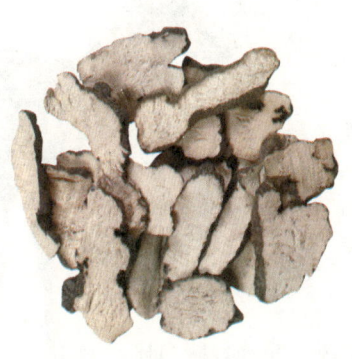

⊙猪苓

羚羊角

息风止痉药

十一画

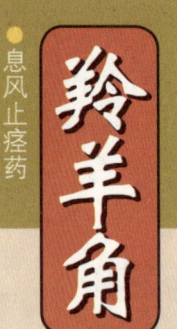

《本草纲目》记载，羚羊角，平肝舒筋，定风安魂，散血下气，辟恶解毒，治子痫痉疾。

别名
高鼻羚羊角、羚羊、羚角。

性味归经
咸，寒。归肝、心经。

传统功用
1. 清肝明目：主治肝火内盛、目赤头痛等。
2. 平肝息风：主治肝阳上亢、头晕目眩、高热抽搐等。
3. 清热解毒：用于湿热病、壮热神昏、狂躁不安等。

用量用法
煎服，每次1～3克，宜单煎2小时以上；磨汁或研粉服，每次0.3～0.6克。

注意事项
本品性寒，脾虚慢惊者忌用。

应用指南

01 治疗中风

羚羊角50克，水牛角浓缩粉30克，羌活（去芦头）、防风（去叉）各75克，薏苡仁（炒）、秦艽（洗）各100克，共研细末，炼蜜为丸，每次20丸，渐加至30丸，煎竹叶汤下。

02 治疗高血压

羚羊角、钩藤、毛冬青、红丹参、夏枯草、草决明、怀牛膝、葛根、杭白菊、珍珠母、槐花各适量，组成丸剂，每次10克，每日3次，连服8周。

03 治疗白内障

羚羊角粉、泽泻、葳蕤、菟丝子各25克（酒浸3日，曝干，捣为末），甘菊花50克，共捣，粗罗为散，加水一盏，煎至剩六成，去渣，不计时候，温服。

来源 牛科动物赛加羚羊的角。

药材性状 角呈长圆锥形，略呈弓形弯曲，长15～33厘米，类白色或黄白色，基部稍呈青灰色。嫩枝对光透视有血丝或紫黑色斑纹，光滑如玉，无裂纹，老枝则有细纵裂纹。除尖端部分外，有10～16个隆起环纹，中部以上多呈半环，间距约2厘米，用手握之，四指正好嵌入凹处。角的基部横截面圆形，直径3～4厘米，内有坚硬质重的角柱，习称骨塞，骨塞长约占全角的1/2或1/3，表面有突起的纵棱与其外面角鞘内的凹沟紧密嵌合，从横断面观，其结合部呈锯齿状。除去骨塞后，角的下半段成空洞，全角呈半透明，对光透视，上半段中央有一条隐约可辨的细孔道直通角尖，习称通天眼。质坚硬。气微，味淡。

药理作用 镇静，抗惊厥，解热，镇痛，降血压，增强心肌收缩力，耐缺氧。

⊙赛加羚羊

● 清热解毒药

野菊花

《本草纲目》记载，野菊花，治痈肿疔毒，瘰疬眼瘜。调中止泄，破血，妇人腹内宿血宜之。

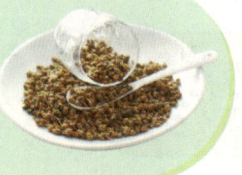

别名 山菊花、千层菊、黄菊花。

性味归经 苦、辛，微寒。归肝、肺经。

传统功用 清热解毒：用于疔疮痈肿、咽喉肿痛、目赤肿痛、头痛眩晕。还可治疗皮肤瘙痒、湿疹、湿疮。

用量用法 煎服，每次9～15克。外用鲜品适量。

来源 菊科植物野菊的干燥头状花序。

药材性状 头状花序类球形，直径1.5～2.5厘米，棕黄色。总苞片4～5层，外层苞片卵形或卵状三角形，长2.5～3毫米，外表面中部灰绿色或淡棕色，常被有白毛，边缘膜质，中层苞片卵形，内层苞片长椭圆形。总苞基部有的残留总花梗。舌状花一轮，黄色，皱缩卷曲，展平后，舌片长1～1.3厘米，顶端全缘或是2～3齿，筒状花多朵，深黄色。气芳香，味苦。

药理作用 抗病原微生物，解热，增强吞噬细胞的吞噬功能，降血压，抗心肌缺血，抑制血小板聚集。

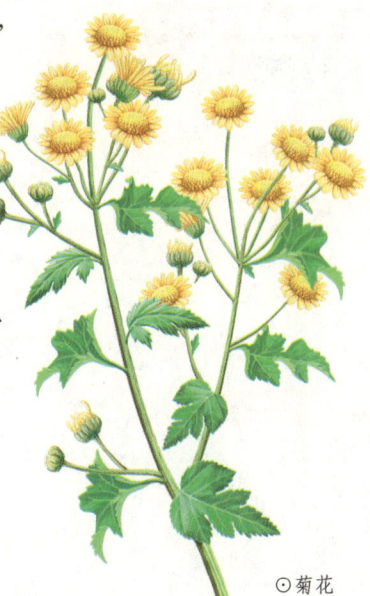

⊙菊花

应用指南

01 预防口腔溃疡

野菊花、蒲公英各48克，地丁、连翘、石斛各30克，水煎，分3次服。

02 治疗支气管炎

野菊花、金银花各30克，一点红、积雪草、梨头草、白茅根各15克，水煎服，每日1～2剂。

03 治疗高血压

野菊花、金银花各24～30克，头晕加桑叶12克，血脂高加山楂24克，开水冲当茶频饮。

207

● 清虚热药

银柴胡

《本草从新》记载，银柴胡，治虚劳肌热骨蒸，劳疟，热从髓出，小儿五疳羸热。

别名 银夏柴胡、银胡、牛肚根、土参。

性味归经
甘，微寒。归肝、胃经。

传统功用
1. 退虚热：用于肝肾阴虚发热、骨蒸劳热等。
2. 清疳热：用于小儿消化不良、疳积发热等。

用量用法
煎服，每次3~9克。

注意事项
外感风寒及血虚无热者忌服。

♥ **应用指南**

01 治疗肝经郁火、肝阴不足的中晚期肝癌
银柴胡与胡黄连、地骨皮、牡丹皮、鳖甲等配伍，水煎服。

02 治疗瘀毒内阻、阴虚火旺的白血病、肺癌等
银柴胡与紫草根、青蒿、地骨皮、七叶一枝花等配伍，水煎服。

03 治疗温证潮热，皮肤甲错而不润泽
银柴胡10克，鳖甲（先煎）15克，水煎服。

来源 为石竹科植物银柴胡的干燥根。

药材性状 根呈类圆柱形，长15~40厘米，直径1~2.5厘米，支根多已碎断。表面黄白色或淡黄色，纵皱纹明显，向下渐呈向左扭曲状，疏具孔状凹陷（细根痕），习称沙眼。顶端根头部略膨大，密集灰棕黄色、疣状突起的茎痕及不育芽苞，习称珍珠盘。质硬而脆，易折断，断面有裂隙，皮部甚薄，木部有黄、白色相间的放射状纹理。气微，味甘。

药理作用 解热，抗动脉粥样硬化，杀精子等。

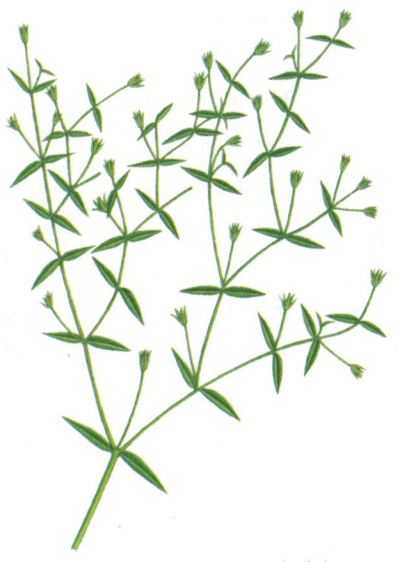

⊙ 银柴胡

● 清热燥湿药

黄芩

《本草纲目》记载，黄芩，治风热湿热头疼，奔豚热痛，火咳，肺痿喉腥，诸失血。

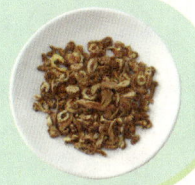

别名
腐肠、黄文、印头、内虚、元芩。

性味归经
苦，寒。归肺、胆、大肠经。

传统功用
1. 清热燥湿：用于湿热痢疾、腹痛便脓血、里急后重，湿热黄疸、身目黄染，外感湿温、发热胸闷、舌苔黄腻，湿热下注、热淋涩痛。
2. 泻火解毒：用于肺热咳嗽、痰黄黏稠、舌红咽痛，实火内盛、咽肿疮疡。
3. 凉血止血：用于血热出血。
4. 除热安胎：用于胎热不安。

用量用法
煎服，每次3～10克。

注意事项
本品苦寒败胃，脾胃虚寒、食少便溏者忌用。

来源 唇形科植物黄芩的干燥根。

药材性状 根多细长，圆锥形或圆柱形，长7～15厘米，直径0.5～1.5厘米。表面棕黄色或深黄色，有稀疏的疣状侧根残痕，顶端有茎痕或残留茎基，上部较粗糙，有扭曲的纵皱纹或不规则的网纹，下部有顺纹和细皱纹。质硬而脆，易折断，断面黄色，中间红棕色，新根内部充实，老根木部枯朽，棕黑色或中空者，称枯芩。气微，味苦。

药理作用 解热，抗炎，抗病原微生物，抗变态反应，降血压，降血脂，利尿，抗氧化，镇静，抗肝损伤。

♥ 应用指南

01 治疗支气管炎
黄芩、葶苈子各等份，共为细末，糖衣为片（每片含生药0.3克），每次5片，每日3次。

02 治疗高血压
20%黄芩口服液，每次5～10毫升，每日3次。

03 治疗带状疱疹
以黄芩为主药，配玄参、麦冬、石斛、三棱，制成口服液服用。

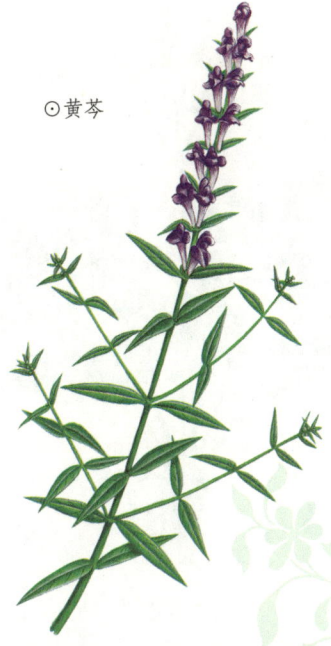

⊙黄芩

● 清热燥湿药

黄连

《本草纲目》记载，黄连，去心窍恶血，解服药过剂烦闷及巴豆、轻粉毒。《名医别录》记载，黄连，主五脏冷热，久下泄澼脓血，除水利骨，调胃厚肠益胆，疗口疮。

别名 五连、支连、云连、川连。

性味归经
苦，寒。归心、胃、肝、大肠经。

传统功用
1. 泻火解毒：用于心火亢盛之烦躁、失眠、高热神昏谵语、痈肿疔毒、口舌生疮、目赤肿痛等。
2. 清热燥湿：用于湿热下痢、发热、胃热呕吐、反酸灼心等症。外用可治疗湿疹、湿疮等。

用量用法
煎服，每次2～5克。外用适量。

注意事项
本品性苦寒，久服可伤胃。

应用指南

01 治疗胆石症
黄连3克，黄芩、枳壳各9克，木香、大黄各6克，水煎，分2～3次温服。

02 治疗烫伤
将黄连研末，调茶油涂于患处。

03 治疗感冒发热
黄连6～9克，水煎服。

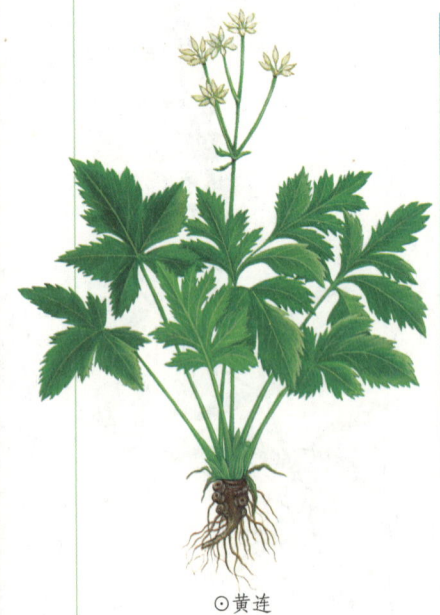
⊙黄连

来源 为毛茛科植物黄连、三角叶黄连或云连的干燥根茎。

药材性状
① **黄连** 根茎多簇状分枝，弯曲互抱，形似倒鸡爪状，习称鸡爪黄连，单枝类圆柱形，长3～6厘米，直径2～8毫米。表面灰黄或黄棕色，粗糙，有不规则结节状隆起、须根及须根残基，有的节间表面平滑如茎秆，习称过桥，上部多残留褐色鳞叶，顶端常留有残余的茎或叶柄。质坚硬、折断面不整齐，皮部橙红色或暗棕色，其厚度约为半径的1/3，木部鲜黄或橙黄色，可见放射状纹理，髓部红棕色，有时中空。气微，味极苦。

② **三角叶黄连** 多为单枝，略呈圆柱形，微弯曲，长4～8厘米。直径5～10毫米。过桥较长。顶端有少许残茎。质轻而硬。

③ **云连** 略呈连珠状圆柱形，多为单枝，弯曲呈钩状，较细小，长2～5厘米，直径2～4毫米。质轻而脆。

药理作用 解热，抗炎，抗病原微生物，抗原虫，抑制血小板聚集，促进胆汁分泌，强心，降血压，降血糖，抗心肌缺血，抗心律失常，抑制中枢神经系统，抗肿瘤。

● 清热燥湿药

黄柏

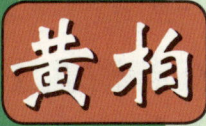

《本草纲目》记载，黄柏，傅小儿头疮。疗经气在皮间，肌肤热赤起，目热赤痛，口疮。久服通神。

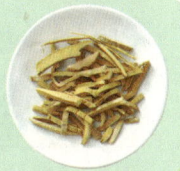

○黄皮树

别名
檗木、檗皮、黄檗。

性味归经
苦，寒。归肾、膀胱、大肠经。

传统功用
1. 清热燥湿：用于湿热痢疾、湿热带下、湿热淋痛、湿热痹证及湿热黄疸。
2. 泻火解毒：用于热毒疮疡、湿疮湿疹等。
3. 退热除蒸：用于阴虚火旺、潮热盗汗、腰酸遗精。

用量用法
煎服，每次3～12克。外用适量。

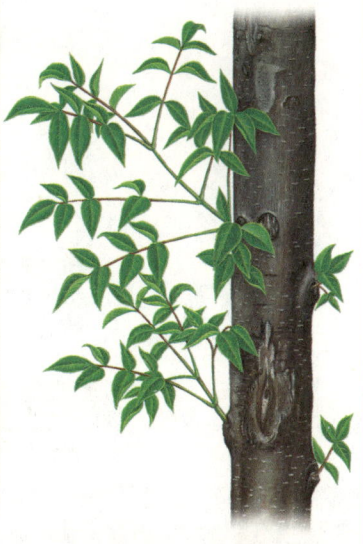

来源 为芸香科植物黄皮树或黄檗的干燥树皮。

药材性状 ① **黄檗** 树皮呈板片状，略弯曲，长宽不一，厚1～7毫米。栓皮已除去，有残留部分栓皮，呈灰棕色或灰白色，稍有弹性。外表面黄绿或淡黄棕色，平滑，内表面暗黄色或浅黄棕色，有细密的纵行纹理。体轻，质硬脆，断面绿黄色或淡黄色，皮层部位颗粒状，韧皮部纤维状，呈裂片状分层。气微，味极苦，嚼之有黏性。

② **黄皮树** 老树皮多呈板片状，外面常残存稍厚的栓皮，无弹性，灰褐色，内皮黄色或黄棕色，厚4～6毫米，内表面黄色或淡棕黄色，有细条纹及横皱纹。幼树皮多呈浅槽状或卷筒状，外面带有较薄的栓皮，呈灰褐色至褐色，有纵条纹、横向皮孔和地衣白斑，内皮黄色，厚1～3毫米，内表面棕色或淡棕色，有浅条纹。体轻，质硬脆，易折断，断面深黄色，短纤维性。

药理作用 解热，抗炎，抗病原微生物，抗原虫，兴奋胃肠平滑肌，降血压，增强心肌收缩力，抗心律失常，降血糖，抗血小板聚集，抑制中枢神经系统，镇咳，祛痰。

♥ 应用指南

01 治疗神经性皮炎
黄柏、天花粉、蛇床子各12克，黄芪30克，当归15克，金银花、土茯苓各24克，水煎服。

02 治疗小儿热痢
黄柏15克，赤芍12克，共为细末，做成麻子大的丸，每次20丸，饭前服。

03 治疗口舌生疮
将黄柏捣烂，口含之。

211

黄芪

补气药

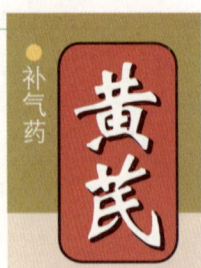

《本草纲目》记载，黄芪，主痈疽久败疮，排脓止痛，大风癞疾，五痔鼠瘘，补虚，小儿百病。

别名
黄耆、绵黄耆、绵耆、独椹、箭芪、独根、二人抬。

性味归经
甘，微温。归脾、肺经。

传统功用
1. 补气健脾升阳：用于肺气不足、久咳虚喘、自汗脉虚、易感风寒；脾胃虚弱、食少纳呆、消瘦便溏、倦怠乏力、舌淡脉缓；脾虚中气下陷、久泻脱肛、脏器下垂。
2. 益卫固表止汗：用于气虚自汗等。
3. 利尿，托疮生肌：用于气虚水肿、气血亏虚、疮疡难腐难溃或久溃不敛等。

用量用法
煎服，每次9～30克。

注意事项
表实邪盛、气滞湿阻、食积内停、阴虚阳亢、热毒疮肿等者均忌用。

来源 豆科植物蒙古黄芪或膜荚黄芪的干燥根。

药材性状 根圆柱形，上粗下细，少有分枝，长20～60厘米，直径1～3厘米。表面淡黄棕色至深褐色，有明显的皱纹及横长皮孔。质硬而略韧，折断面纤维状，略带粉性，横切面皮部约占半径的1/3，乳白色至淡黄白色，木部淡黄色，射线细密，韧皮射线略弯曲，有裂隙。老根头断面木质部偶呈枯朽状，黑褐色或呈空洞。气微，味微甜，嚼之微有豆腥味。

药理作用 增强机体免疫功能，抗氧化，延缓衰老，抗肿瘤，抗疲劳，提高耐缺氧能力，抗辐射，抗菌，抗病毒。

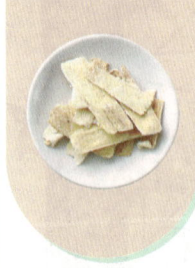

⊙蒙古黄芪

应用指南

01 治疗慢性肺心病
黄芪注射液40毫升加入5%葡萄糖注射液或林格液250毫升中静脉滴注，每日1次，2周为一疗程。

02 治疗糖尿病
黄芪30克，水煎后代茶饮用。或黄芪30克，枸杞子15克，水煎服。

03 治疗高血压
黄芪、牡蛎各30克，女贞子、桑寄生各25克，牛膝10克，泽泻5克，钩藤20克，水煎服。

● 补阴药

黄精

《本草纲目》记载,黄精,补诸虚,止寒热,填精髓。

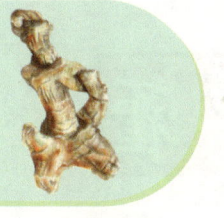

别名
萎蕤、野生姜、山生姜、土灵芝、老虎姜、鸡头参。

性味归经
甘,平。归脾、肺、肾经。

传统功用
1. 润肺滋阴:用于肺阴不足、肺虚燥咳等。
2. 补脾益气:用于脾胃虚弱、食少纳呆、脾胃阴虚、口干纳少、舌红便秘等。
3. 补肾益精:用于肾虚精亏、腰酸、头晕、足软无力等。还可用于消渴属气阴两虚者。

用量用法
煎服,每次9~15克。

注意事项
脾虚有湿、中寒便溏者忌用。

应用指南

01 治疗胃热口渴

黄精18克,熟地黄、山药各15克,天花粉、麦冬各12克,水煎服。

02 治疗精气不足

黄精、枸杞子(冬采者佳)各等份,捣为末,炼蜜为丸,如梧桐子大,每次50丸,温水送服。

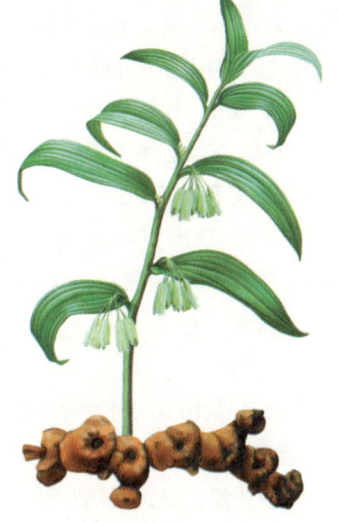

⊙多花黄精

来源
本品为百合科植物黄精或多花黄精、滇黄精的干燥根茎。按形状不同,习称鸡头黄精、姜形黄精、大黄精。

药材性状
1 黄精 根茎结节状。一端粗,类圆盘状,一端渐细,圆柱状,长2.5~11厘米。粗端常有短分枝,上面茎痕明显,周围隐约可见环节。环节明显,有较多须根或须根痕。表面黄棕色,有的半透明,具皱纹,圆柱形处有纵行纹理。质硬脆或稍柔韧。

2 多花黄精 根茎连珠状或块状,稍带圆柱形,直径2~3毫米。每一结节上茎痕明显,圆盘状,直径约1厘米。圆柱形处环节明显,有众多须根痕。表面黄棕色,有细纹。质坚实,稍带柔韧。

3 滇黄精 根茎肥厚,姜块状或连珠状,直径2~4厘米或以上,每一结节有明显茎痕,圆盘状,稍凹陷,须根痕多。表面黄白至黄棕色,有明显环节及不规则纵纹。质实,较柔韧,不易折断。味苦者不可药用。

药理作用
提高机体免疫功能,增强心肌收缩力,降血脂,降血糖,延缓衰老,抗病原微生物,提高耐缺氧能力。

● 补阳药

淫羊藿

《本草纲目》记载，淫羊藿，味甘气香，性温不寒，能益精气，乃手足阳明、三焦、命门药也。

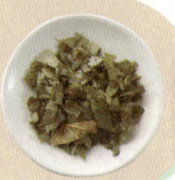

别名
仙灵脾、刚前、羊藿、羊藿叶、黄连祖、牛角花、三叉骨、三角莲、乏力草。

性味归经
辛、甘，温。归肾、肝经。

传统功用
1. 补肾壮阳：用于肾阳不足、阳痿、尿频、不孕、筋骨无力等。
2. 祛风除湿：用于风寒湿痹、腰痛肢麻等。

用量用法
煎服，每次5~15克。

注意事项
阴虚火旺者慎用。

应用指南

01 治疗宫颈癌

淫羊藿、凤尾草、夏枯草、土茯苓各15克，仙茅9克，白英30克，水煎，分3次服。

02 治疗慢性喘咳

鲜淫羊藿80克，切碎，煎取浓汁，加干品20克，制成丸剂，每次7.5克，每日2次，10日为一疗程。

来源
为小檗科植物淫羊藿、箭叶淫羊藿、巫山淫羊藿、或朝鲜淫羊藿的干燥地上部分。

药材性状

① **淫羊藿** 地上部分长20~40厘米。茎细杆状，平滑或略有棱，具光泽。二回三出复叶。中间的小叶柄长约10厘米，两侧小叶柄长约5厘米。小叶片卵圆形，两侧者较小，先端微尖，外侧裂片较大；边缘具刺状细锯齿；上表面绿色或黄绿色，略有光泽，无毛，下表面灰绿色，有稀疏毛茸。

② **箭叶淫羊藿** 地上部分长约40厘米。一回三出复叶。小叶长4~10厘米，两侧小叶基部显著偏斜，叶缘锯齿硬刺状，长约2毫米，下表面具稀疏毛或近无毛。叶片革质，硬脆。

③ **巫山淫羊藿** 一回三出复叶，小叶片披针形。

④ **朝鲜淫羊藿** 二回三出复叶，商品多为单片小叶，小叶片宽卵形，叶端尾尖，边缘锯齿细毛状。叶片薄，膜质。

药理作用
促进下丘脑-垂体-性腺轴功能，促进骨质形成，抗衰老，增强机体免疫功能，抗病毒。

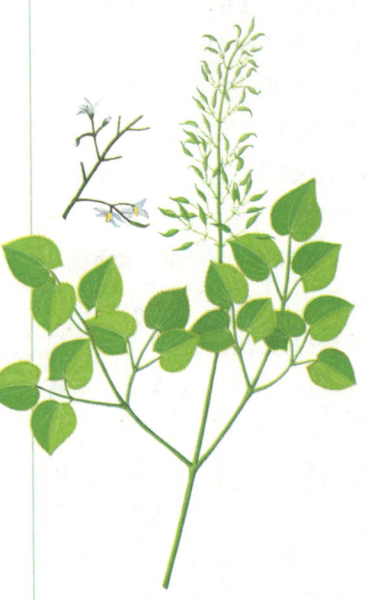

⊙淫羊藿

● 补阳药

续断

《神农本草经》记载，续断，主伤寒，补不足，金疮，痈疡，折跌，续筋骨，妇人乳难，久服益气力。

别名
接骨草、川断、马蓟、小续断。

性味归经
苦、辛，微温。归肝、肾经。

传统功用
1. 补益肝肾，止血安胎：用于肾虚腰痛、筋骨软弱、遗精滑泄，以及胎动不安、崩漏出血等。
2. 强筋骨，续折伤：用于外伤跌扑、骨折筋伤，以及痈疽疮疡等。

用量用法
煎服，每次9~15克。

来源
川续断科植物川续断的干燥根。

药材性状
根长圆柱形，略扁，微弯曲，长5~15厘米，直径0.5~2厘米。表面棕褐色或灰褐色，有多数明显而扭曲的纵皱纹及沟纹，并可见横长皮孔及少数须根痕。质稍软，久置干燥后变硬。易折断，断面不平坦，皮部绿褐色或淡褐色，木部黄褐色，常呈放射状花纹。气微香，味苦、微甜而后涩。

药理作用
有明显的强心作用，降血压，抗炎，抑菌。

⊙川续断

♥应用指南

01 治疗腰痛兼脚酸腿软

续断60克，补骨脂、牛膝、木瓜、萆薢、杜仲各30克，共为细末，炼蜜为丸，如梧桐子大，空腹，无灰酒下50~60丸。

02 治疗滑胎

续断60克，菟丝子（炒，炖）120克，桑寄生、阿胶各60克。将前三味研细，水化阿胶和为丸，每丸0.5克，每次20丸，每日1次，温开水送服。

03 治疗跌打损伤

将续断捣烂，敷于患处。

04 治疗乳汁不通

续断15克，当归、川芎各4.5克，麻黄、穿山甲（火煅）各6克，天花粉9克，水煎，饭后服。

05 治疗水肿

续断根、猪腰子各适量，炖服。

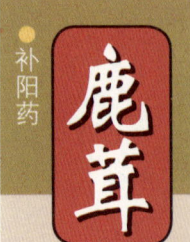

鹿茸

补阳药

《本草纲目》记载，鹿茸，生精补髓，养血益阳，强健筋骨。治一切虚损，耳聋，目暗，眩晕，虚痢。

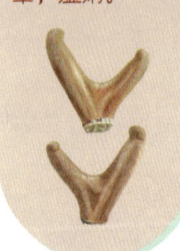

别名 斑龙珠。

性味归经 甘、咸，温。归肾、肝经。

传统功用

1. 补肾阳，益精血，调冲任：用于肾阳不足、精血亏虚所致的腰膝冷痛、遗精滑泄、阳痿早泄、小便频数，或妇女下焦虚寒、冲任不固、崩漏带下、宫冷不孕等。

2. 强筋骨，托疮毒：用于肾虚筋骨软弱及疮疡久溃不敛、阴疽内陷。

用量用法 研末冲服，每次1~2克。

来源 鹿科动物梅花鹿或马鹿的雄鹿未骨化密生茸毛的幼角。

药材性状 ① 梅花鹿茸 呈圆柱状分枝，具一个分枝者习称二杠，长14~21厘米，锯口直径4~5厘米，距锯口约1厘米处分出侧枝，长9~15厘米，略细，顶端钝圆而微弯。外皮红棕或棕色，多光润，密被红黄或棕黄色的细茸毛，下部毛较疏，分叉间具一条灰黑色筋脉，皮茸紧贴。锯口面白色，有致密的蜂窝状小孔，外围无骨质。体轻，气微腥，味微咸。具2个分枝者习称三叉，大挺下部多有纵棱筋及突起疙瘩，皮红黄色，茸毛较疏而粗。二茬茸与头茬茸相似，但挺长而不圆或下粗而上细，下部有纵棱筋。皮灰黄色，毛较粗糙。

② 马鹿茸 较粗大，分叉较多，具1个侧枝者习称单门，2个者习称莲花，3个者习称三叉，4个者习称四叉。大挺长25~27厘米，直径约3厘米。外皮灰黑色，茸毛青灰或黄色，锯口面外皮较厚，灰黑色，中部密布细孔，质嫩。莲花大挺长可达33厘米，下部有棱筋，锯口面蜂窝状小孔稍大。三叉皮色深，质较老。四叉毛粗而稀，大挺下部具棱筋及疙瘩，分枝顶端多无毛。

药理作用 增强机体免疫功能，促进生长发育，延缓衰老，增加冠脉血流量，抗溃疡，促进创伤愈合。

附药

鹿角胶 鹿角胶为鹿角经水煎熬、浓缩制成的固体胶。味甘、咸，性温，归肝、肾经。能温补肝肾，益精养血，又善止血。适用于肾阳不足、精血亏虚、阳痿滑精、腰膝酸冷、虚劳羸瘦、崩漏下血、便血尿血、阴疽肿痛。烊化兑服，每次3~6克。

补阳药

菟丝子

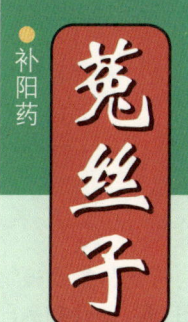

《药性论》记载，菟丝子，治男女虚冷，添精益髓，去腰疼膝冷，又主消渴热中。久服去面黯，悦颜色。

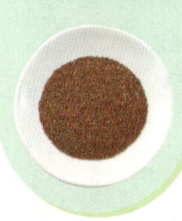

别名
菟丝实、吐丝子、黄藤子、龙须子、豆须子、缠龙子、萝丝子。

性味归经
甘，温。归肾、肝、脾经。

传统功用
1. 补肾，固精缩尿：用于肾虚不固、遗精、滑精、阳痿、小便白浊、余沥不尽、腰酸腿软等。
2. 养肝明目：用于肝肾不足、目暗不明等。
3. 补脾止泻，安胎：用于脾虚便溏等。此外，还可用于肾虚胎动不安及消渴。

用量用法
煎服，每次6～12克。外用适量。

来源 旋花科植物菟丝子的干燥成熟种子。

药材性状 种子类球形，直径1～1.5毫米。表面灰棕色或黄棕色，具细密突起的小点，一端有微凹的线形种脐。质坚实，不易以指甲压碎。气微，味淡。

药理作用 增强性腺功能，增强机体免疫功能，抑制血小板聚集，抗肿瘤，抗肝损伤。

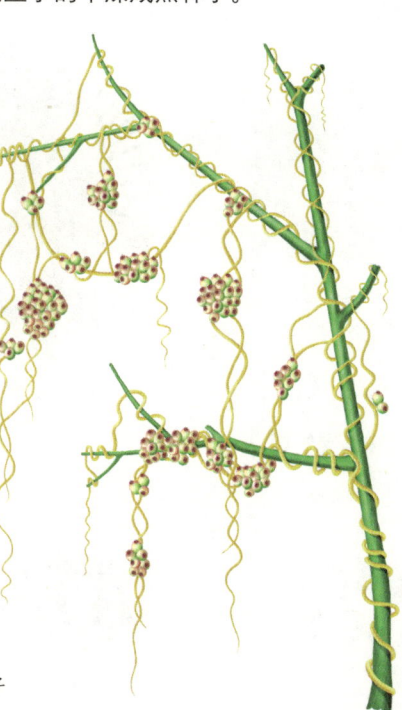

⊙菟丝子

应用指南

01 治疗腰痛
菟丝子（酒浸）、杜仲（去皮，炒断丝）各等份，共为细末，以山药糊为丸，如梧桐子大，每次50丸，盐酒或盐汤送服。

02 治疗男性不育症
菟丝子20克，海狗肾1具，覆盆子、生山药、韭菜子各15克，蛇床子、五味子各10克，全当归、补骨脂各12克，桑螵蛸30克，车前子（包）、知母、黄柏各9克，水煎，分2次服。

03 治疗黄褐斑
菟丝子、白茯苓各30克，枸杞子、何首乌、女贞子、白芍、生地黄各15克，僵蚕6克，白蒺藜、桃仁各10克，水煎服。

04 治疗先兆流产
菟丝子、桑寄生、川续断、阿胶各45克，椿根皮15克，共研细末，每次9克，每月1、2、3日，11、12、13日，21、22、23日各服1次。可补肾安胎。

● 收敛止血药

棕榈炭

《本草纲目》记载，棕榈炭，棕灰性涩，若失血去多，瘀滞已尽者，用之切当，所谓涩可去脱也。与乱发同用更良，年久败棕入药尤妙。

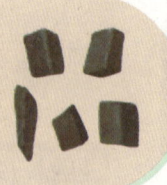

十二画

别名
棕毛、棕皮。

性味归经
苦、涩，平。归肝、肺、大肠经。

传统功用
收敛止血：用于咯血、吐血、衄血、便血、崩漏、月经过多等，且无瘀滞者。

用量用法
煎服，每次3～10克，一般炮制后用。

来源
为棕榈科常绿植物棕榈的叶鞘纤维（即叶柄基部之棕毛）炭化而成。

药材性状
呈长条板状，一端较窄而厚，另端较宽而稍薄。表面红棕色或深棕色，大小不等，粗糙，有纵直皱纹。质坚韧，不易断，断面纤维性。气微，味淡。

药理作用
缩短凝血时间。

♥ 应用指南

01 治疗月经过多

棕榈炭、黑姜炭、乌贼骨各适量，水煎服。

02 治疗血小板减少性紫癜

棕榈炭、当归、川芎、赤芍、白芍、红花、血余炭各15克，黄芪120克，党参、生地黄、地榆各30克，水煎，分3次服，每日1剂，连服5剂。

03 治疗崩漏

棕榈炭15克，党参30克，艾叶炭、乌贼骨各10克，水煎服。

04 治疗老年人经断复行

棕榈炭、艾叶炭、当归炭、白芍各15克，水煎服。

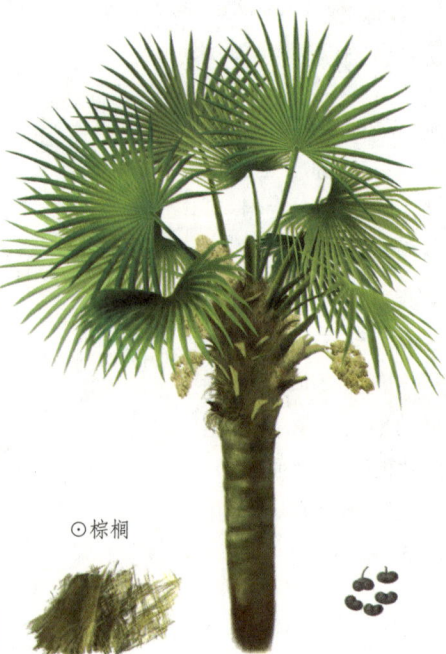

⊙棕榈

●利尿通淋药

滑石

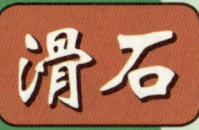

《本草纲目》记载，滑石，疗黄疸，水肿脚气，吐血衄血，金疮出血，诸疮肿毒。

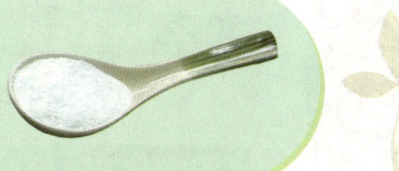

别名 液石、脱石、脆石、画石。

性味归经

甘、淡，寒。归膀胱、胃经。

传统功用

1. 利尿通淋：用于热淋涩痛、小便不利等。
2. 清热解暑：用于暑热烦渴、湿温闷痛及湿热泄泻等。
3. 祛湿敛疮：用于湿疮、湿疹及痱子等皮肤病。

用量用法

煎服，每次10～20克，宜包煎。外用适量。

注意事项

脾虚、热病伤津者及孕妇忌用。

 来源 本品为硅酸盐类矿物滑石族滑石，主要成分为含水硅酸镁。

药材性状 多为块状集合体，形状不规则。白色、黄白色或淡蓝灰色，有蜡样光泽。质软，细腻，手摸有滑润感，无吸湿性，置水中不崩散。气微，无味。

药理作用 抑菌，保护受损皮肤。

应用指南

01 治疗泌尿系结石

滑石（包）、金钱草、牛膝、车前子、鸡内金各30克，海金沙、白茅根、大蓟、杜仲、狗脊、枸杞子、桃仁、熟地黄、桂枝各15克，木通、木香各9克，水煎服。

02 治疗乙型肝炎

滑石、茵陈、车前草各15克，大枣10枚，白萝卜、泥鳅各150克，生姜10克。泥鳅去鳃和内脏后洗净，滑石用纱布包煎，其余用料洗净（白萝卜斩块，生姜拍烂）。全部用料放入锅内，加水适量，文火煮1.5～2小时，至泥鳅熟烂，加盐调味，随量食用。

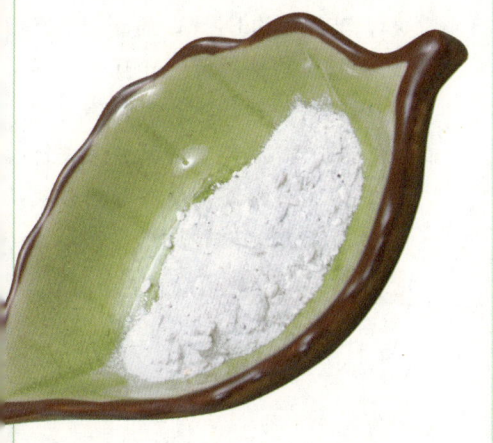

⊙滑石

萹蓄

● 利尿通淋药

《本草纲目》记载，萹蓄，治霍乱，黄疸，利小便，小儿魃病。《开宝本草》记载，萹蓄，疗女子阴蚀。煮汁饮小儿。疗蛔虫有验。

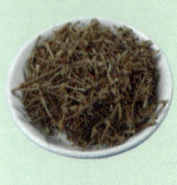

别名
萹竹、蓄辫、萹蔓、篇竹、地萹蓄、编竹、粉节草、百节草、铁绵草、斑鸠台。

性味归经
苦，微寒。归膀胱经。

传统功用
1. 利尿通淋：用于热淋涩痛，小便不利等。
2. 杀虫止痒：用于皮肤湿疹，阴部瘙痒等。

用量用法
煎服，每次9～15克。外用适量，煎水洗患处。

应用指南

01 治疗湿热带下
萹蓄，苍术，黄柏，薏苡仁，瞿麦各10克，水煎服。

02 治疗输卵管炎
萹蓄、瞿麦、金银花、蒲公英、紫花地丁、野菊花、红藤、败酱草、牡丹皮、赤芍、青木香、川楝子、延胡索各15克，水煎服。

03 治疗尿少
萹蓄、车前草、金钱草、玉米须各10克，水煎服。

来源 为蓼科植物萹蓄的干燥地上部分。

药材性状 茎呈圆柱形而略扁，有分枝，长15～40厘米，直径2～3毫米，表面灰绿色或棕红色，有细密微突起的纵纹；节部稍膨大，有浅棕色膜质的托叶鞘，节间长约3厘米，质硬，易折断，断面髓部白色。叶互生，近无柄或具短柄，叶片多脱落或皱缩、破碎，完整者展平后呈披针形，全缘，两面均呈棕绿色或灰绿色。气微，味微苦。

药理作用 利尿，降压，抗菌，兴奋子宫平滑肌。

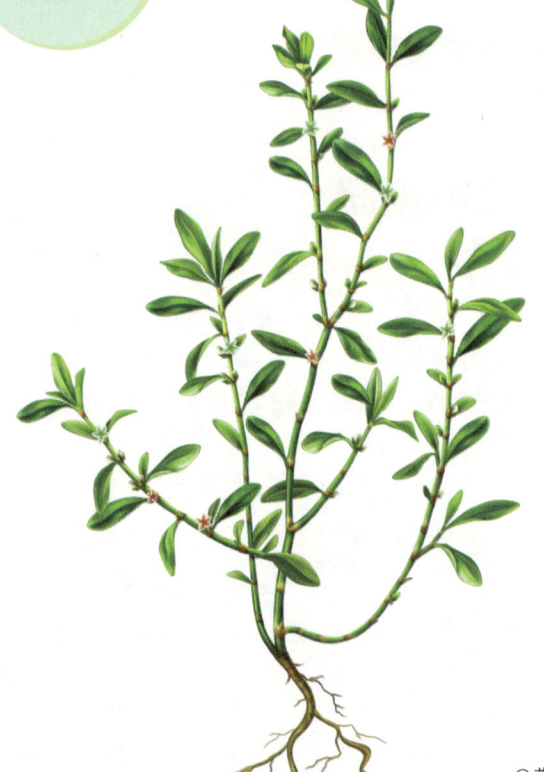

⊙萹蓄

番泻叶

攻下药

《饮片新参》记载，番泻叶，泄热，利肠府，通大便。

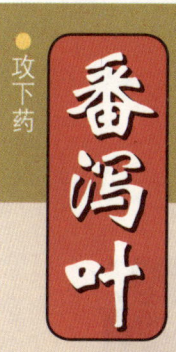

别名
泻叶、泡竹叶。

性味归经
甘，苦，寒。归大肠经。

传统功用
1. 泻下导滞：主治热结便秘、习惯性便秘，多单用泡服。
2. 行水消胀：用于水肿腹胀。

用量用法
煎服，每次5～9克，宜后下；或开水泡服，每次1.5～3克。

注意事项
剂量过大，有恶心呕吐、腹痛等不良反应。孕妇、哺乳期及月经过多者忌用。

来源 豆科植物狭叶番泻或尖叶番泻的干燥小叶。

药材性状

① **狭叶番泻** 小叶片多完整平坦，卵状披针形至线状披针形，长2～6厘米，宽0.4～1.5厘米。主脉突出，叶端尖突出成棘尖，全缘，基部略不对称，上面黄绿色，下面浅黄绿色，两面均有稀毛茸，下表面主脉突出，羽状网脉。革质。气微弱而特异，味微苦，稍有黏性。

② **尖叶番泻** 小叶片呈广披针形或长卵形，长2～4厘米，宽0.7～1.2厘米。叶端尖或微凸，全缘，叶基不对称，上面浅绿色，下面灰绿色，微有短毛。质地较薄脆，微呈革质状。

药理作用 泻下，抗菌，止血。

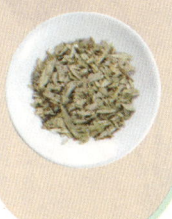

○狭叶番泻

应用指南

治疗便秘

番泻叶1～3克，开水泡服，起缓下作用，5～6小时后排出大便，习惯性便秘、老年便秘、体虚便秘等者均可按此量应用。若用5～10克，即起攻下作用，引起水泻，常用于肠镜检查前的肠道清洁。

● 止咳平喘药

款冬花

《本经》记载，款冬花，主治咳逆上气，善喘，喉痹，诸惊痫，寒热邪气。

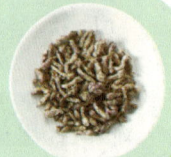

别名 冬花、款花、看灯花、艾冬花、九九花。

性味归经
辛、微苦，温。归肺经。

传统功用
润肺下气，化痰止咳：用于寒痰咳嗽等。适当配伍，还可用于多种咳嗽。

用量用法
煎服，每次5～10克。

来源 菊科植物款冬的干燥花蕾。

药材性状 款冬花呈长圆棒形，单生或2～3个基部花序连生，习称连三朵，长1～2.5厘米，直径0.5～1厘米，上端较粗，下端渐细或带有短梗，外面被有多片鱼鳞状苞片。苞片外表面紫红色或淡红色，内表面密被白色絮状茸毛，舌状花及管状花细小。体轻，撕开后可见白色茸毛。气清香，味微苦而带黏性，嚼之呈棉絮状。

药理作用 镇咳，祛痰，平喘，升压。

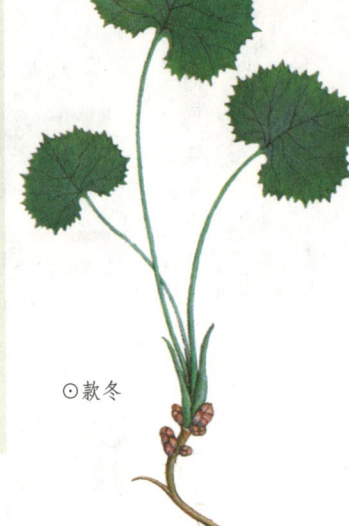

⊙款冬

⊙款冬花

应用指南

01 治疗咳嗽痰多
款冬花10克，水煎服。

02 治疗支气管哮喘
款冬花、紫菀、半夏各9克，麻黄、射干各6克，生姜3片，细辛、五味子各3克，大枣5枚，水煎服。

03 治疗老年慢性支气管炎
款冬花、紫菀、浙贝母、地龙、桔梗、茯苓、炙甘草、干姜、黄芪、党参、半夏各12克，炙附子、肉苁蓉各6克，细辛、徐长卿各3克，水煎服。

04 治疗急性支气管炎
款冬花25克，百合、冰糖各100克，水煎，空腹服。

葶苈子

止咳平喘药

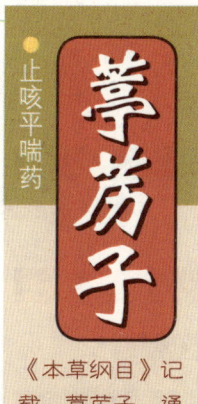

《本草纲目》记载，葶苈子，通月经。

别名
䔿苈、大室、大适、米蒿。

性味归经
苦、辛，大寒。归肺、膀胱经。

传统功用
1. 泻肺平喘：用于痰涎壅滞、痰咳气喘、咳逆喘息不得卧的实证。
2. 利水消肿：用于胸腹积水、面目水肿属实证者。

用量用法
煎服，每次5～10克，宜包煎；研末服，3～6克。

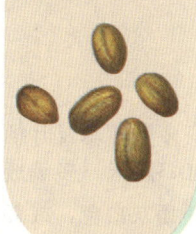

应用指南

01 治疗急性上呼吸道感染

炒葶苈子、射干各10克，金银花30克，芦根15克，生甘草5克，水煎，共取汁500毫升，分早、晚2次服。临睡前再于药渣中加水300毫升，煎沸后，离火稍候，熏吸鼻腔数分钟。

02 治疗肺心病

炒葶苈子、益母草各15克，川椒、炮附子各5克，防己、桂枝各10克，赤芍30克。将葶苈子、川椒隔纸焙干，研末，每次6克，分3次服完；剩余药水煎服。

来源
十字花科植物独行菜或播娘蒿的干燥成熟种子。前者称为北葶苈子，后者称为南葶苈子。

药材性状
1. **北葶苈子** 呈扁卵形，长1～1.5毫米，宽0.5～1毫米。表面棕色或红棕色，微有光泽，具纵沟2条，其中1条较明显，一端钝圆，另端尖而微凹，类白色，种脐位于凹入端。气微，味微辛辣，黏性较强。
2. **南葶苈子** 呈长圆形，略扁，长0.8～1.2毫米，宽约0.5毫米。表面黄棕色，一端钝圆，另一端微凹或较平截，中央凹入，种脐位于凹下处，种子表面具有细密的网纹及两条纵列的浅槽。

药理作用
强心，抗菌，抗肿瘤。

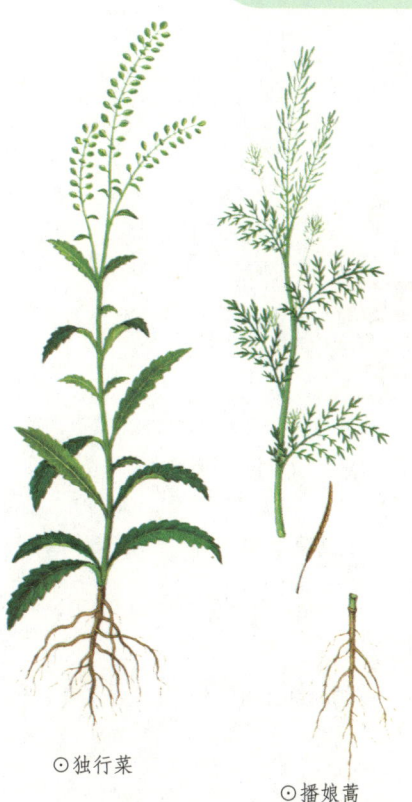

⊙独行菜　　⊙播娘蒿

紫菀

止咳平喘药

《神农本草经》记载,紫菀,主治咳逆上气,胸中寒热结气,去蛊毒,痿蹶,安五脏。

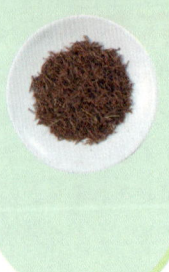

别名
青菀、还魂草、紫菀草。

性味归经
苦、辛、甘,温。归肺经。

传统功用
润肺化痰止咳:用于寒痰咳喘、燥咳咯血、风寒咳嗽等。

用量用法
煎服,每次5~10克。

来源 菊科植物紫菀的干燥根及根茎。

药材性状 根茎呈不规则块状,大小不一,顶端有多数茎基及叶柄残基,根茎簇生多数细根,长3~15厘米,直径0.1~0.3厘米,多编成辫状。表面紫红色或灰红色,有纵皱纹,质较柔韧。断面灰白色,或紫色。气微香,味甜、微苦。

药理作用 祛痰,镇咳,抑菌。

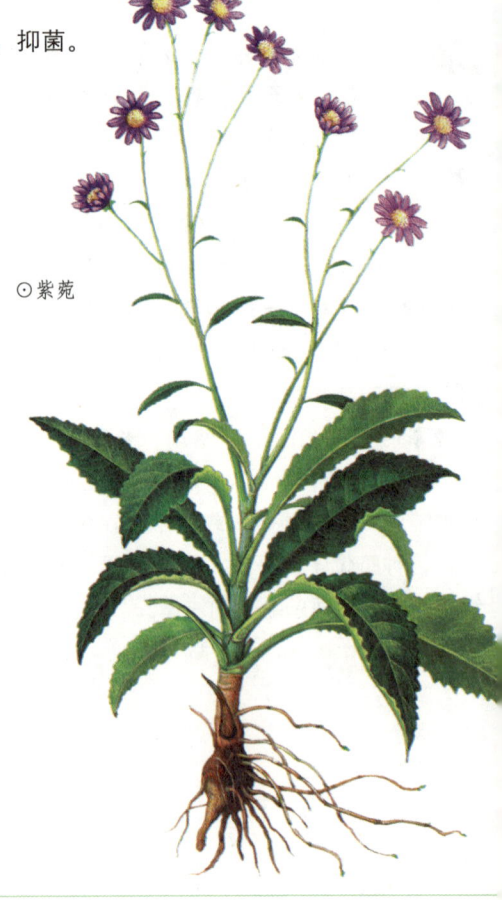

⊙紫菀

应用指南

01 治疗肺癌

紫菀、蚤休、芙蓉花、枇杷叶、百部、昆布、海藻、生牡蛎各15克,浙贝母、橘核、橘红各9克,生地黄、玄参各12克,白花蛇舌草、白茅根、地锦草、薏苡仁、夏枯草各30克,水煎,分3次服。

02 治疗咳嗽痰稠

紫菀、桔梗、白前、百部各9克,陈皮、荆芥各6克,甘草4.5克,切碎,研匀为末,每次9克,每日3次,温开水送服。

● 止咳平喘药

紫苏子

《本草纲目》记载,紫苏子,治风顺气,利膈宽肠,解鱼鳖毒。

别名 苏子、铁苏子、黑苏子、香苏子。

性味归经
辛,温。归肺经。

传统功用
1. 降气止咳平喘:用于痰阻气机、咳嗽痰多、气逆作喘等。
2. 润肠通便:用于肠燥便秘等。

用量用法
煎服,每次3～9克。

注意事项
阴虚喘咳及脾虚便溏者慎用。

来源 唇形科植物紫苏的干燥成熟果实。

药材性状 为卵圆形或类圆形,直径约1.5毫米。表面灰棕色或灰褐色,有微隆起的暗紫色网状纹理。基部稍尖,有灰白色点状果梗痕;果皮薄而脆,易压碎。种子黄白色,种皮膜质,子叶2枚,类白色,有油性。压碎有香气,味微辛。

药理作用 降血脂,抗肿瘤。

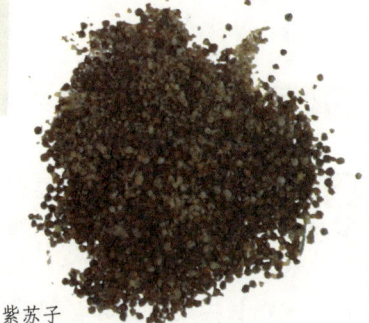

⊙紫苏子

应用指南

01 治疗支气管哮喘
紫苏子与白芥子、莱菔子、葶苈子、细辛、麻黄、天竺黄、胆南星、陈皮、丹参、甘草等配伍,水煎服。

02 治疗脚气及风寒湿痹
紫苏子60克,杵碎,加水适量,研取汁,以汁煮粳米作粥,和葱、豉、椒、姜食之。

03 治疗消渴
紫苏子(炒)、莱菔子(炒)各90克,研为末,每次6克,每日2次,以桑根白皮煎汤服。

附药

紫苏梗 为唇形科植物紫苏的干燥茎。呈方柱形,四棱钝圆,长短不一,直径0.5～1.5厘米。表面紫棕色或暗紫色,四面有纵沟及细纵纹,节部稍膨大,有对生的枝痕和叶痕。体轻、质硬,断面裂片状。主要用于胸膈痞闷,胃脘疼痛,嗳气呕吐,胎动不安。

辛温解表药

紫苏叶

《本草纲目》记载，紫苏叶，解肌发表，散风寒，行气宽中，消痰利肺，和血，温中，止痛，定喘，安胎，解鱼蟹毒，治蛇犬伤。

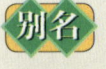

别名 苏叶。

性味归经
辛，温。归肺、脾经。

传统功用
1. 发汗解表：用于外感风寒、恶寒无汗等表证，还可用于咳嗽痰多。
2. 行气宽中：用于脾胃气滞、胸闷呕吐，还可安胎。此外，能解鱼蟹中毒引起的腹痛吐泻。

用量用法
煎服，每次5~9克，不宜久煎。

来源 姜科植物姜的新鲜根茎。

药材性状 叶片多皱缩卷曲、破碎，完整者展平后呈卵圆形，长4~11厘米，宽2.5~9厘米。先端长尖或急尖，基部圆形或宽楔形，边缘具圆锯齿。两面紫色，或上表面绿色，下表面紫色，疏生灰白色毛，下表面有多片凹点状的腺鳞。叶柄长2~5厘米，紫色或紫绿色。质脆。带嫩枝者，枝的直径2~5毫米，紫绿色，断面中部有髓。气清香，味微辛。

药理作用 解热，镇静，促进消化，增强胃肠蠕动，祛痰，止咳，平喘，抗凝血，升高血糖，抗病原微生物，抗诱变。

附药
紫苏梗 为紫苏的茎。味辛，性微温。归肺、脾、胃经。功能宽胸利膈，顺气安胎。适用于胸腹气滞、痞闷作胀及胎动不安、胸胁胀痛等症。

♥ **应用指南**

01 治疗妊娠呕吐
紫苏叶3克，黄连1.8克，开水泡，当茶饮。

02 治疗寻常疣
以鲜紫苏叶外擦患处，每次擦10~15分钟，每日1次，一般2~6次可愈。

03 治疗支气管炎
用紫苏叶、生姜按10:1的比例制成25%紫苏叶煎液，每次100毫升，早、晚各服1次，10日为一疗程，两疗程间间隔3日。

04 治疗带状疱疹
将新鲜紫苏叶捣烂，取汁外擦患处，每日6次。

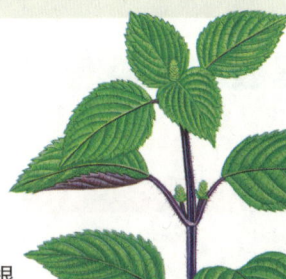

⊙紫苏

● 清热解毒药

紫花地丁

《本草纲目》记载，紫花地丁，主治一切痈疽发背，疔疮瘰疬，无名肿毒，恶疮。

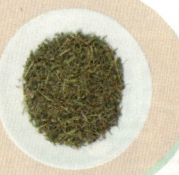

别名 堇堇菜、箭头草、地丁、羊角子、地丁草、宝剑草、紫地丁、小角子花。

性味归经 苦、辛，寒。归心、肝经。

传统功用 清热解毒，消痈散结：用于痈肿疔毒、乳痈肠痈、丹毒肿痛、蛇毒咬伤。还可治疗肝热目赤肿痛。

用量用法 煎服，每次15～30克。外用鲜品适量。

注意事项 体质虚寒者忌服。

♥ 应用指南

01 治疗实热肠痈
紫花地丁24克，水煎至半碗，分2次饭前服。

02 治疗痢疾
紫花地丁、红藤各30克，蚂蚁草60克，黄芩27克，水煎服。

03 治疗前列腺炎
紫花地丁、紫参、车前草各15克，海金沙30克，水煎服。

来源 堇菜科植物紫花地丁的干燥全草。

药材性状 全草多皱缩成团。主根淡黄棕色，直径1～3毫米，有细纵纹。叶灰绿色，展平后呈披针形或卵状披针形，长4～10厘米，宽1～4厘米，先端钝，基部截形或微心形，边缘具钝锯齿，两面被毛；叶柄有狭翼。花茎纤细，花紫色、淡棕色，花瓣具细管状。蒴果椭圆形或裂为三果爿，种子多粒，淡棕色。气微，味微苦而稍黏。

药理作用 抗病原微生物等。

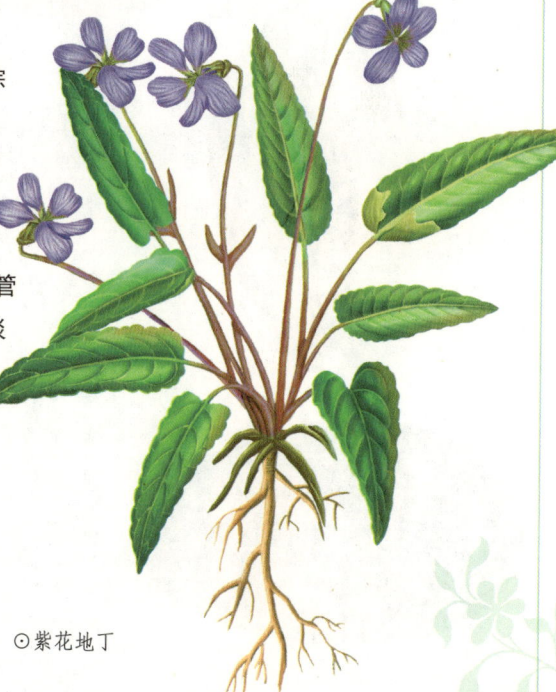

⊙紫花地丁

● 平肝潜阳药

紫贝齿

《本草纲目》记载，紫贝齿，（治）小儿斑疹，目翳。《饮片新参》记载，紫贝齿，清心，平肝安神，治惊惕不眠。

别名 文贝、紫贝子、紫贝、贝齿。

性味归经
咸，平。归肝经。

传统功用
1. 平肝潜阳，镇惊安神：用于肝阳上亢之头痛眩晕、惊悸心烦、失眠多梦，以及小儿高热、惊风抽搐等。
2. 清肝明目：用于肝火上攻、目赤肿痛、翳膜遮睛、眩晕头痛等。

用量用法
煎服，每次10～15克，宜打碎先煎；或研末，入丸、散剂。

来源 宝贝科动物阿拉伯绶贝的贝壳。

药材性状 贝壳长卵形，前后两端均凹入呈口状，长约7厘米，宽约4厘米，高可达3.5厘米。表面几乎全被珐琅质，具光泽，背面褐色或淡褐色，具棕褐色纵横交错的断续条纹，两侧缘灰褐色，可见紫褐色斑点，唇周具紫褐色齿。质坚硬。气微，味淡。

药理作用 解热，降低血管通透性，抗肝损伤。

⊙阿拉伯绶贝

应用指南

01 治疗肺癌
紫贝齿、泽兰、茯苓、猪苓、何首乌、生地黄、熟地黄、紫河车、龙骨各12克，朱砂、琥珀、甘草各3克，人参、砂仁各6克，当归、白芍、女贞子、丁香、白术、神曲、麦芽、山楂、鸡内金、阿胶、玳瑁（末）、芦荟各9克，川贝母、麦冬各15克，牡蛎、禹余粮各30克，水煎服。

02 治疗女性更年期综合征
紫贝齿30克，女贞子、百合各15克，莲子心6克，水煎服。

03 治疗小儿痘疹
紫贝齿1个（生用），研为末，将羊子肝劈开，掺药末5克，用线缠好，用米泔煮熟，入小瓶内，趁热熏眼，待冷取出，星月下露1宿，次日早晨空腹服。

紫草

清热凉血药

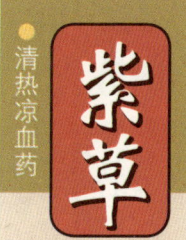

《本草纲目》记载，紫草，治斑疹痘毒，活血凉血，利大肠。

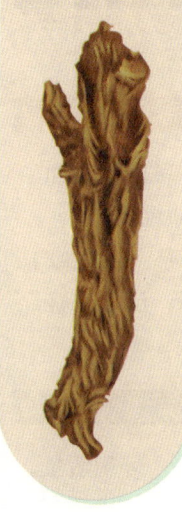

别名
藐、紫丹、地血、鸦衔草、紫草根、山紫草、红石根、红紫草、野紫草。

性味归经
甘、寒。归心、肝经。

传统功用
1. 凉血活血透疹：用于斑疹紫黑，疹出不畅，或外感温热，发斑发疹，热毒内盛。
2. 清热解毒：用于热毒疮疡、咽喉肿烂、水火烫伤等。多外用。

用量用法
煎服，每次5～9克。外用适量，熬膏或用植物油浸泡涂擦。

注意事项
本品有缓泻作用，故脾虚便溏者忌服。

来源
为紫草科植物新疆紫草、紫草或内蒙紫草的干燥根。

药材性状
1. **新疆紫草** 根呈不规则的长圆柱形，多扭曲，长7～20厘米，直径1～2.5厘米。表面紫红色或紫褐色，皮部疏松，呈条形片状，常10余层重叠，易剥落，顶端有的可见分歧的茎残基。体软，质松软，易折断，断面不整齐，木部较小，黄色或黄白色。气特异，味涩。

2. **紫草** 根呈圆锥形或圆柱形，扭曲，有分枝，长7～14厘米，直径1～2厘米。表面紫红色或紫黑色，皮部薄，易剥落。质硬而脆，易折断。断面皮部深紫色，木部较小，灰黄色。

3. **内蒙紫草** 根呈圆锥形或圆柱形，扭曲，长6～20厘米，直径0.5～4厘米。根头部略粗大，顶端有1个或多个残茎，被短硬毛。表面紫红色或暗紫色，皮部略薄，常数层相叠，易剥离。

药理作用
抗炎，抗病原微生物，解热，镇静，抗生育，增强心肌收缩力。

应用指南

01 治疗肝癌
紫草、重楼、半边莲各30克，生地黄、地榆、蒲公英各15克，沙参、百部各12克，桑枝9克，水煎，分3次服。

02 治疗血小板减少性紫癜
紫草、茜草各9克，海螵蛸5克，水煎服。

03 治疗阴道炎
紫草100克，菜油200克，茶油50克，浸剂外涂。3～5日见效，1～3周可减少充血、出血及脓性分泌物，直至痊愈。

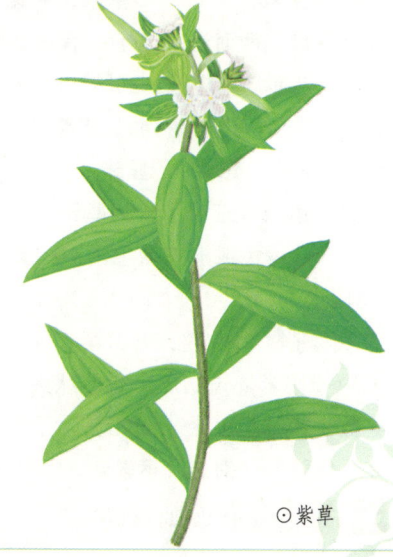

○紫草

● 收敛止血药

紫珠

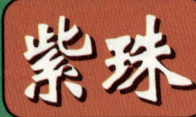

《本草纲目》记载，紫珠，活血行气，消肿解毒，治妇人血气疼痛，经水凝涩。《闽东草药》记载，紫珠，治崩漏带下，恶寒发热。

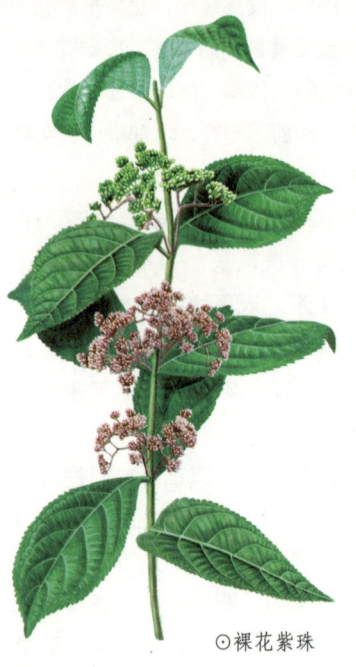

⊙裸花紫珠

别名
紫珠草、紫荆。

性味归经
苦、涩，凉。归肝、肺、胃经。

传统功用
1. 收敛止血：用于吐血、衄血、咯血、尿血、便血、崩漏、牙龈出血、创伤出血等，尤宜于肺胃出血。
2. 解毒疗疮：用于水火烫伤、痈肿疮毒、毒蛇咬伤等。治疗烧伤，用煎液或粉末涂布创面；治疗疮痈、蛇伤，内服、外敷皆可。

用量用法
煎服，每次10～15克；研粉每次1.5～3克。外用适量。

来源
马鞭草科植物裸花紫珠、杜虹花或白棠子树及同属多种紫珠的地上部分。

药材性状

① **裸花紫珠** 叶完整，叶片呈椭圆形或卵形，长4～8厘米，宽1.5～3厘米，先端渐尖，基部楔形，边缘密生细锯齿，两面近乎无毛，有显著的红棕色腺点，侧脉5～7对，在两面均稍隆起，细脉和网脉下陷。叶柄长4～8毫米。

② **杜虹花** 叶多皱缩卷曲。完整叶片展平后呈卵状椭圆形，长4～19厘米，宽2.5～9厘米，先端渐尖或钝圆，基部宽楔形或钝圆，边缘有细锯齿，近基部全缘，上表面绿色或棕绿色，下表面淡绿色或淡棕绿色，被棕黄色分枝茸毛。叶柄长0.5～1.5厘米。

③ **白棠子树** 叶完整，叶片呈倒卵形或披针形，长2～6厘米，宽1～3厘米，先端急尖或尾状尖，基部楔形，边缘中部以下具数个粗锯齿，上表面粗糙，下表面无毛，密生细小黄色腺点，侧脉5～6对。叶柄较短，长约0.5厘米。

药理作用
止血，抗菌。

应用指南

01 治疗便血
紫珠、玄参、生地黄、枳壳、地榆、火麻仁、甘草各适量，水煎，分2次服，每日1剂，3日为一疗程。

02 治疗早期肝硬化
紫珠200克（干品减半），鸡蛋4个。将紫珠、鸡蛋同放入瓦锅内，加清水煎煮，蛋熟后剥壳，再煮1小时，使蛋色发黑。每次吃鸡蛋1个，每日2次，连服100个为一疗程。

● 补阳药

紫河车

《本草拾遗》记载，紫河车，主血气羸瘦，妇人劳损，面皮䵟黑，腹内诸病渐瘦悴者。

别名 胞衣、人胞、胎衣。

性味归经

甘、咸，温。归肺、心、肾经。

传统功用

温肾补精，益气养血：用于肝肾阴虚、骨蒸劳热、盗汗、肾阳不足、精血亏虚、腰膝酸软、头晕耳鸣、健忘、阳痿、早泄等；妇女冲任虚损、闭经、宫冷不孕，以及产后乳少，属气血虚者。还可用于年老久病、先天不足者。

用量用法

研末装胶囊服或入丸、散剂，每次1.5~3克。鲜胎盘，每次半个或1个，水煮服食。

⊙紫河车

来源 健康人的干燥胎盘。

药材性状 本品呈不规则蝶状半圆形或椭圆形，直径9~16厘米，厚约1厘米。黄白色或黄棕色，近子宫面粗糙，凹凸不平，有纵横交错深浅不一的沟纹，可见无色膜衣。近胎儿面较平滑，中央或一侧有脐带或残痕，周围有无色或带血的网状血管。质坚脆，可折断，断面有白色点或白色斑块及大小不等的孔穴，形似海绵状。有腥气。

药理作用 有激素样作用，镇痛，增强机体免疫力，抑菌，抗病毒。

附药

脐带 即胎儿之脐带，系将新鲜脐带用金银花、甘草、黄酒同煮，烘干入药。味咸、甘，性温，归肾经。功能补肾、纳气、敛汗，用治肾虚喘咳、盗汗等症。可单用炖服，或研末冲服。煎服用量为1~2条，研末用量为1.5~3克。

应用指南

01 治疗乳汁不足

紫河车1个，去膜洗净，慢火炒焦，研末，每日晚饭后服2.5~5克。

02 治疗乳房瘦小

白术、怀山药、茯苓各15克，陈皮8克，乌鸡半只，一同放入沙锅内，加食盐、生姜、胡椒、清水适量，用中火炖煮至乌鸡烂熟，再放入紫河车粉12克，稍煮片刻即可食用。常用此方可使皮肤恢复弹性，皱纹减少，还能使女性发育均匀，乳房丰满，身体曲线优美。

● 补阳药

蛤蚧

《本草纲目》记载，蛤蚧，补肺气，益精血，定喘止嗽，疗肺痈，消渴，助阳道。

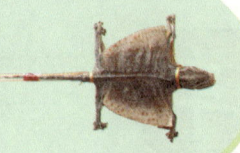

别名 蛤解、蛤蟹、仙蟾、蚧蛇、大壁虎。

性味归经
咸，平。归肺、肾经。

传统功用
1. 补肺益肾，定喘：用于肺肾两虚、纳气无力、久咳气喘等，常与人参同用。
2. 助阳益精：用于肾阳大亏，精血虚损，男子阳痿等。

用量用法
每次5～10克，多入丸、散或酒剂。

♥ **应用指南**

治疗虚劳咳嗽

蛤蚧（头尾全者，涂酥炙令黄）1对，贝母（煨微黄）、紫菀（去苗、土）、杏仁（汤浸，去皮、尖，双仁，麸炒微黄）、皂荚仁（炒令焦黄）、桑白皮（锉）各30克，鳖甲（涂醋炙令黄，去裙襕）60克，捣罗为末，炼蜜和捣200杵，丸如梧桐子大，每次以枣汤送下20丸，每日3～4次。服用期间忌苋菜。

来源 壁虎科动物蛤蚧的干燥体。

药材性状 本品呈扁片状，头颈部及躯干部长9～18厘米，腹背部宽6～11厘米，尾长6～12厘米。头略呈扁三角状，两眼多凹陷成窟窿，口内有细齿，生于颚的边缘，无异型大齿。吻部半圆形，吻鳞不切鼻孔，与鼻鳞相连，上鼻鳞左右各1片，上唇鳞12～14对，下唇鳞21片。腹背部呈椭圆形，腹薄。背部呈灰黑色或银灰色，有黄白色或灰绿色斑点散在或密集成不显著的斑纹，脊椎骨及两侧肋骨突起。四足均具5趾，除前足第1支趾外，其余均有钩爪。尾细而坚实，微显骨节，与背部颜色相同，有7个明显的银灰色环带。全身密被圆形或多角形微有光泽的细鳞，散有紫褐色疣鳞，腹部鳞片方形，镶嵌排列。气腥，味微咸。

药理作用 提高机体免疫力，平喘，延缓衰老，有激素样作用，抗应激，抗炎。

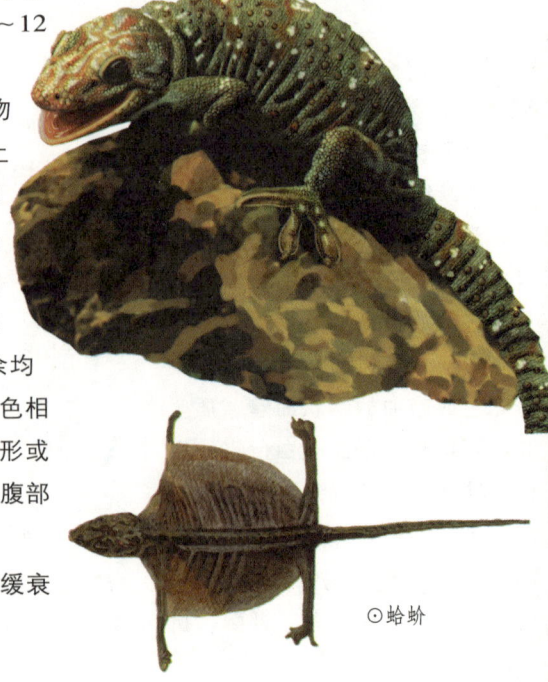

⊙蛤蚧

● 补阳药

锁阳

《本草纲目》记载，锁阳，润燥养筋，治痿弱。

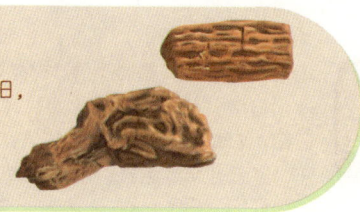

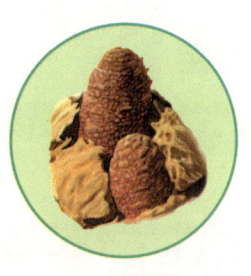

别名 琐阳、不老药、地毛球、黄骨狼。

性味归经
甘，温。归肝、肾、大肠经。

传统功用
1. 补肾阳，益精血：用于肾阳不足之阳痿不孕、腰膝痿弱、筋骨无力等。
2. 润肠通便：用于肠燥津枯所致的大便秘结。

用量用法
煎服，每次5～9克。

注意事项
阴虚阳亢、脾虚泄泻、实热便秘者忌用。

来源 锁阳科植物锁阳的干燥肉质茎。

药材性状 茎呈圆柱形，有的略扁，多切成段，长5～15厘米，直径1.5～5厘米，有的先端稍细，略弯曲。表面棕色至棕褐色，具众多明显纵沟及横向断续浅裂纹，有的残存黑棕色鳞片，栓皮脱落处具细纵纹。质坚硬，难折断，断面浅棕色或棕色，有散列呈三角形突起的维管束小点。气微，味甘而涩。

药理作用 增强机体免疫功能，促进肠蠕动，清除自由基，提高耐缺氧能力，抑制血小板聚集。

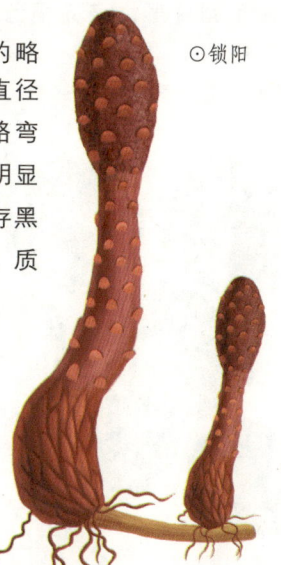
○锁阳

应用指南

01 治疗心肾阳虚型冠心病
锁阳60克，植物油50克。将植物油加热，油炸锁阳，再把锁阳研为末。每次10克，用沸水冲，代茶饮。

02 治疗遗精
锁阳、巴戟天、肉苁蓉、补骨脂、菟丝子、韭菜子、芡实、莲子、莲须、牡蛎、龙骨、山药、熟地黄、黄柏、大茴香、茯苓各适量，水煎服。

03 治疗阳痿
锁阳45克，黄柏（酒炒）240克，龟甲（酒炙）120克，知母（酒炒）60克，熟地黄、陈皮、白芍各60克，干姜15克，共研为末，酒糊为丸，适量服用。

● 辛凉解表药

葛根

《本草纲目》记载，葛根，散郁火。《神农本草经》记载，葛根，主消渴，身大热，呕吐，诸痹，起阴气，解诸毒。《名医别录》记载，葛根，疗伤寒中风头痛，解肌发表出汗，开腠理，疗金疮，止胁风痛。

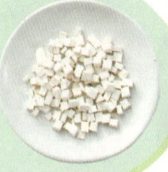

别名
干葛、甘葛、粉葛、葛麻茹、黄葛根、葛子根、葛条根。

性味归经
甘、辛，凉。归脾、胃经。

传统功用
1. 解肌退热：用于外感表证、邪郁化热、发热重、恶寒轻、头痛鼻干、口微渴、苔薄黄等。
2. 透发麻疹：用于麻疹不透。
3. 生津止渴：用于热病口渴、阴虚消渴。
4. 升阳止泻：用于热泻热痢、脾虚泄泻。此外，有明显的降压功效，可用于高血压颈项强痛。

用量用法
煎服，每次9～15克。

来源
豆科植物野葛或甘葛藤的干燥根。

药材性状
① **野葛** 完整的根多呈圆柱形。表面褐色，具纵纹，可见横向皮孔和不规则的须根痕。质坚实，断面粗糙，淡黄褐色，隐约可见1～3层同心环层。气微，味微甜。

② **甘葛藤** 呈圆柱形、类纺锤形或半圆柱形，大小不一。质坚硬而重，纤维性较弱，富粉性。气微，味微甜。

药理作用
解热，抗心肌缺血，抗心律失常，扩张血管，改善微循环，降血压，有β受体阻断作用，抗血小板聚集，降血糖，降血脂，减肥，抗肿瘤，抗氧化。

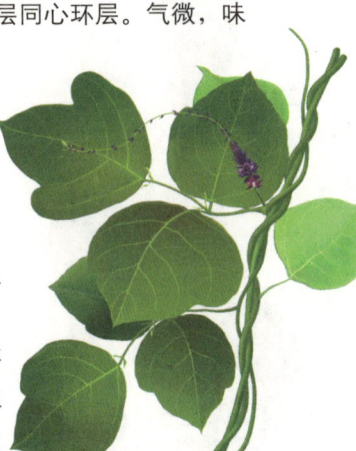

⊙野葛

附药
葛花 为葛未开放的花蕾。性味甘平。功能解酒毒，醒脾和胃。主要用于饮酒过度，头痛头晕，烦渴呕吐，胸膈饱胀等症。常用量3～15克。

♥ 应用指南

01 治疗冠心病

葛根素4～5毫升，用生理盐水稀释至50毫升静脉注射，约4小时后再将4～5毫升葛根素加入5%葡萄糖500毫升内维持静滴，每日1次，具体遵医嘱。

02 治疗突发性耳聋

葛根片（每片相当于生药1.5克）口服，每次1～3片，每日3次，或葛根注射液肌内注射，每次2毫升，每日2次，一般治疗1～2个月。

03 治疗偏头痛

葛根片（每片含葛根素100毫克）口服，成人每次5片，小儿每次2～4片，每日3次，连服2个月以上。

● 利水消肿药

葫芦

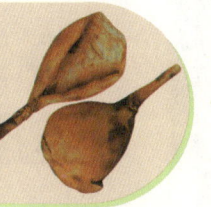

《日华子本草》记载，葫芦，除烦止渴，治心热，利小肠，润心肺，治石淋。

别名
匏、匏瓜、瓠瓜、壶卢、葫芦瓜。

性味归经
甘，平。归肺、小肠经。

传统功用
利水消肿：用于水肿、腹水、小便不利等。

用量用法
煎服，每次15～30克，鲜者加倍。

来源
葫芦科植物瓢瓜的干燥果实。

药材性状
果实呈哑铃状，中部缢细，上部和下部膨大，下部小，卵形，连于果柄，上部大，类球形，顶端有花柱基。表面黄棕色，较光滑。质坚硬。气微，味淡。

药理作用
抑制胰蛋白酶活性等。

应用指南

01 治疗肾病综合征

葫芦、党参、白术、陈皮、茯苓、猪苓、泽泻、玉米须、厚朴、炙甘草各适量，水煎服。

02 治疗慢性肾炎

葫芦、冬瓜皮、西瓜皮各30克，大枣10克，同放锅内加水约400毫升，煎至约150毫升，去渣，饮汤，每日1剂，至水肿消退为止。

03 治疗尿潴留

葫芦子30粒，蝼蛄3个，均焙研为末，每次3克，每日2次，温开水送服。

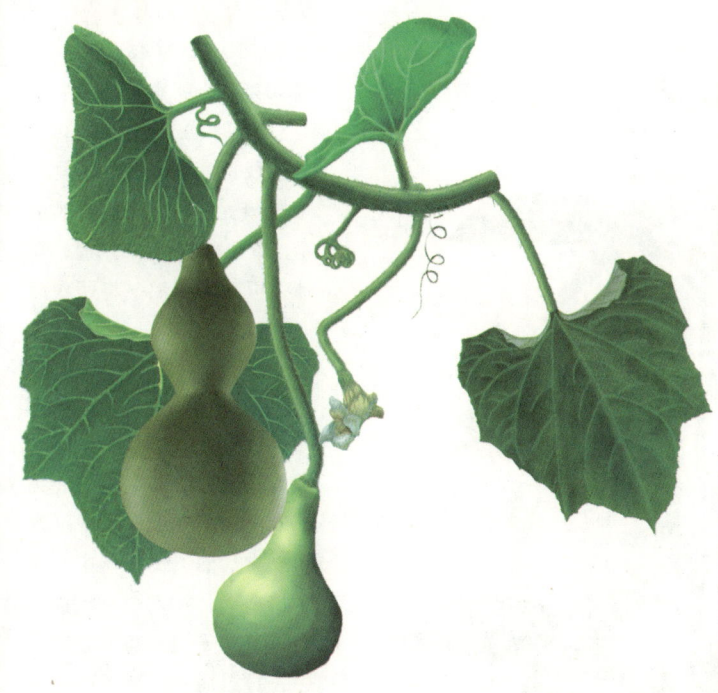

⊙葫芦

黑芝麻

补阴药

《医林纂要·药性》记载，黑芝麻，黑色者能滋阴，补肾，利大小肠，缓肝，明目，凉血，解热毒。赤褐者交心肾。

别名
胡麻、乌麻、乌麻子、黑脂麻、油麻、巨胜子、小胡麻。

性味归经
甘，平。归肝、肾、大肠经。

传统功用
1. 补肝肾，益精血：用于肝肾不足、精血亏虚所致的头晕眼花、须发早白等。
2. 润燥滑肠：用于血虚精亏之肠燥便秘。

用量用法
煎服，每次9~15克。

注意事项
因本品能润肠，故大便溏泄者忌服。

来源
胡麻科植物脂麻的干燥成熟种子。

药材性状
种子扁卵圆形，长约3毫米，宽约2毫米。表面黑色，平滑或有网状皱纹。尖端有棕色点状种脐。种皮薄，子叶2枚，白色，富油性。气微，味甘，有油香气。

药理作用
延缓衰老，降血糖。

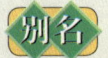
⊙脂麻

♥应用指南

01 治疗须发早白、脱发

黑芝麻10克，黑木耳5克，白糖30克。先将黑木耳用温水泡发2小时，去蒂，撕瓣；黑芝麻炒香。然后将黑木耳、黑芝麻放入锅内，加水适量，置中火上煎熬1小时，滗汁，再加水煎熬。将两次煎液合并，加白糖即可服用。

02 治疗心绞痛

黑芝麻、白糖各500克。将黑芝麻洗净后晒干，置于锅内用小火烤熟，倒入碗中，用木槌捣碎，加入白糖搅拌均匀，装入干燥洁净的玻璃瓶中，拧紧瓶盖，置于阴凉干燥处保存。每次3~4匙，每日3次。

● 凉血止血药

槐花

《本草纲目》记载，槐花，炒香频嚼，治失音及喉痹，又疗吐血、衄血、崩中漏下。

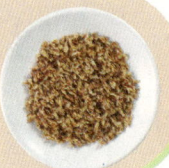

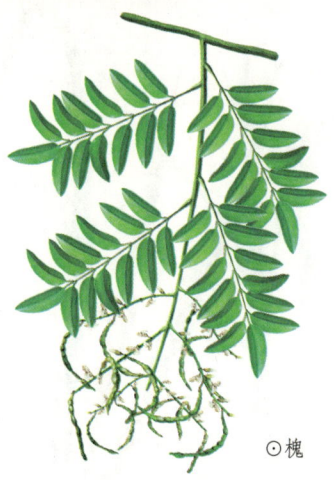

⊙槐

别名
槐蕊。

性味归经
苦，微寒。归肝、大肠经。

传统功用
凉血止血，清肝泻火：用于便血、痔血、衄血、咯血等，属血热出血者；肝热目赤、头痛眩晕。

用量用法
煎服，每次10～15克。

应用指南

01 治疗大肠癌引起的便血
槐花30克，生大黄4克，蜂蜜15克，绿茶2克。先将生大黄拣杂，洗净，晾干或晒干，切成片，放入沙锅内，加水煎煮5分钟，去渣留汁待用。锅中加槐花、绿茶及清水煮沸，倒入生大黄煎汁，离火，调入蜂蜜即成。早、晚2次分服。

02 治疗宫颈癌阴道出血
槐花、蜂蜜各30克，地榆60克。先将地榆拣杂，切成片，放入沙锅内，加水煎煮两次，每次40分钟，合并两次浓煎液，倒入沙锅，加入槐花，视需要可酌加清水，用大火再煎10分钟，用洁净纱布过滤，去渣，收取滤汁放入容器，待其温热时兑入蜂蜜，搅拌均匀即成。早、晚2次分服。

03 治疗月经过多
槐花、生地黄、地骨皮各30克，粳米30～60克。将生地黄、地骨皮、槐花洗净，水煎，去渣取汁，与粳米共煮为粥。每日1次，可连服3～5日。

来源 豆科植物槐的干燥花及花蕾。

药材性状 花多皱缩而卷曲，花瓣多散落。完整者花萼钟状，黄绿色，先端5浅裂，花瓣5片，黄色或黄白色，1片较大，近圆形，先端微凹，其余长圆形，雄蕊10个，其中9个基部联合，花丝细长，雌蕊圆柱形，弯曲。花萼下部有数条纵纹，上方为黄白色未开放的花瓣。气微，味微苦。

药理作用 促凝血，止血，抗菌，利尿。

附药
槐角 为豆科植物槐的干燥成熟果实。味苦，性寒。归肝、大肠经。清热泻火，凉血止血。用于肠热便血，痔肿出血，肝热头痛，眩晕目赤。煎服，每次6～9克。

● 化瘀止血药

蒲黄

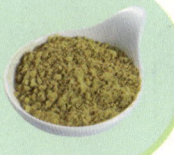

《本草纲目》记载，蒲黄，凉血，活血，止他腹诸痛。《本草经疏》记载，蒲黄，治症结，五劳七伤，停积瘀血，胸前痛即发吐衄。

别名 蒲厘花粉、蒲花、蒲棒花粉、蒲草黄。

性味归经
甘，平。归肝、心经。

传统功用
1. 止血化瘀：用于吐血、衄血、咯血、便血、尿血、崩漏及创伤出血等，脘腹疼痛，产后血瘀腹痛及痛经等。
2. 通淋：用于血淋、尿血等。

用量用法
煎服，每次3～10克，包煎。外用适量，敷患处。止血宜炒用，化瘀通淋多生用。

注意事项
孕妇慎用。

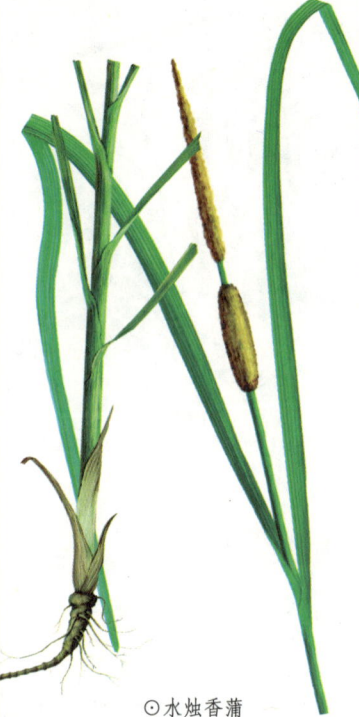
⊙水烛香蒲

应用指南

01 防治热毒蕴结、瘀血阻滞
蒲黄与牡丹皮、郁金、茯苓、大黄等配伍，水煎服。

02 治疗尿血
蒲黄与石韦、地榆、琥珀、小蓟、三七等配伍，水煎服。

03 治疗高脂血症
蒲黄30克，水煎服，每日1剂，1～2个月为一疗程。有显著降低胆固醇的作用。

来源 为香蒲科植物水烛香蒲、东方香蒲或同属植物的干燥花粉。

药材性状 为黄色粉末。体轻，放水中则漂浮于水面。手捻有滑腻感，易附着手指上。气微，味淡。

药理作用 缩短凝血时间，扩张血管，扩张冠状动脉，抑制心肌收缩力，抗心律失常，兴奋子宫平滑肌，降血脂，抗动脉粥样硬化，提高耐缺氧能力，抗炎，抗菌。

蒲公英

清热解毒药

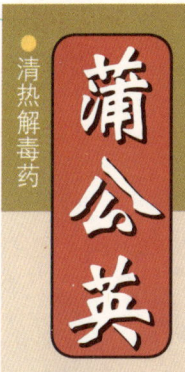

《本草纲目》记载，蒲公英，掺牙，乌须发，壮筋骨。妇人乳痈水肿，煮汁饮，立消。

别名
蒲公草、仆公英、婆婆丁、黄花地丁、蒲公丁、黄花草。

性味归经
苦、甘，寒。归肝、胃经。

传统功用
1. 清热解毒，消痈散结：用于痈肿疔毒、乳痈内阻。
2. 利湿通淋：用于热淋涩痛、湿热黄疸。还可治疗肝火上炎引起的目赤肿痛。

用量用法
煎服，每次9~15克。外用鲜品适量。

注意事项
用量过大，可致缓泻。

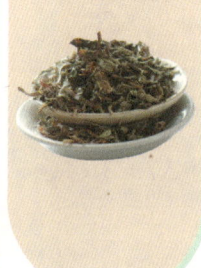

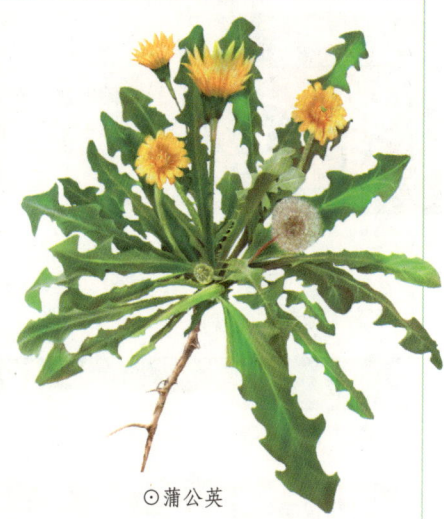

○蒲公英

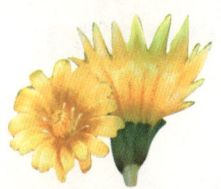

来源
菊科植物蒲公英、碱地蒲公英或同属数种植物的干燥全草。

药材性状
① **蒲公英** 全草呈皱缩卷曲的团块。根呈圆锥状，多弯曲，长3~7厘米。表面棕褐色，抽皱，根头部有棕褐色或黄白色的茸毛。叶基生，多皱缩破碎，完整叶片呈倒披针形，长6~15厘米，宽2~3.5厘米，绿褐色或暗灰色，先端尖或钝，边缘倒向浅裂或羽状分裂，裂片牙齿状或三角形，基部渐狭，下延呈柄状，下表面主脉明显，被蛛丝状毛。花茎一至数条，每条顶生头状花序，总苞片多层，花冠黄褐色或淡黄白色。气微，味微苦。

② **碱地蒲公英** 叶倒卵状披针形或狭披针形，长约4.8厘米，宽1.2~1.5厘米，常较规则地倒向羽状深裂，裂片3~7对，顶端裂片长戟形，先端尖或钝，基部狭长，几乎无毛。总苞片3层，外层2面顶端几乎无小角，内面一层长于外层的2倍。

药理作用
抗病原微生物，抗胃溃疡，抗肿瘤，抗肝损伤。

应用指南

01 治疗慢性胃炎

蒲公英10克，陈皮6克，砂仁3克，研末，每次0.2~3克，饭后温开水送服。

02 治疗乳痈

鲜蒲公英12克，鲜凤尾草一把，捣烂，加陈醋煮沸，尽量饮。

03 治疗急性扁桃体炎

将蒲公英制成片剂或冲剂口服，或用干品120克煎服。

● 补气药

蜂蜜

《本草纲目》记载，蜂蜜，和营卫，润脏腑，通三焦，调脾胃。

别名
石蜜、石饴、食蜜、蜜、白蜜、白沙蜜、蜜糖、沙蜜、蜂糖。

性味归经
甘，平。归肺、脾、大肠经。

传统功用
1. 补中缓急：用于脾胃虚弱、脘腹作痛、倦怠食少等。
2. 润肺止咳：用于肺燥干咳无痰，或痰少而黏、咽干口燥及肺虚久咳等。
3. 润肠通便：用于体虚津枯、肠燥便秘等。可单用本品或制成栓剂使用。
4. 解毒：外敷可治疗疮疡肿痛、水火烫伤等。内服可解乌头、附子引起的中毒。

用量用法
煎服或冲服，每次15～30克；制丸剂、膏剂或栓剂等，随方适量。

注意事项
本品能助湿，令人中满，且可滑肠，故湿热痰滞、胸闷及大便溏泻者忌用。

来源 蜜蜂科昆虫中华蜜蜂或意大利蜂所酿的蜜。

药材性状 本品为半透明、带光泽、浓稠的液体，白色至淡黄色或橘黄色至黄褐色，久置或遇冷渐有白色颗粒状结晶析出。气芳香，味极甜。

药理作用 增强机体免疫功能，促进肠蠕动，排毒养颜，抗菌，解毒，抗肿瘤，促进生长发育。

应用指南

01 治疗咳嗽
生姜1000克（取汁），蜂蜜500克，以微火煎煮，使姜汁尽，只剩蜂蜜。每次服如枣大，每日3次。禁一切杂食。

02 治胃及十二指肠溃疡
蜂蜜50克，生甘草9克，陈皮6克，先煎甘草、陈皮，去渣，再冲入蜂蜜，分3次服。

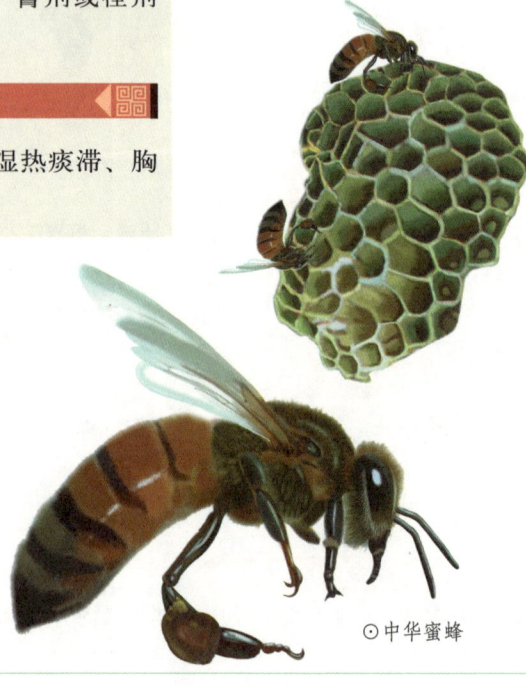

⊙ 中华蜜蜂

蜈蚣

息风止痉药

《本草纲目》记载，蜈蚣，治小儿惊痫风搐，脐风口噤，丹毒，秃疮，瘰疬，便毒，痔漏，蛇瘕、蛇瘴、蛇伤。

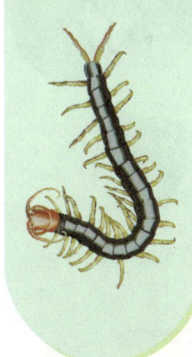

别名
吴公、天龙、百脚、百足虫、千足虫。

性味归经
辛，温；有毒。归肝经。

传统功用
1. 息风止痉：主治肝风惊搐，急、慢惊风等。
2. 通络止痛：用于风湿顽痹、伏风头痛等。
3. 解毒散结：外敷可治疗疮痈、瘰疬等。

用量用法
煎服，每次3～5克；研末冲服，每次0.6克。

注意事项
本品有毒，用量不可过大。孕妇忌用。

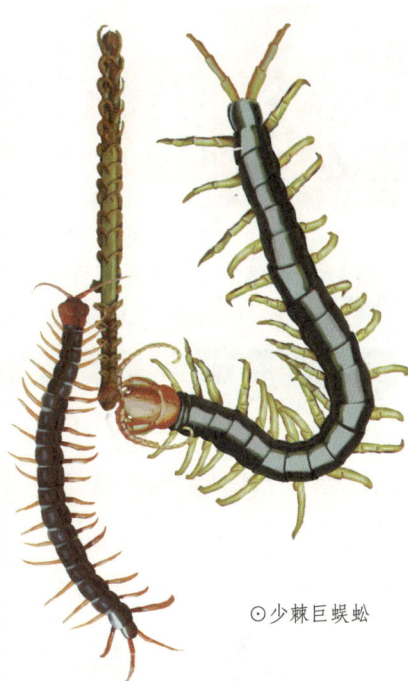
○少棘巨蜈蚣

应用指南

01 治疗卒中（中风）抽搐及破伤风后受风抽搐者

全蜈蚣（大者）2条，生黄芪30克，当归20克，羌活、独活、全蝎各10克，水煎服。

02 治疗肝癌

蜈蚣、五灵脂各15克，红娘（糯米炒）4.5克，炙狼毒9克，蜂房21克，全蝎、僵蚕、威灵仙各30克，山慈菇50克，共研细末，水泛为丸，每次1.5克，每日2次，温开水送服。能使症状缓解，肿块软缩，延长生存期。

03 治疗胃癌

蜈蚣5条，三棱、莪术、枳实各12克，海藻、昆布各15克，水蛭24克，金银花90克，水煎，分3次用白糖调服。

来源 蜈蚣科动物少棘巨蜈蚣的干燥体。

药材性状 虫体呈扁平长条形，长9～14厘米，宽0.5～1厘米。全体由22个环节组成，最后一节略细小，头部两节暗红色，有触角及毒钩各1对，背部棕绿色或墨绿色，有光泽，并有纵棱2条，腹部淡黄色或棕黄色，皱缩，自第2节起每体节有脚1对，共21对，生于两侧，黄色或红褐色，足端黑色，尖端呈爪状弯作钩形，末对附肢基侧板后端有2尖棘，同肢前腿节腹面外侧有2棘，内侧1棘，背面内侧1～3棘。质脆，断面有裂隙。气微腥，有特殊刺鼻的臭气，味辛、微咸。

药理作用 抑制中枢神经，抗惊厥，镇痛，增强心肌收缩力，降血压，扩张血管，抗炎，增强机体免疫功能，抑菌，抗癌。

● 祛风寒湿药

雷公藤

《中药药理与应用》记载，雷公藤，能祛风除湿，消肿止痛，通经活络。

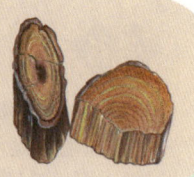

别名
红紫根、黄藤木、红药、黄藤草、红柴根、三棱花、黄腊藤、水脑子根、山砒霜、菜虫药。

性味归经
苦，凉；有大毒。归心、肝经。

传统功用
祛风，解毒，杀虫：外用可治风湿性关节炎，皮肤发痒，杀蛆虫，灭钉螺，毒鼠等。

用量用法
外用适量，捣汁敷患处。

注意事项
本品有剧毒，不可内服。敷药时间不可超过半小时，否则局部会起泡。孕妇忌用。

来源 为卫矛科植物雷公藤的干燥全株。

药材性状 根圆柱形，扭曲，常具茎残基，直径0.5～3厘米，商品常切成长短不一的段块。表面土黄色至黄棕色，粗糙，具细密纵向沟纹及环状或半环状裂隙；栓皮层常脱落，脱落处显橙黄色。皮部易剥离，露出黄白色的木部。质坚硬，折断时有粉尘飞扬，断面纤维性，横切面木栓层橙黄色，显层状，韧皮部红棕色，木部黄白色，密布针眼状孔洞，射线较明显。气微、特异，味苦、微辛。有大毒。

药理作用 抗炎，抑制机体免疫力，抗肿瘤，抗生育。

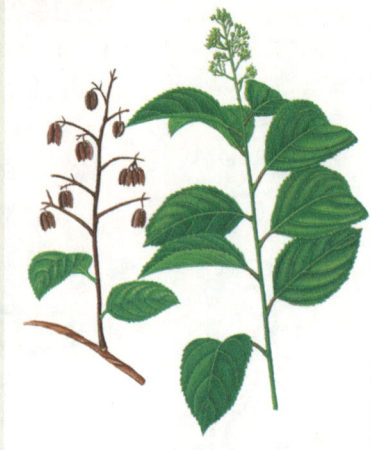

⊙雷公藤

♥ 应用指南

01 防治肝肿大
雷公藤100克，捣烂，浸入500毫升酒精中，密封1周后过滤，取适量药液涂擦肝肿大处，每日或隔日1次。

02 防治乳腺癌
雷公藤25克，研粉，调入适量凡士林，制成100克软膏，取适量敷患处，每日1次。

03 治疗皮癣湿痒
雷公藤100克，捣碎，用50%酒精浸泡1周后，用上清液涂擦患处。

蝉蜕

辛凉解表药

《本草纲目》记载，蝉蜕，治破伤风及疔肿毒疮，大人失音，小儿噤风天吊，惊哭夜啼，阴肿。《药性论》记载，蝉蜕，治小儿浑身壮热惊痫，兼能止渴。

别名
蝉衣、蝉壳、蝉退、蝉退壳、知了皮。

性味归经
甘，寒。归肺、肝经。

传统功用
1. 疏散风热：用于风热感冒及温病初起、咽痛音哑。
2. 透疹止痒：用于麻疹不透、风疹瘙痒。
3. 明目退翳：用于风热上攻、目赤肿痛、翳膜遮睛等症。
4. 息风止痉：用于小儿热极动风、破伤风证。

用量用法
煎服，每次3~6克；或单味研末冲服。

注意事项
孕妇当慎用。月经过多者忌用。

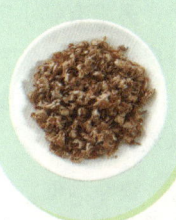
○黑蚱

来源
蝉科昆虫黑蚱的若虫羽化时脱落的皮壳。

药材性状
全体形似蝉而中空，稍弯曲，长3~4厘米，宽约2厘米。表面黄棕色，半透明，有光泽。头部有丝状触角一对，多已断落，复眼突出。颈部先端突出，口吻发达，上唇宽短，下唇伸长成管状。胸部背面呈十字形裂片，裂口向内卷曲，脊背两旁具小翅2对，腹面有足3对，被黄棕色细毛。腹部钝圆，共9节。体轻，中空，易碎。气微，味淡。

药理作用
镇静，抗惊厥，镇痛，抗过敏，抑制机体免疫力，抗肿瘤。

♥ 应用指南

治疗慢性荨麻疹

取蝉蜕适量，洗净，晒干，炒焦，研末，过筛，炼蜜为丸，每丸9克；或取蝉蜕2份，刺蒺藜1份，蜂蜜适量，制成丸剂，每丸9克，每次1丸，每日2~3次。

治疗破伤风

将去头足的蝉蜕焙干研末，每次45~60克，儿童酌减，每日2次，以黄酒90~120毫升调服，配合支持疗法及抗生素。

治疗小儿阴茎水肿

蝉蜕10克，生甘草10~15克，加水200~300毫升，煎煮10~15分钟，滤渣，先温洗患处数次，再用药棉蘸水外敷3~5分钟，每日3~5次。

● 养心安神药

酸枣仁

《本草纲目》记载，酸枣仁，其仁甘而润，故熟用疗胆虚不得眠、烦渴虚汗之证，生用疗胆热好眠，皆足厥阴、少阳药也。

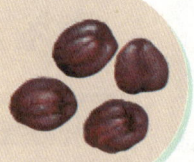

别名
枣仁、酸枣核。

性味归经
甘、酸，平。归心、肝、胆经。

传统功用
1. 养心安神：用于心肝阴血不足、虚火上扰、心神不安、虚烦不眠等。常配伍养血安神药。
2. 敛汗生津：用于阴虚盗汗、气虚自汗、津伤口渴等。常配伍益气养阴药。

用量用法
煎服，每次9～15克；研末吞服，每次1.5～2克。

来源
鼠李科植物酸枣的干燥成熟种子。

药材性状
种子扁圆形或扁椭圆形，长5～9毫米，宽5～7毫米，厚约3毫米。表面紫红或紫褐色，有的具纵裂纹，一面平坦，有一条隆起的纵线纹，另一面凸起。一端凹陷，可见线形种脐，另端有细小突起的合点。种皮较脆，胚乳白色，子叶2片，浅黄色，富油性。气微，味淡。

药理作用
镇静，催眠，抗惊厥，抗心律失常，抗心肌缺血，降血压，降血脂。

♥ 应用指南

01 治疗老年神经衰弱

炒酸枣仁60克，粳米400克。将酸枣仁加水煎煮，去渣取汁，与粳米一起煮粥服之。具有抑制中枢神经系统、镇静、催眠等作用。

02 治疗失眠

酸枣仁、茯苓各15克，远志5克，猪心1个。把猪心切成两半，洗干净，放入锅内，再放入洗干净的酸枣仁、茯苓、远志，加适量水，用大火烧开后撇去浮沫，用小火炖至猪心熟透后即成，吃心喝汤。此汤有补血养心、益肝宁神之功用，可治疗心肝血虚引起的心悸不宁、失眠多梦、记忆力减退等。

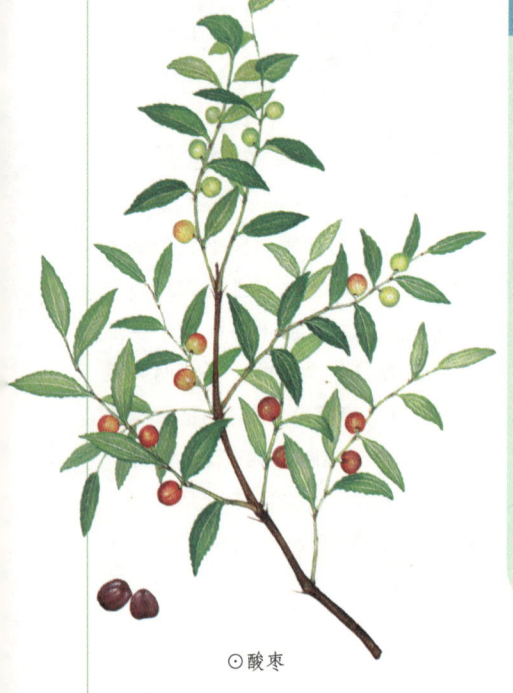

⊙ 酸枣

● 祛风湿热药

豨莶草

《本草纲目》记载，豨莶草，治肝肾风气，四肢麻痹，骨痛膝弱，风湿诸疮。

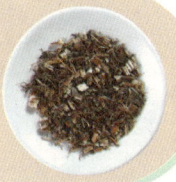

别名
豨莶、火莶、风湿草、猪膏草。

性味归经
辛、苦，寒。归肝、肾经。

传统功用
1. 祛风除湿：用于风湿痹证、关节疼痛、肢麻及卒中（中风）手足不遂等。
2. 清热解毒：用于疮肿热毒、湿疹湿疮等。还可用于高血压。

用量用法
煎服，每次9～12克。外用适量。

应用指南

01 治疗中风

豨莶草、金银花各15克，生黄芪、鲜桑枝、太子参各30克，生石决明20克，夏枯草12克，当归、赤芍、防风各9克，生甘草5克，水煎服。

02 治疗肩周炎

豨莶草、羌活、独活、桂心、秦艽、川芎、海风藤、乳香、桑枝、当归各9克，蚕沙、木香、炙甘草各6克，水煎服，分2次温服，7日为一疗程，一般不超过两个疗程。

来源
为菊科植物莶、腺梗莶或毛梗莶的干燥地上部分。

药材性状

① **豨莶** 茎圆柱形，表面灰绿色、黄棕色或紫棕色，有纵沟及细纵纹，枝对生，节略膨大，密被白色短柔毛，质轻而脆，易折断，断面有明显的白色髓部。叶对生，多脱落或破碎，完整的叶片三角状卵形或卵状披针形，长4～10厘米，宽1.8～6.5厘米，先端钝尖，基部宽楔形，下延成翅柄，边缘有不规则浅裂或粗齿，两面被毛，下表面有腺点。有时在茎顶或叶腋可见黄色头状花序，总苞片匙形。气微，味微苦。

② **腺梗豨莶** 枝上部被长柔毛和紫褐色腺点，叶卵圆形或卵形，边缘有不规则小锯齿。

③ **毛梗豨莶** 枝上部疏生平伏短柔毛，叶片较小，边缘锯齿规则。

药理作用
抗炎，抑制机体免疫力，扩张血管，降血压，抗血栓形成，改善肠系膜微循环，抗早孕，抗单纯疱疹病毒。

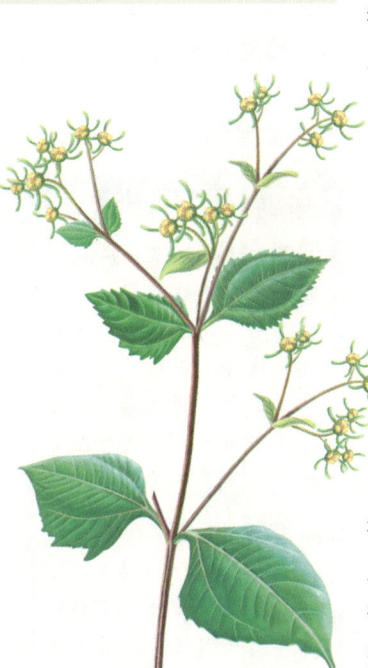

⊙ 豨莶草

● 息风止痉药

僵蚕

《本草纲目》记载，僵蚕，散风痰结核瘰疬，头风，风虫齿痛，皮肤风疮，丹毒作痒，痰疟结，妇人乳汁不通，崩中下血，小儿疳蚀鳞体，一切金疮，疔肿风痔。

别名
白僵蚕、天虫、僵虫、白僵虫。

性味归经
咸、辛，平。归肝、肺、胃经。

传统功用
1. 息风止痉：用于高热急惊风、脾虚慢惊风、中风口眼㖞斜及破伤风等。
2. 祛风止痛：用于风热头痛、目赤咽肿及风疹瘙痒等。
3. 解毒散结：主治痰核瘰疬、疔肿丹毒等。

用量用法
煎服，每次5～9克。

来源
蚕蛾科昆虫家蚕4～5龄的幼虫感染（或人工接种）白僵菌而致死的干燥体。

药材性状
虫体呈圆柱形，多弯曲皱缩，长2～5厘米，直径0.5～0.7厘米。表面灰黄色，被有白色粉霜状的气生菌丝和分生孢子，头部较圆；足8对，体节明显，尾部略呈二分枝状。质硬而脆，易折断，断面平坦，外层白色，显粉性，中间亮棕色或亮黑色习称"胶口镜面"，内有丝腺环4个，呈亮圈状。气微腥，味微咸。

药理作用
抗惊厥，催眠，抗凝血，降血糖，抑菌，抗肿瘤。

附药
僵蛹 以蚕蛹为底物，经白僵蚕发酵的制成品。具有一定的退热、止咳化痰、镇静、止痉、消肿散结、止遗尿的作用，疗效与僵蚕相似，可代替僵蚕药用。

雄蚕蛾 为蚕蛾科昆虫家蚕蛾的雄性全虫。味咸，性温，归肝、肾经。功能补肝益肾，壮阳涩精。用于阳痿、遗精、白浊、尿血、创伤、溃疡及烫伤等。

应用指南

01 治疗食管癌

僵蚕60克，石见穿、急性子各30克，蜈蚣、穿山甲各24克，炙马钱子、全蝎、守宫各12克，蜂房9克，共为细末，炼蜜为丸，每丸3克，每次1丸，每日2次。能使癌肿缩小，阻塞减轻，吞咽顺利。

02 治疗风热咽痛

僵蚕、荆芥、防风各6克，薄荷、生甘草各4.5克，桔梗9克，水煎服。

03 治疗脾虚慢惊风

僵蚕、人参、白术、茯苓各9克，木香、白附子各3克，天麻、全蝎各6克，共研细末，早、晚分2次用温开水送服。

04 治疗重舌木肿

僵蚕3克，黄连（蜜炒）6克，共研匀，掺之涎出可消。

● 补阴药

墨旱莲

《本草纲目》记载，墨旱莲，乌须发，益肾阴。

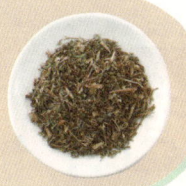

别名
旱莲草、金陵草、莲子草、墨菜、黑墨草、水旱莲、墨汁草。

性味归经
甘、酸，寒。归肾、肝经。

传统功用
1. 凉血止血：用于阴虚内热、血热妄行引起的吐血、衄血、咯血、尿血及崩漏出血等。
2. 滋补肝肾：用于肝肾阴虚之头晕目眩、须发早白、腰痛筋软等。

用量用法
煎服，每次6~12克。外用鲜品适量。

♥ 应用指南

01 治疗咳嗽咯血
墨旱莲60克，捣烂绞汁，开水冲服。

02 治疗便血
墨旱莲，瓦上焙干，研末，每次6克，米汤送服。

03 治疗妇女阴痒
墨旱莲120克，水煎服。或另加钩藤根、白帆少许，煎汁外洗。

来源
菊科植物鳢肠的干燥地上部分。

药材性状
全草被白色茸毛。根须状，长5~10厘米。茎圆柱形，多分枝，直径2~7毫米，表面灰绿色或稍带紫，有纵棱，质脆，易折断，断面黄白色，中央为白色疏松的髓部，有时中空。叶对生，多卷缩或破碎，墨绿色，完整叶片展平后呈披针形，长3~10厘米，宽0.5~2.5厘米，全缘或稍有细锯齿，近无柄。头状花序单生于枝端，直径6~11毫米，总花梗细长，总苞片5~6，黄绿色或棕褐色，花冠多脱落。瘦果扁椭圆形，棕色，表面有小瘤状突起。气微，味微咸。

药理作用
增强机体免疫力，止血，抗肝损伤，扩张冠状动脉，抗诱变，镇静，镇痛。

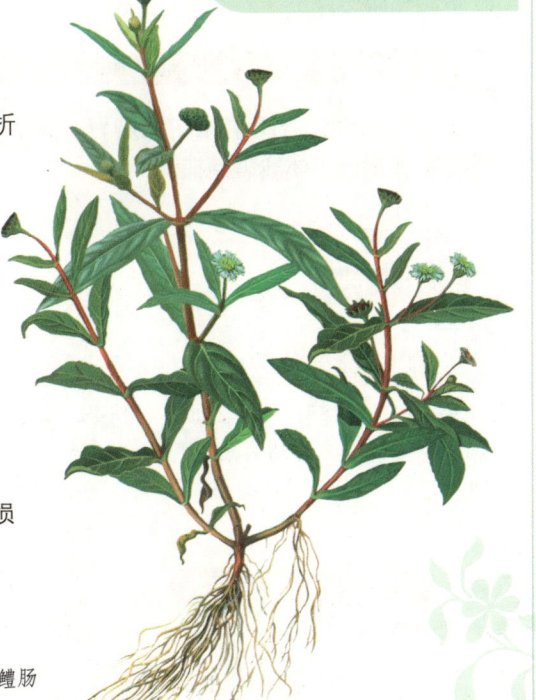

⊙鳢肠

● 补血药

熟地黄

《本草纲目》记载，熟地黄，填骨髓，长肌肉，生精血。补五脏内伤不足，通血脉，利耳目，黑须发，男子五劳七伤，女子伤中胞漏，经候不调，胎产百病。

别名
熟地。

性味归经
甘，微温。归肝、肾经。

传统功用
1. 补血养阴：用于血虚萎黄、头晕目眩、心悸失眠、妇女血虚、月经不调、崩漏失血等。
2. 益精填髓：用于肝肾阴虚、腰酸腿软、头目眩晕、失眠健忘、遗精盗汗、阴虚火旺、骨蒸劳热、内热消渴、烦热多饮等。

用量用法
煎服，每次9～15克。重用久服宜与陈皮、砂仁同用，以防黏腻碍胃。

注意事项
本品性质黏腻，有碍消化，凡脾胃虚弱、气滞痰多、脘腹胀满及食少便溏者忌服。

来源
玄参科植物地黄的炮制加工品。

药材性状
为不规则的块片、碎块，大小、厚薄不一。表面乌黑色，有光泽，黏性大。质柔软而常韧性，不易折断，断面乌黑色，有光泽。气微，味甜。

药理作用
增强造血功能，抗血栓形成，抑制免疫力功能，降血压，抗氧化，调节甲状腺功能。

⊙ 地黄

♥ 应用指南

01 治疗宫颈癌

熟地黄、黄芪各12克，党参、白术、茯苓、当归、山药各9克，蜀羊泉、半枝莲各30克，大枣5枚，水煎，分2次服。

02 治疗急、慢性白血病

熟地黄、龟甲、黄芪各15克，急性子、赤芍各9克，三棱、莪术、红花各6克，水煎服。

● 祛风寒湿药

蕲蛇

《本草纲目》记载，蕲蛇，通治诸风，破伤风，小儿风热，急慢惊风，搐搦，瘰疬漏疾，杨梅疮，痘疮倒陷。

别名
白花蛇、五步蛇、百步蛇、盘蛇、棋盘蛇、五步跳、龙蛇、犁头匠。

性味归经
甘、咸，温；有毒；归肝经。

传统功用
1. 祛风通络：用于风湿顽痹、肢体麻木、筋脉拘挛、中风口㖞、麻风、疥癣等。
2. 定惊止痉：用于小儿惊风、破伤风等。

用量用法
煎服，每次3~9克；研末吞服，每次1~1.5克。

来源
蝰科动物五步蛇除去内脏的干燥全体。

药材性状
卷曲成盘，盘径17~34厘米，体长可达2米。头在中央稍向上翘起，呈三角形而扁平，吻端向上，习称翘鼻头，眼与鼻孔之间具有颊窝。背部两侧各有黑褐色与浅棕色组成的∧形斑纹17~25块，其顶端在背中线上相接，习称方胜纹，有的左右不相接呈交错排列。腹部撑开或不撑开，灰白色。鳞片较大，有黑色圆形的斑点，习称连珠斑，腹内壁黄白色，脊椎骨显露突起，两侧具有多条肋骨。尾部骤细，末端有三角形深灰色的角质鳞片一枚，习称指甲尾。气腥，味微咸。

药理作用
镇痛，催眠，抗溃疡，提高巨噬细胞的吞噬能力，增强纤维蛋白溶解系统的活性，降血压。

⊙五步蛇

附药
金钱白花蛇 为眼镜蛇科动物银环蛇的幼蛇干燥体。分布于长江以南各地。夏、秋季捕捉，剖开蛇腹，除去内脏，干燥。切段用。性能、功效、应用与蕲蛇相似而药力较强。煎服，每次3~4.5克；研粉吞服，每次1~1.5克。

♥应用指南

01 治疗肝癌

蕲蛇、僵蚕、青黛、三棱、莪术、丹参、黄精各75克，鳖甲150克，干蟾5个，共为细末，水泛为丸，赭石为衣，每次6克，每日3次。能消除肿痛，延长生存期。

02 治疗风湿麻痹

蕲蛇125克，羌活、天麻、秦艽、五加皮各60克，防风30克，入白酒2500毫升中浸泡7日，每次15毫升，每日2次。

03 治疗破伤风

蕲蛇、乌梢蛇各30克，蜈蚣1条，研为细末，每次6克，温酒送服。

● 平肝潜阳药

赭石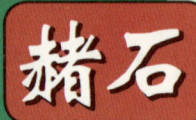

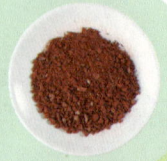

《本草再新》记载，赭石，平肝降火，治血分去瘀生新，消肿化痰，治五淋崩带，安产堕胎。

别名
须丸、赤土、丁头代赭、紫朱、土朱、铁朱。

性味归经
苦，寒。归肝、心经。

传统功用
1. 平肝潜阳：主治肝阳亢盛、头晕目眩，甚则肝风内动。
2. 降逆止呕：用于胃气上逆所致呃逆、呕吐，或肺肾两虚、气逆作喘等。
3. 凉血止血：用于血热妄行、吐血、衄血及崩漏等多种出血。

用量用法
煎服，每次10～30克，宜打碎先煎。

来源
氧化物类矿物刚玉族赤铁矿，主要含三氧化二铁（Fe_2O_3）。

药材性状
为豆状、肾状集合体。多呈不规则厚板状或块状，有棱角。棕红色至暗棕红色或铁青色，条痕樱红色或棕红色，半金属光泽，一面分布较密的称钉头，呈乳头状，另一面与突起相对应处有同样大小的凹窝。体重，质坚硬，断面层叠状或颗粒状。气微，味淡。

药理作用
镇静，促进肠蠕动。

♥ 应用指南

01 治疗顽固性咳嗽

赭石、旋覆花、南沙参、北沙参、姜半夏、浙贝母、甘草、栝楼皮、苦杏仁、桔梗、百部、紫菀、苏子、知母各适量，水煎服。

02 治疗梅核气

赭石15克（先煎），制半夏、百合、当归、白芍、苏梗、制香附、旋覆花各10克（包煎），佛手、陈皮、柴胡各6克，水煎，分2次服。

03 预防胃食管反流病

赭石、生地黄、白芍、沙参、枸杞子、玉竹、竹茹、芦根各适量，水煎服。

04 治疗中风

赭石、牛膝、丹参各30克，生龙骨、生牡蛎、生龟甲、生杭芍、玄参各15克，茵陈、麦芽、石菖蒲、大黄、甘草各10克，煎汤频服。

● 辛凉解表药

薄荷

《本草纲目》记载，薄荷，利咽喉、口齿诸病。治瘰疬，疮疥，风瘙瘾疹。捣汁含漱，去舌苔语涩；挪叶塞鼻，止衄血，涂蜂螫蛇伤。

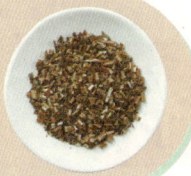

别名
蕃荷菜、南薄荷、猫儿薄荷、升阳菜、薄苛、夜息花。

性味归经
辛，凉。归肺、肝经。

传统功用
1. 疏散风热：用于风热感冒，或温病初起、邪在卫分、头痛、发热、微恶风寒等症。
2. 清利头目，利咽：用于风热上攻之头痛目赤、咽喉肿痛。
3. 透疹止痒：用于麻疹不透、风疹瘙痒。
4. 疏肝解郁，芳香辟秽：用于肝郁气滞、胸闷胁痛及夏令感受暑湿秽浊、脘腹胀痛、呕吐泄泻等。

用量用法
煎服，每次3～6克，宜后下。

注意事项
本品芳香辛散，发汗耗气，故体虚多汗者不宜使用。

应用指南

01 治疗口疮
薄荷叶4.5克，黄柏、硼砂各3克，冰片0.15克，共研末撒患处。

02 治疗口臭
丁香、厚朴各1克，薄荷0.5克，金银花1.5克，加水煎成50毫升药液，分数次漱口，每日2～3次。

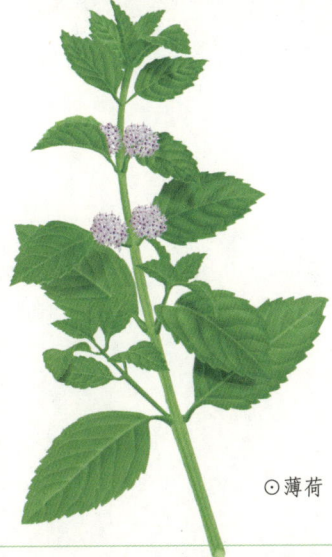

⊙ 薄荷

🍃 **来源** 唇形科植物薄荷的干燥地上部分。

💧 **药材性状** 茎方柱形，有对生分枝，长15～40厘米，直径2～4毫米，表面紫棕或淡绿色，节间长2～5厘米，叶片皱缩卷曲，完整叶片展平呈披针形、卵状披针形、长圆状披针形至椭圆形，边缘在基部以上疏生粗大的牙齿状锯齿，侧脉5～6对，上表面深绿色，下表面灰绿色，背面在放大镜下可见凹点状腺鳞。茎上部有腋生的轮伞花序，花萼钟状，先端5齿裂，萼齿狭三角状钻形，微被柔毛，花冠多数存在。揉搓后有特殊清凉香气，味辛凉。

➕ **药理作用** 促进汗腺分泌，解热，镇痛，兴奋中枢神经，消炎，止痛，止痒，祛痘，解除肠道平滑肌痉挛，抗肝损伤，促进胆汁分泌，抗早孕，祛痰，抗病原微生物。

● 利水消肿药

薏苡仁

《本草纲目》记载，薏苡仁，健脾益胃，补肺清热，祛风胜湿。炊饭食，治冷气。煎饮，利小便热淋。

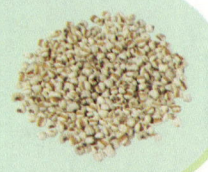

别名 薏米、米仁、薏仁、苡仁、玉秣、草珠子、六谷米、药玉米、蓼茶子、益米。

性味归经 甘、淡，微寒。归脾、胃、肺经。

传统功用
1. 利水渗湿，除痹：用于水肿、小便不利、湿痹拘挛等。
2. 清热排脓，健脾止泻：用于肺痈、肠痈、脾虚泄泻等。

用量用法 煎服，每次9～30克。

来源 禾本科植物薏苡的干燥成熟种仁。

药材性状 种仁呈宽卵形或长椭圆形，长4～8毫米，宽3～6毫米。表面乳白色，光滑，偶有残存的黄褐色种皮，一端钝圆，另端较宽而微凹，有一淡棕色点状种脐，背面圆凸，腹面有一条较宽而深的纵沟。质坚实，断面白色，粉性。气微，味微甜。

药理作用 解热，镇痛，抗炎，抗肿瘤，抑制骨骼肌收缩，增强机体免疫力，低浓度收缩血管，高浓度扩张血管，低浓度增强心肌收缩力，降血糖，诱发排卵。

应用指南

01 治疗皱纹

薏苡仁、山药各30克，大枣12枚，小米100克，白糖20克。大枣洗净，去核，切细条；将山药研成细末；将小米洗净，置于沙锅中，加入大枣、薏苡仁、山药及适量水，用小火煮成粥，粥成时加入白糖拌匀即可。

02 治疗白带过多

薏苡仁30克，白果10个，猪小肚3个。将白果去壳；薏苡仁洗净，用铁锅炒至微黄；猪小肚剪开，用清水反复冲洗干净。将全部用料一起放入沙锅内，加清水适量，用大火煮沸后改小火煮3小时，调味后随量食用。

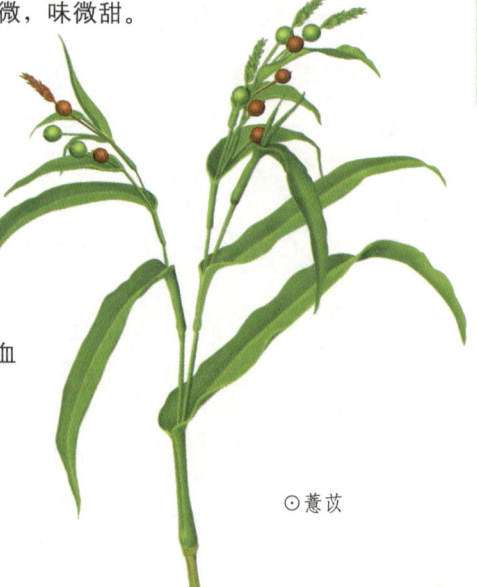

⊙薏苡

● 利尿通淋药

瞿麦

《神农本草经》记载，瞿麦，主治关格诸癃结，小便不通，出刺，决痈肿，明目去翳，破胎堕子，下闭血。

别名 巨句麦、山瞿麦、瞿麦穗、南天竺草、麦句姜。

性味归经
苦，寒。归心、小肠、膀胱经。

传统功用
1. 利尿通淋：用于热淋、血淋、尿道涩痛、淋沥不畅等。
2. 活血通经：用于妇女血瘀经闭不通，常与活血调经药配伍应用。

用量用法
煎服，每次9～15克。

注意事项
孕妇忌用。

来源 石竹科植物瞿麦或石竹的干燥地上部分。

药材性状
❶ 瞿麦 茎圆柱形，上部有分枝，长30～60厘米，表面淡绿色或黄绿色，光滑无毛，节明显，略膨大，断面中空。叶对生，多皱缩，展平叶片呈条形至条状披针形。枝端具花及果实，花萼筒状，长2.7～3.7厘米，苞片4～6枚，宽卵形，长约为萼筒的1/4，花瓣棕紫色或棕黄色，卷曲，先端深裂成丝状。蒴果长筒形，与宿萼等长。种子细小，多粒。气微，味淡。

❷ 石竹 茎直立，圆形，有分枝，长30～50厘米。完整叶条状披针形，长2～9厘米，宽2～7毫米。萼筒长1～2厘米，长为全花的1/2；萼下有数枚小苞片，长约为萼筒的1/2，先端尾状渐尖，覆瓦状排列，有时可见皱缩的花瓣，棕紫色或棕黄色，先端浅裂呈锯齿状。气弱，味微甜。

药理作用 利尿，兴奋子宫平滑肌，抑制心肌收缩力，降低血压。

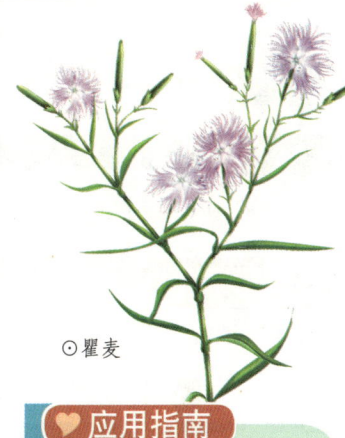

⊙瞿麦

❤ 应用指南

01 治疗宫颈癌
瞿麦18克，木通3克，大黄、甘草各6克，栀子9克，萹蓄、车前子各15克，滑石、白花蛇舌草各30克，灯芯草20根，水煎，分2次服。能使白带减少，尿淋缓减，癌肿溃疡消失。

02 治疗淋证
瞿麦30克，栀子15克，炙甘草3克，研末，每次15克，加连须葱白10个，灯芯草50根，生姜5片，煎水温服，每日2次。

03 治疗血热妄行
瞿麦、栀子各30克，炙甘草15克，灯芯草9克，大枣5枚，生姜3片，水煎服。

● 化痰药

礞石

《本草纲目》记载，礞石，治积痰惊痫，咳嗽喘急。《得配本草》记载，礞石，平肝下气，除结热，治惊痫、积痰。

别名
礞石、金礞石、青礞石。

性味归经
咸，平。归肺、肝经。

传统功用
1. 下气消痰：用于顽痰，老痰浓稠胶结，气逆喘咳等。
2. 平肝镇惊：用于痰热惊痫等。

用量用法
煎服，每次6～10克，宜打碎布包先煎；入丸、散剂，每次1.5～3克。

注意事项
本品重坠下泄，属攻伐之品，故不宜用于虚证。普通的外感咳嗽，脾虚痰湿阻肺、气虚咳喘等非痰热实证不宜使用。慢惊风小儿及孕妇慎用。

⊙青礞石

来源
本品分为金礞石和青礞石。金礞石为变质岩类蛭石片岩或水黑云母片岩。青礞石为变质岩类黑云母片岩或绿泥石化云母碳酸盐片岩。

药材性状
❶ **金礞石** 呈不规则小薄片或碎粒，形似麦麸。黄色，似玻璃样光泽。体轻，质松，易捻成碎片。
❷ **青礞石** 为不规则的扁块，大小不一。黑灰色或灰绿色，微带珍珠样光泽，断面呈片状，可见闪闪发亮的星点，无臭，味淡。

药理作用
祛痰，泻下。

应用指南

01 治疗痰火头痛

礞石（布包先煎）30克，沉香、黄芩、朴硝、半夏、陈皮各10克，大黄、生姜、甘草各6克，水煎服。

02 治疗哮喘

礞石（布包先煎）30克，半夏、炙苏子、白芥子、莱菔子、款冬花各9克，陈皮、炙麻黄各6克，沉香（后下）3克，杏仁15克，水煎服。

03 治疗噩梦症

礞石（布包先煎）、大黄、黄芩各12克，沉香3克，水煎服。

● 补阴药

鳖甲

《本草纲目》记载，鳖甲，除老疟、疟母，阴毒腹痛，劳复、食复，斑痘烦喘，小儿惊痫，妇人经脉不通，难产，产后阴脱，丈夫阴疮，石淋，敛溃痈。

别名 上甲、鳖壳、甲鱼壳、团鱼壳、团鱼盖、团鱼甲。

性味归经
咸，寒。归肝、肾经。

传统功用
1. 滋阴潜阳，退热除蒸：用于肝肾阴虚、肝阳上亢、眩晕头痛、阴虚火旺、骨蒸劳热、盗汗等，或热病伤阴、余热不尽、夜热早凉、虚风内动。
2. 软坚散结：用于瘀血经闭、症瘕积聚、久疟、疟母等。

用量用法
煎服，每次9～24克，宜捣碎，先煎。

注意事项
脾胃虚寒者慎服。

来源 鳖科动物鳖的背甲。

药材性状 甲片呈椭圆形或卵圆形，背面隆起，长10～15厘米，宽9～14厘米。外表面黑褐色或墨绿色，略有光泽，具网状皱纹及灰黄色或灰白色斑点，中间有一条纵棱，两侧各有左右对称的横凹纹8条，外皮脱落后，可见锯齿状嵌接缝，内表面类白色，中部有突起的背椎骨，颈骨向内卷曲，两侧各有肋骨8条，伸出边缘。质坚硬。气微腥，味淡。

药理作用 补血，抗肿瘤。

应用指南

01 治疗阴虚潮热

鳖甲、地骨皮、柴胡各30克，秦艽、当归、知母各15克，捣散，制成秦艽鳖甲散，加青蒿5叶，乌梅少许，水煎服。

02 治疗症瘕血结

鳖甲30克，大黄（酒拌炒）15克，琥珀末9克。将鳖甲汤泡洗净，米醋浸一宿，火上炙干，再浸再炙，以甲酥为度，研极细末，再与其他药研匀，每次6克，温开水调服。

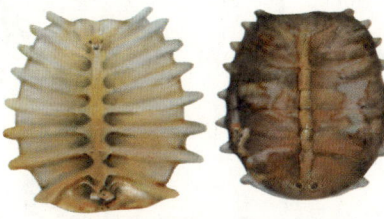
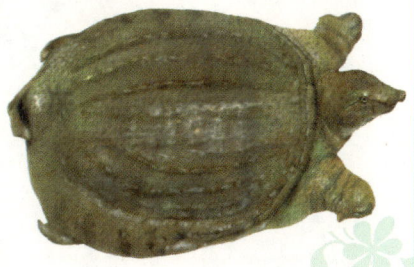

⊙鳖

图解《本草纲目》一看就懂（典藏版）

- **文字编撰** 林　冶　张伟勋　王竹梅
　　　　　　李蔚农　艳那兰
- **图片拍摄** 王晓鸥
- **特别鸣谢** 北京同仁堂股份有限公司崇文门店
　　　　　　北京长春堂药店
　　　　　　北京鹤年堂药店

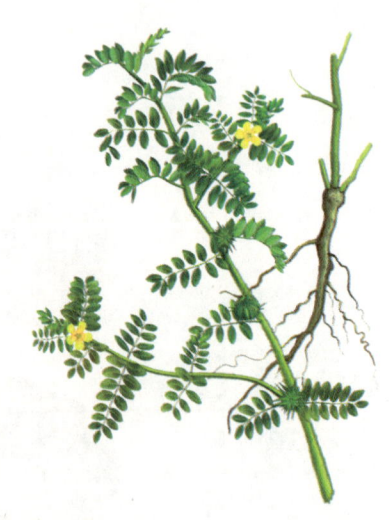